I0001291

Conserver la Couverture
627

TRAITÉ ÉLÉMENTAIRE

THÉORIQUE ET PRATIQUE

DE MAGNÉTISME

CONTENANT

TOUTES LES INDICATIONS NÉCESSAIRES POUR TRAITER SOI-MÊME, A L'AIDE DU MAGNÉTISME ANIMAL, LES MALADIES LES PLUS COMMUNES

AVEC

QUARANTE-SEPT FIGURES INTERCALÉES DANS LE TEXTE

PAR

LE Dʳ TONY MOILIN

PARIS
LIBRAIRIE INTERNATIONALE
15, BOULEVARD MONTMARTRE, 15
Au coin de la rue Vivienne

A. LACROIX, VERBOECKHOVEN ET Cⁱᵉ, ÉDITEURS
A BRUXELLES, A LEIPZIG ET A LIVOURNE

1869

Tous droits de traduction et de reproduction réservés.

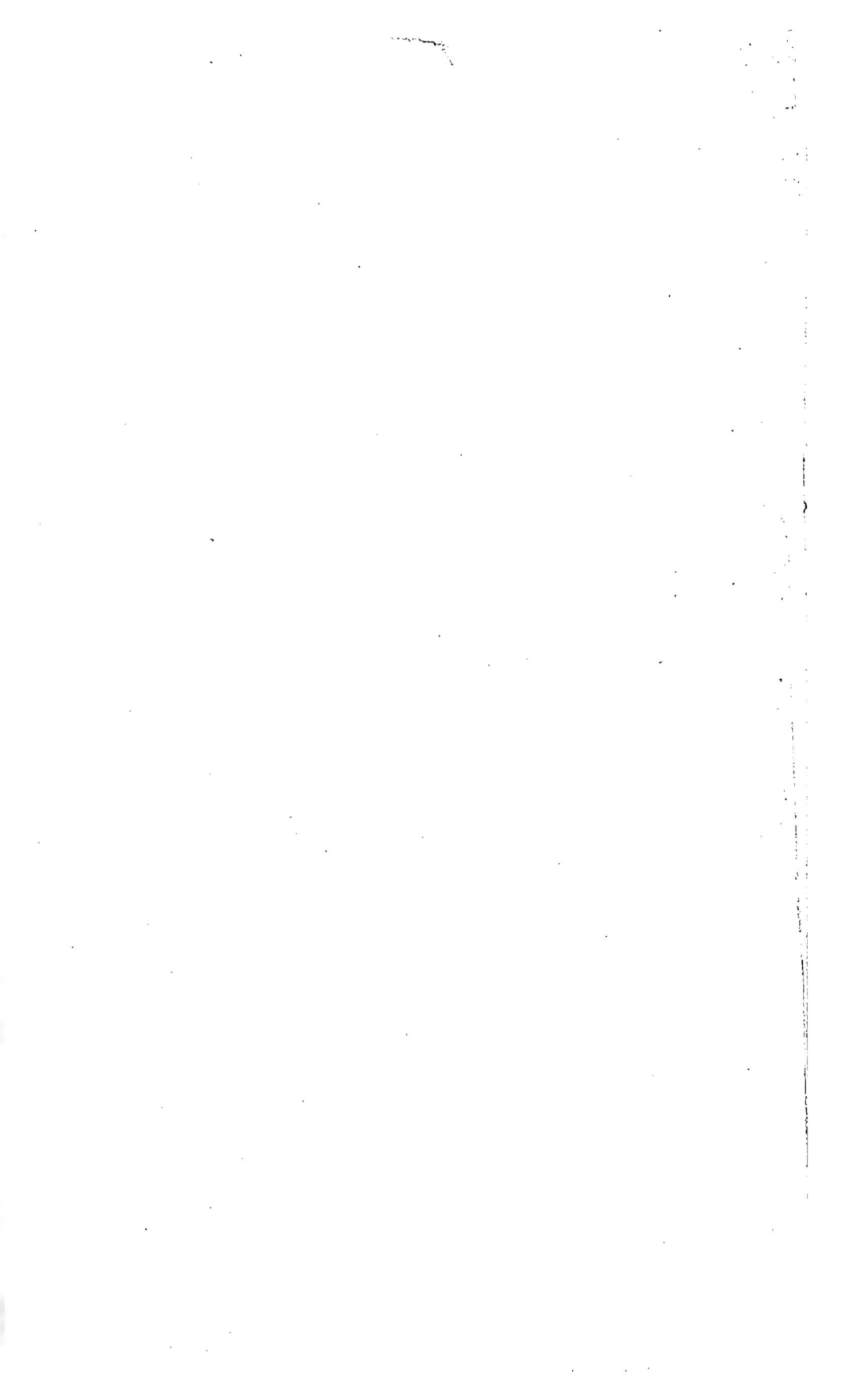

TRAITÉ ÉLÉMENTAIRE

THÉORIQUE ET PRATIQUE

DE MAGNÉTISME

179

OUVRAGES DU MÊME AUTEUR

Leçons de médecine physiologique Un beau volume in-8° de 300 pages . . . . 5 "

Maladies des voies respiratoires. Un beau volume in-8° de 300 pages . . . . 5 "

Manuel de médecine physiologique. In-18 de 340 pages 1 25

Bruxelles.—Typ. de A. LACROIX, VERBOECKHOVEN et Cᵉ, boulev. de Waterloo, 42

TRAITÉ ÉLÉMENTAIRE

THÉORIQUE ET PRATIQUE

DE MAGNÉTISME

CONTENANT

TOUTES LES INDICATIONS NÉCESSAIRES POUR TRAITER SOI-MÊME, A L'AIDE
DU MAGNÉTISME ANIMAL, LES MALADIES LES PLUS COMMUNES

AVEC

QUARANTE-SEPT FIGURES INTERCALÉES DANS LE TEXTE

PAR

LE Dr TONY MOILIN

PARIS
LIBRAIRIE INTERNATIONALE
15, BOULEVARD MONTMARTRE, 15

A. LACROIX, VERBOECKHOVEN ET Cie, ÉDITEURS
A BRUXELLES, A LEIPZIG ET A LIVOURNE

1869

Tous droits de traduction et de reproduction réservés.

PRÉFACE

Ce livre est le fruit de seize années de travail et d'expérience. A peine avais-je commencé à étudier la médecine, qu'il me devint impossible d'y croire et que je me vis obligé ou de renoncer à l'exercer ou de la réformer radicalement. Je choisis ce dernier parti et aussitôt, avec une résolution froide, je me mis à l'œuvre.

Je commençai par apprendre à fond la médecine que je voulais renverser et passai cinq années dans les hôpitaux de Paris en qualité d'externe ou d'interne, écoutant assidûment les enseignements des meilleurs maîtres.

Reçu docteur à la fin de mon internat, mais ne me trouvant pas encore assez instruit, j'allai étudier la physiologie dans les laboratoires du collége de

France, sous la direction de Claude Bernard, dont je fus l'élève pendant cinq ans. En même temps, je me livrai chez moi à l'étude de l'anatomie microscopique, de la chimie, de la physique et même des mathématiques, complément indispensable de la science.

Me jugeant alors suffisamment préparé par ces travaux préliminaires, et ayant d'ailleurs trouvé récemment les premiers éléments du magnétisme minéral, je me livrai avec ardeur à la médecine pratique que j'avais jusqu'à ce jour laissée complétement de côté.

Les guérisons rapides et multipliées que j'obtins, dans des cas réputés incurables, m'attirèrent immédiatement et une grande notoriété et de nombreux clients, à tel point que j'eus à soigner jusqu'à mille malades à la fois et que ma santé, gravement compromise par trop de fatigues, m'obligea de restreindre ma clientèle.

Depuis plus de six années que je pratique la médecine magnétique, j'ai donc eu toute facilité pour appliquer ma méthode, perfectionner mes procédés, vérifier mes théories, et trancher sur-le-champ, par quatre ou cinq cents expériences simultanées, les questions qui me paraissaient douteuses.

Aujourd'hui, quoiqu'il me reste encore bien des problèmes à résoudre et bien des lacunes à combler, je puis me flatter cependant d'avoir trouvé les principes fondamentaux de la médecine scientifique, et, en relisant mon œuvre, tout imparfaite qu'elle soit, j'ai la conscience d'avoir rempli la tâche que s'était donnée l'étudiant incrédule d'il y a seize ans.

Ce traité élémentaire se compose d'une INTRODUCTION et de deux PARTIES, l'une théorique l'autre pratique.

Dans l'INTRODUCTION, j'ai esquissé à grands traits l'histoire des divers systèmes médicaux qui ont été employés depuis les temps les plus reculés jusqu'à nos jours et qui aujourd'hui encore se partagent la confiance des malades.

Dans la PREMIÈRE PARTIE, j'ai exposé les faits scientifiques sur lesquels repose la théorie du magnétisme animal et minéral. En même temps j'ai décrit avec détail tous les procédés de magnétisation dont l'expérience m'a démontré les bons résultats.

La DEUXIÈME PARTIE est consacrée à la description et au traitement des maladies en particulier, qu'on a classées méthodiquement en groupes distincts, suivant les organes qu'elles occupent, *maladies du cœur*, du *cerveau*, de l'*estomac*, de l'*intestin*, etc. Après la description de chaque espèce de maladie se trouve l'indication abrégée du traitement magnétique qui lui convient. Pour obtenir de plus longs renseignements sur ce dernier point, on se reportera suivant les cas à la page 225, 231, ou 236. Là on trouvera un tableau plus complet des divers traitements magnétiques avec renvois à la PREMIÈRE PARTIE où sont exposées toutes les règles pour dégager le magnétisme animal et l'appliquer convenablement.

Enfin une table alphabétique placée à la fin du volume permettra de trouver immédiatement toute maladie dont on ignorerait le siége exact et dont on ne connaîtrait que le nom.

Paris, 5 septembre 1868.

TRAITÉ ÉLÉMENTAIRE

THÉORIQUE ET PRATIQUE

DE MAGNÉTISME

INTRODUCTION

LE PROGRÈS EN MÉDECINE

L'humanité progresse lentement, et, avant d'arriver à la possession de la vérité, il faut qu'elle en fasse longuement le pénible apprentissage et qu'elle parcoure en son entier le vaste cercle de l'erreur. Pendant des siècles, l'homme n'a été qu'un grand enfant. Enivré d'idéal, jouet mobile de ses désirs et de ses terreurs, il a suivi aveuglément tous les caprices de son imagination et s'est fait sur toutes choses les idées les plus absurdes. Peu à peu cependant, à mesure que sa raison se développait, il a renoncé à ses croyances les plus grossières, mais pour se replonger immédiatement dans de nouvelles illusions presque aussi mensongères que celles qu'il venait d'abandonner. C'est seulement après avoir longtemps entassé erreurs sur erreurs, préjugés sur préjugés, que la lumière se fait enfin dans son esprit et que la vérité lui apparaît évidente, immuable et absolue. Il prend alors en pitié ses croyances d'autrefois et, fier de ce qu'il a appris, honteux de ce qu'il ignore encore, il s'élance avec ardeur à la conquête de nouvelles découvertes.

Toutes nos connaissances ont suivi cette marche progressive de l'esprit humain. Toutes ont débuté par les idées les plus erronées avant de se constituer sur les bases inébranlables de la science. L'astronomie, la physique, la chimie, la géologie, l'histoire naturelle, l'anatomie, la physiologie ne furent pendant bien des années qu'un tissu de rêveries créées par le cerveau des astrologues, des philosophes, des alchimistes et des théologiens. Mais, c'est surtout en médecine que l'enfantement de la vérité à été laborieux ; et bien des siècles se sont écoulés avant qu'on ait vu un peu clair dans la structure de notre machine et qu'on ait acquis des connaissances suffisamment exactes sur la nature, les causes et le traitement des maladies. C'est seulement de nos jours, et grâce au secours de microscopes perfectionnés, qu'on a pu se rendre compte du mécanisme de la vie et découvrir les éléments primitifs qui constituent le corps humain. Hier encore, on ignorait que tous nos organes sans exception sont composés par une infinité de cellules microscopiques, véritable atomes animés s'associant en nombre immense pour former nos humeurs et nos tissus. Chacune de ces cellules élémentaires est en réalité un petit être vivant ayant une individualité propre et des fonctions distinctes, sentant, agissant, se nourrissant, se reproduisant et susceptible enfin de contracter des maladies dont il guérit ou dont il meurt. Tant qu'on a ignoré l'existence et les propriétés de ces cellules, la vie, la santé, la maladie ont été des énigmes indéchiffrables que les médecins d'autrefois n'ont jamais pu deviner en dépit de leur incontestable mérite. C'est là ce qui nous explique pourquoi la médecine n'a été jusqu'à présent qu'un assemblage confus d'erreurs et de préjugés, d'affirmations sans preuves ou d'appréciations individuelles, sujet de discussions interminables dans le public et chez les médecins. Cet état d'ignorance et de doute touche heureusement à sa fin. Aujourd'hui, grâce à la découverte des cellules et de leurs fonctions, la médecine a fait de tels progrès, elle est devenue si simple, si claire et si précise qu'elle forme désormais une science positive, et qu'il n'est point d'esprit un peu intelligent qui ne puisse parvenir aisément à la comprendre.

Mais avant d'exposer ici les derniers perfectionnements de l'art médical, jetons un coup d'œil sur son passé et montrons quelle série d'erreurs il a dû traverser pour arriver à l'état où nous le trouvons actuellement.

Lorsque l'on embrasse dans son ensemble toute l'histoire de la médecine, on voit qu'elle se divise en six âges successifs ou systèmes médicaux caractérisés chacun par une nouvelle manière de comprendre les maladies et de les traiter. Reposant d'abord sur les préjugés les plus grossiers, la médecine s'est perfectionnée peu à peu, s'enrichissant chaque jour de quelques vérités, puis, quand celles-ci ont été assez nombreuses, il est survenu une révolution médicale qui a renversé les croyances établies, et les a remplacées par de nouvelles opinions un peu moins absurdes que les anciennes. Mais, au bout de quelques siècles, ces nouveautés, devenues vieilles à leur tour, se sont trouvées en complet désaccord avec les découvertes récemment faites. Il s'est produit alors une seconde révolution médicale, qui, elle-même a été suivie d'une troisième et ainsi de suite jusqu'à nos jours. Cependant, chose remarquable, les divers systèmes médicaux inventés par les siècles passés se sont succédé les uns aux autres sans pour cela disparaître complétement. Conservée religieusement par les habitudes routinières des populations, chaque médecine a laissé dans la société des traces ineffaçables et compte encore aujourd'hui des partisans aussi convaincus qu'aux premiers jours de son apparition. Aussi, pour faire l'histoire de l'art médical, n'est-il point nécessaire de consulter les archives de l'humanité, mais il suffit de regarder autour de soi et d'observer quelles sont les diverses méthodes de traitement actuellement employées par la génération contemporaine.

CHAPITRE PREMIER

PREMIER AGE MÉDICAL

MÉDECINE SUPERSTITIEUSE

(Allant depuis les commencements de la civilisation jusqu'aux premiers temps historiques.)

La médecine est aussi ancienne que la société même dont elle fut sans doute un des premiers et des plus puissants liens. Étroitement confondue avec la religion, revêtue d'un caractère divin, pratiquée par les prêtres dont elle consacrait le pouvoir, elle ne fut à son origine qu'un amas de préjugés religieux et de pratiques superstitieuses. Comme à cette époque reculée on n'avait aucun soupçon des lois naturelles, tout phénomène sortant de l'ordinaire était immédiatement attribué à l'intervention de la Divinité ou des puissances infernales. Quand une maladie survenait, au lieu de la rapporter à sa cause réelle, le froid, l'humidité, les excès, les privations, les empoisonnements, etc., on en accusait le courroux des dieux, la malignité des esprits, le pouvoir occulte des sorciers, l'influence magique des lieux, des plantes ou des animaux.

Naturellement les moyens employés pour combattre ou prévenir les maladies, furent puisés dans le même ordre d'idées. C'étaient des actes religieux, des prières, des sacrifices, des expiations, des vœux, des exorcismes, le contact de reliques, d'amulettes, d'objets consacrés, les pèlerinages dans les lieux saints, les breuvages magiques, etc.

Pendant des siècles ce furent là les seuls remèdes connus et, plus tard, quand la vraie médecine fut constituée, ils restèrent néanmoins d'un usage général, en dépit des médecins. Aujourd'hui même, bien que la superstition soit infiniment moins répandue que jadis, elle est encore plus puissante qu'on ne le croit, non seulement dans les campagnes, mais aussi dans les villes les plus éclairées, et il est probable que longtemps encore les pratiques superstitieuses remplaceront la science au chevet de bien des malades.

CHAPITRE II

DEUXIÈME AGE MÉDICAL

—

MÉDECINE EMPIRIQUE

(Allant depuis les temps historiques jusqu'au siècle de Périclès.)

Cependant, à mesure que la civilisation fit des progrès et qu'apparurent les premiers germes des industries et des arts, la médecine sortit du domaine de la religion pour entrer dans celui de l'expérience. Peu à peu les hommes les plus intelligents ne crurent plus à l'efficacité médicale des prières, des sacrifices, des amulettes, des opérations magiques, mais ce fut pour leur substituer immédiatement une nouvelle superstition, celle des objets naturels. On crut alors que toutes les substances de la création, les pierres, les métaux, les fleurs, les feuilles, les graines, les racines des végétaux, les os et les chairs des animaux, recélaient des propriétés curatives d'une puissance merveilleuse. On s'imagina que la nature bienfaisante, en même temps qu'elle avait semé autour de nous les germes des maladies, nous en avait aussi donné les remèdes et qu'il suffisait de chercher patiemment et d'essayer de tout pour trouver non seulement la guérison de toutes nos maladies, mais encore la prolongation presque indéfinie de la vie humaine.

Il n'existe peut-être pas une seule substance naturelle qui n'ait été administrée de cette façon et dont on n'ait vanté les vertus admirables. Sans parler ici de toutes les plantes formant le fond inépuisable de la médecine empirique, celle-ci employa maintes fois les matières les plus inertes, les plus bizarres ou les plus répugnantes, telles que : la ponce, l'amianthe, le cristal de roche, les pierres précieuses, l'ivoire, la nacre, les perles, l'ongle d'élan, la corne de cerf, les pattes et les pinces d'écrevisse, les vers de terre, les cloportes, les escargots, le frai de grenouille, les crapauds, les vipères, la machoire de brochet, les petits d'hirondelles, le poil de lièvre, le poumon de renard, le foie et l'intestin de loup, la peau de bélier, le sang de bouc, les concrétions intestinales du singe, la fiente de paon, l'urine de vache, les excréments du chien, le sang humain, l'urine humaine, l'arrière-faix d'une femme ayant accouché d'un enfant mâle, etc.

Le plus souvent, toutes ces substances recommandées par l'empirisme étaient complétement inertes, mais eussent-elles été efficaces, jamais on n'aurait pu découvrir leurs propriétés avec la manière dont elles étaient administrées. Les médecins d'alors ne songeaient guère, en effet, à observer l'action de leurs médicaments. Au lieu de simplifier le traitement des maladies et d'essayer séparément chaque remède afin de constater son effet isolé, ils préparaient des poudres, des extraits, des potions contenant un nombre considérable de substances, 20, 40, 60 et même davantage. Ils composaient ainsi des médicaments soi-disant universels, des *panacées* qu'ils administraient indistinctement dans toutes les maladies, attribuant à leur action toutes les cures obtenues, tandis qu'ils rejetaient sur la nature les rechutes et les insuccès.

La médecine empirique, sœur et compagne de la superstition, s'est conservée comme celle-ci jusqu'à nos jours et compte encore aujourd'hui de nombreux partisans dans les diverses classes de la société. C'est elle qui nous a fourni tous les remèdes de bonne femme et les médecins eux-mêmes sont bien loin de lui être hostiles. Sans compter ici les quelques spécialistes qui se livrent exclusivement à la médecine dite des *simples*, tous les docteurs emploient journellement des herbes, des tisanes, des cataplasmes, des onguents dépourvus de vertu, mais consacrés par les préjugés du vulgaire. Bien plus, aujourd'hui encore, les premières illustrations médicales n'hésitent pas à recommander dans leurs ouvrages des recettes empiriques aussi inertes que repoussantes. C'est ainsi que le Dr Gibert, de l'hôpital Saint-Louis, vante les vertus du bouillon de vipère, dans son *Traité des maladies de la peau*, t. Ier pag. 527, et que le professeur Trousseau recommande, sous le nom d'apozême suisse, la tisane faite avec l'urine de vache bien fraîche (*Art de formuler*, pag. 216).

Rendons cependant justice à l'empirisme; outre qu'il était le seul moyen de trouver l'action des corps sur l'homme sain et malade, il a fait faire des progrès réels à l'art de guérir. C'est à lui que nous devons les premiers principes de la chirurgie, de la médecine et de l'hygiène, et, tout incertain qu'il puisse être, il a été la première assise sur laquelle a été bâti l'édifice impérissable de la science.

CHAPITRE III

TROISIÈME AGE MÉDICAL

—

MÉDECINE D'HIPPOCRATE OU D'EXPECTATION

(Allant depuis le siècle de Périclès jusqu'au siècle des Antonins.)

§ 1

Les races de l'Afrique et de l'Asie ne paraissent pas susceptibles de dépasser le niveau de la superstition et de l'empirisme, ni d'atteindre les hauteurs intellectuelles de la science. Le fait est que tous ces peuples dont la civilisation est cependant bien plus ancienne que la nôtre, croupissent depuis des siècles dans une ignorance profonde et une routine invétérée. Chez eux la médecine, condamnée à une éternelle immobilité, n'est toujours qu'un recueil de cérémonies religieuses ou de recettes empiriques dénuées de toute efficacité, tant il est vrai que l'empirisme ne peut rien produire, s'il n'est guidé et éclairé par les lumières de la science.

De toutes les races humaines, seule la caucasique sait méditer sur ce qu'elle observe et féconder l'expérience par le travail de la réflexion. C'est à cette faculté précieuse que nous devons notre supériorité incontestée sur les populations asiatiques, et la gloire éternelle du peuple grec sera d'avoir été l'avant-garde de l'Europe et d'avoir le premier affirmé le génie de notre race.

Placées dans le voisinage des Perses et des Egyptiens, initiées par eux aux travaux de l'industrie et des beaux-arts, les peuplades hélléniques dépassèrent immédiatement leurs maîtres et d'un seul bond se placèrent à la tête de l'humanité, en nous ouvrant des horizons immenses que l'avenir devait féconder en les agrandissant encore. Dans les îles de l'Archipel, sur les côtes de l'Asie Mineure, de la Grèce, de la Sicile et de l'Italie, on vit alors surgir en même temps une foule d'hommes remarquables, qui, sous le nom de philosophes, étudièrent les lois de la nature et furent les créateurs de la science moderne.

De ce nombre était Hippocrate, qui le premier traita les malades d'une manière raisonnée et qui a mérité ainsi d'être regardé comme le père de la médecine.

Hippocrate, natif de Cos, petite île de l'Archipel, appartenait à la famille des Asclépiades, qui prétendait descendre d'Esculape le dieu de la santé, et où la médecine était cultivée avec honneur depuis des siècles. Assemblant les notions hygiéniques et médicales qui formaient le patrimoine de ses ancêtres, joignant aux enseignements des temps passés les résultats de sa propre expérience, Hippocrate écrivit et inspira des livres de médecine où au milieu d'erreurs grossières, inévitables à son époque, se trouvent formulés les principes immuables sur lesquels l'art médical repose encore et reposera toujours.

Hippocrate commence son œuvre magistrale par créer l'hygiène, c'est à dire par indiquer les causes des maladies et les moyens de les prévenir. Son traité des *airs*, des *eaux* et des *lieux*, celui du *régime dans les maladies aiguës*, et ses autres ouvrages aussi, contiennent les préceptes les plus sensés sur le boire et le manger, sur l'exercice, sur l'action du froid, de la chaleur et de l'humidité, sur l'influence pernicieuse des marécages, etc. Toutes ces notions hygiéniques nous semblent aujourd'hui faciles à trouver parce qu'elles sont devenues populaires depuis longtemps. Mais alors, au milieu des innombrables préjugés de l'empirisme et de la superstition, il fallait un immense génie pour découvrir les plus simples lois de l'hygiène et voir le premier ce que tout le monde connaît aujourd'hui.

En médecine, Hippocrate n'est pas moins admirable. Ennemi déclaré de la superstition et s'élevant avec force contre les empiriques qui administraient leurs médicaments sans en raisonner l'effet, le premier il affirme que pour bien traiter les maladies il faut en connaître la nature et les causes. Joignant l'exemple au précepte, il trace à grands traits l'histoire des principales maladies chirurgicales, des plaies, des fractures, des luxations, des tumeurs, etc., et donne les meilleurs conseils sur la manière de traiter ces diverses affections.

Il essaie ensuite d'aborder la médecine proprement dite, mais là, n'ayant que des notions erronées sur la structure et les fonctions du corps, il ne pouvait découvrir la véritable nature des maladies, et il est forcé de remplacer les faits qu'il ignore par des suppositions imaginaires et des théories dénuées de tout fondement.

§ 2

Doctrine de la coction et des crises

Toute la physiologie d'Hippocrate et partant toute sa médecine repose sur la doctrine de la *coction*. Voici en quoi celle-ci consiste.

Hippocrate suppose que l'air, les aliments et les boissons entrant dans le corps s'y mélangent intimement entre eux et éprouvent ainsi une modification profonde qui est la source même de la vie et à laquelle il donne le nom de *coction*. Quand cette coction est terminée, l'air, les aliments et les boissons profondément changés sont rendus sous la forme des diverses évacuations, les selles, les urines, la sueur, le mucus nasal, l'écoulement menstruel, etc. Tant que la coction s'accomplit d'une manière régulière, on est en bonne santé; lorsqu'au contraire elle se trouve troublée par une cause quelconque, il en résulte aussitôt une maladie caractérisée par l'altération, l'exagération, ou la suppression des diverses évacuations.

Au début de la maladie, les matières évacuées, n'ayant pas été suffisamment modifiées par la coction, sont encore à l'état de *crudité*. Mais bientôt, grâce à la chaleur de la fièvre, elles se cuisent, et quand cette opération est achevée, il survient une dernière évacuation plus importante que les autres, la *crise*, effort suprême de la nature qui juge la maladie et sauve le malade ou le tue.

Tout le traitement du médecin hippocratique consiste à favoriser l'élaboration de ces crises. Dans ce but, suivant l'idée qu'il se fait sur la crudité ou la coction des évacuations, il prescrit tour à tour les vomitifs, les purgatifs, les sternutatoires, les saignées, les ventouses, les bains, la diète, le vin pur, la tisane, etc.

Inutile d'ajouter que toute cette médecine d'Hippocrate ne repose absolument sur rien. Sa coction, sa crudité des humeurs, ses évacuations critiques sont des chimères. Les moyens employés pour faciliter la coction et favoriser les crises sont, s'il se peut, plus chimériques encore. Du reste les médecins hippocratistes semblent reconnaître eux-mêmes l'inefficacité de leurs remèdes, car dans la pratique ils les emploient comme à regret et confient volontiers à la nature le soin de se guérir toute seule. Ils ont toujours peur de troubler une crise favorable par des médicaments inopportuns; tout leur secours se borne à des conseils d'hygiène, à des paroles de consolation et avec eux le temps se passe à laisser marcher la maladie et à attendre une occasion propice d'agir, occasion qui ne se présente, pour ainsi dire, jamais. Aussi donne-t-on souvent à l'hippocratisme le nom d'*Expectation* d'un mot latin qui veut dire attendre.

La médecine d'Hippocrate, précisément à cause de son attitude expectante, n'a jamais eu un bien grand crédit chez le public. C'est seulement dans les indispositions légères qu'on se borne, pour tout traitement, à garder la chambre, à se tenir chaudement, à boire de la tisane et à attendre patiemment l'arrivée d'une crise. Mais dans les cas graves, les malades ne peuvent s'accommoder d'une médecine si peu agissante qui laisse tout faire à la nature et se contente de prédire le mal, sans rien tenter pour le prévenir. L'activité humaine ne saurait partager ce calme philosophique. En présence du danger, nous aimons mieux faire des tentatives inutiles ou même dangereuses plutôt que de rester les bras croisés dans une désolante immobilité. Cet instinct des masses est profondément vrai. En médecine comme partout ailleurs, on ne fait de découvertes qu'à force de chercher et d'essayer. L'expectation, malgré son apparente sagesse, est donc au fond la folie même, car elle est un obstacle invincible à tout progrès. Les vrais sages, ce ne sont point les médecins circonspects qui n'osent rien faire crainte de se tromper, mais ce sont les prétendus fous qui se lancent audacieusement dans l'inconnu, ouvrent de nouvelles voies à la science et trouvent de grandes vérités.

CHAPITRE IV

QUATRIÈME AGE MÉDICAL

MÉDECINE DE GALIEN OU DES HUMEURS

(Allant depuis le siècle des Antonins jusqu'à la Renaissance.)

§ 1

La doctrine médicale des *crises*, de la *crudité* et de la *coction* formulée par Hippocrate et ses élèves ne persista pas longtemps dans sa primitive simplicité. Grâce aux travaux d'Aristote, grâce aux découvertes d'Hérophile et d'Erasistrate qui les premiers disséquèrent des cadavres humains, les médecins acquirent quelques notions d'anatomie et de physiologie et mirent ces connaissances à profit pour édifier un nouveau système médical.

Tandis qu'Hippocrate, se bornant aux phénomènes extérieurs de la vie, avait fondé toute sa physiologie et toute sa médecine sur les évacuations, les successeurs d'Hippocrate, pénétrant, eux, dans l'intérieur du corps, y trouvèrent des vaisseaux nombreux remplis d'humeurs diverses et s'appuièrent sur cette découverte pour renverser la doctrine des *crises* et la remplacer par une nouvelle médecine, celle des *humeurs*.

Cette médecine des *humeurs* fut l'œuvre collective de toute l'antiquité, et l'on en trouve les premiers vestiges dans les livres hippocratiques eux-mêmes; mais c'est Galien qui la décrivit avec le plus de soin, lui donna ses derniers perfectionnements, et mérita ainsi de lui attacher son nom.

Galien, né à Pergame ville de l'Asie Mineure, l'an 128 de l'ère chrétienne, vint exercer la médecine à Rome à l'époque des Antonins, alors que l'Empire jetait son dernier éclat et que la vieille société païenne allait s'écrouler sous les coups du Christianisme et des Barbares. Entouré de la plus grande considération, médecin de l'empereur et des premiers personnages de l'État, il écrivit de nombreux ouvrages qui subsistent encore et où l'on trouve une exposition complète de sa doctrine.

Galien, dans son système, donne comme résultat de l'expérience et établit en principe que le corps humain est composé de quatre humeurs cardinales, le *sang*, la *pituite* ou la *lymphe*, la *bile* et l'*atrabile*, humeurs qui se combinent entre elles, remplissent nos vaisseaux, circulent dans nos organes et nous donnent ainsi le mouvement, la chaleur et la vie.

Quand les quatre humeurs se trouvent réunies dans de bonnes proportions, on jouit d'une santé parfaite, mais le cas est rare, et c'est en quelque sorte un type idéal qu'il n'est donné à personne de réaliser. Le plus souvent une des quatre humeurs est prédominante. Il en résulte alors une manière d'être particulière qui, sans produire encore la maladie, prédispose déjà à être malade. Ce sont les *tempéraments* au nombre de quatre comme les humeurs qui les engendrent, savoir :

1° Le tempérament *sanguin*, causé par la surabondance du sang ;

2° Le tempérament *pituiteux* ou *lymphatique*, produit par la prédominance de la lymphe ;

3° Le tempérament *bilieux*, provoqué par un excès de la bile ;

4° Enfin le tempérament *atrabilaire*, dont on a fait plus tard le tempérament *nerveux* et que Galien attribuait à l'exagération d'une humeur imaginaire, l'atrabile.

En se combinant entre eux, les quatre tempéraments simples forment à leur tour d'autres tempérament plus complexes, produits par la prédominance simultanée de deux ou trois humeurs. Tels sont, par exemple, les tempéraments sanguino-bilieux, sanguino-nerveux, lymphatico-nerveux, etc.

Sur cette physiologie des quatre tempéraments, Galien bâtit l'édifice de sa médecine. Selon lui, toutes nos maladies sont causées par les altérations de nos humeurs, par leurs *vices*.

Ainsi, les *fièvres*, les *congestions*, les *inflammations*, les *hémorrhagies*, etc., proviennent d'un vice du sang, de son excès, son échauffement, son effervescence, sa coagulation, sa liquéfaction, sa décomposition, sa putridité, sa cachexie, etc.

Les *abcès*, les *catarrhes*, les *anémies*, les *hydropisies*, les *humeurs froides*, les *flueurs blanches*, les *diarrhées séreuses*, etc., sont produites par un vice de la lymphe, sa surabondance, sa ténuité, son épaississement, sa fermentation, sa putréfaction, etc.

Les *jaunisses*, les *pertes d'appétit*, les *gastrites*, les *dyspepsies*, les *dyssenterie*, le *choléra*, les *fièvres bilieuses et intermittentes*, les *obstructions du foie et de la rate*, les *tumeurs*, etc., sont la conséquence d'un vice de la bile, un flux, une âcreté, un dépôt, une fuliginosité de cette humeur.

Enfin les maladies nerveuses, les *douleurs*, les *paralysies*, les *convulsions*, l'*épilepsie*, l'*hypochondrie*, la *folie*, etc., sont attribuées par Galien à des vices de la quatrième humeur, celle qui n'existe pas, l'atrabile.

Naturellement, de même que les tempéraments, les maladies peuvent être complexes dans leur essence et résulter d'altérations simultanées ou successives de deux, de trois ou même des quatre humeurs. C'est ainsi que la *pneumonie* peut être en même temps inflammatoire et bilieuse, que la phthisie pulmonaire provient d'un double vice du sang et de la lymphe, que les cancers résultent d'une triple altération du sang, de la lymphe et de la bile, etc.

§ 2

Traitement de Galien

Sur cette classification des maladies, Galien a établi un traitement parfaitement logique et raisonnable, du moment qu'on admet les fausses hypothèses qui lui servent de fondement.

Ainsi, quand le mal est causé par l'afflux du sang dans un organe, il faut, ou enlever ce liquide par les saignées, les sangsues et les ventouses, ou simplement le déplacer, le reporter sur d'autres points à l'aide des divers révulsifs, les sinapismes, les bains de pied chauds, les vésicatoires volants, les emplâtres irritants, etc. Si, au contraire, les maladies sont causées par une altération, une corruption, une putridité du sang, il faut, avec la diète, les saignées et les ventouses, diminuer le plus possible la masse du sang, puis on purifie le reste de ce liquide à l'aide de vomitifs ou de purgations.

Quand les maladies sont produites par un vice de la lymphe, on emploie encore les purgatifs qui débarrassent le corps de ses parties les plus séreuses; mais on a recours surtout aux exutoires, aux dépuratifs attirant l'humeur à la peau, tels que les vésicatoires entretenus, les cautères, les sétons, les moxas, les fontanelles, etc.

Lorsque les maladies sont de nature bilieuse, il faut immédiatement et sans relâche faire vomir et purger, afin d'évacuer par en haut ou par en bas et de débarrasser ainsi le corps des matières âcres qui troublent la santé.

Enfin, dans les maladies attribuées à l'atrabile, on devait tour à tour saigner, purger ou faire vomir, et l'on jugeait que le traitement avait eu un bon résultat et avait évacué beaucoup d'atrabile, lorsque le sang de la saignée était bien noir et la bile rendue d'un vert très foncé.

De plus, à ces remèdes rationnels et fondamentaux de la médecine humorale se joignaient une multitude de médicaments empiriques, ayant la réputation de clarifier le sang, de dépurer la lymphe, de purger la bile, d'évacuer l'atrabile, bien qu'ils ne produisissent aucun effet apparent, et partant n'eussent rien de commun avec les diverses médications précédemment citées.

Telle est la médecine de Galien qui, succédant à celle d'Hippocrate, régna exclusivement en théorie et en pratique pendant plus de dix siècles, et qui s'est maintenue intacte jusqu'à nos jours, sauf un seul changement d'ailleurs insignifiant, c'est qu'on a remplacé partout le mot *atrabile* par le mot *nerveux*.

En effet, aujourd'hui encore, la médecine humorale est la médecine populaire par excellence, celle qu'affectionne le public et que pratiquent les médecins. Dans toute maladie, la grande question est toujours de déplacer ou de purifier le sang, de dépurer l'humeur, d'évacuer la bile et pour cela tout le monde emploie les remèdes du vieux Galien, la diète, les sinapismes, les saignées, les sangsues, les vésicatoires, les cautères, les vomitifs, les purgatifs, ces derniers surtout, à tel point que chez le vulgaire l'art de guérir se trouve réduit, pour ainsi dire, à un seul procédé, la purgation, et que les mots purgatif et médecine sont devenus synonymes.

Cependant, tout cet échafaudage si savamment construit de la médecine humorale manque de base, et ne s'appuie que sur des faits mal observés et des hypothèses complétement fausses. Malgré son immense popularité et l'incontestable talent de son auteur, la doctrine de Galien n'est qu'un système chimérique, un premier essai, une grossière ébauche par laquelle la médecine devait passer avant d'arriver à la découverte de la vérité.

Aujourd'hui il est démontré, de la manière la plus évidente, que les maladies ne sont pas produites par un vice des humeurs, mais qu'elles sont causées par les altérations des diverses cellules composant notre corps. Sans doute, les cellules du sang, de la lymphe et de la bile peuvent être malades comme celles des autres tissus. Mais ces altérations des humeurs, bien loin d'être la cause de toutes les maladies, sont au contraire provoquées elles-mêmes par la lésion de quelque organe solide, tels que l'estomac, le foie, la rate, le poumon, etc.; attribuer tous nos maux à des humeurs viciées et instituer un traitement en conséquence, c'est donc faire fausse route et s'acharner contre des chimères, au lieu de combattre les causes réelles des maladies, c'est à dire les altérations de nos cellules microscopiques.

§ 3

Action des médicaments de Galien sur le corps humain (1)

Cependant, si les remèdes de Galien ne corrigent pas les vices imaginaires des humeurs et ne guérissent pas nos maladies, ils produisent néanmoins une action incontestable sur le corps humain, ils l'affaiblissent, ils le débilitent et partant exercent sur la santé l'influence la plus fâcheuse.

Cette action débilitante est de toute évidence pour la diète, car il est clair qu'un malade privé de nourriture a moins de sang, et est plus faible que s'il mangeait à la mesure de son appétit.

Cette débilitation est encore démontrée pour les saignées, les sangsues et les ventouses, car d'un côté ces trois remèdes diminuent la masse du sang et par conséquent nous retirent nos forces, et d'un autre côté le nouveau sang remplaçant celui qu'on a perdu est moins vivace et moins pur; il est plus aqueux, plus fibrineux, moins bien élaboré et renferme des globules blancs en plus grand nombre.

L'affaiblissement produit par les révulsifs, les sinapismes, les vésicatoires volants, les bains de pieds, etc., est également incontestable. Ces remèdes par la douleur qu'ils provoquent, épuisent le système nerveux; ils émoussent sa sensibilité, usent ses forces et l'empêchent ainsi de réagir contre le mal.

(1) Voy. mes *Leçons de médecine physiologique*, pag. 235 et suivantes.

Les dépuratifs, les vésicatoires entretenus, les cautères, les sétons sont encore plus débilitants, car, outre les douleurs qu'ils provoquent, ils appauvrissent le sang par leur suppuration, et chose plus grave ils altèrent profondément ce liquide en y introduisant les matériaux du pus lui-même.

L'affaiblissement qui suit l'administration des purgatifs est de même hors de doute. Chacun sait que ces remèdes dépouillent le sang de sa partie la plus liquide, qu'ils irritent l'intestin, troublent la digestion et brisent les forces comme le ferait une diarrhée ordinaire.

Enfin la faiblesse causée par les vomitifs est plus évidente encore. Ces médicaments imprimant une violente secousse au système nerveux, délabrent l'estomac et plongent les malades dans un état de prostration et d'abattement indicibles que connaissent seuls ceux qui ont passé par les angoisses du vomissement.

Tous les remèdes employés par la médecine humorale affaiblissent donc les malades, et, chose singulière, c'est là la cause principale de leur popularité. En effet par cela seul qu'ils ôtent des forces, ils diminuent le sentiment qu'on a de son mal et produisent ainsi un bien-être momentané. Ce soulagement, le public, aveuglé d'ailleurs par ses théories humorales, le prend pour une amélioration réelle ou tout au moins pour un acheminement vers la guérison. On s'applaudit donc de la médecine qu'on a suivie, on se fait tirer du sang, on se met des vésicatoires, on se purge, on se fait vomir. Mais sous l'influence de ces moyens débilitants, la santé bien loin de se rétablir va se détériorant chaque jour davantage. La maladie qu'on a s'aggrave, il s'en déclare de nouvelles et l'on finit par succomber victime des remèdes qu'on a pris plutôt que du mal lui-même.

Voici, par exemple, un fait qui se reproduit tous les jours. Une personne habituellement bien portante contracte une de ces indispositions légères qui guérissent toutes seules avec de la tisane et du repos, mais notre individu peu accoutumé à être malade, s'effraie et appelle un médecin. Celui-ci réserve son opinion, dit que la maladie ne paraît pas être grave, mais qu'elle peut le devenir et qu'il faut l'arrêter à son début. En conséquence il ordonne un vomitif ou une purgation. Le lendemain, le patient affaibli par le médicament qu'il a pris va réellement beaucoup plus mal, et se croit atteint de quelque affection dangereuse, le médecin partage son avis et prescrit successivement des sangsues, des vésicatoires et de nouvelles purgations. Sous l'influence de ces remèdes, le mal va s'empirant jusqu'à ce que le médecin juge enfin que la maladie a été traitée assez énergiquement et ne prescrive plus que des médicaments inoffensifs. Immédiatement il se produit un grand mieux. La faiblesse qui était due uniquement au traitement suivi se dissipe et le malade est bientôt rétabli, sauf cependant qu'il ne sera jamais aussi robuste qu'autrefois, et qu'à l'avenir il contractera de temps en temps des indispositions et des maladies. Mais bien loin d'accuser les remèdes d'avoir ruiné sa santé, il est persuadé qu'il vient d'échapper à un grand danger, et que les purgations, les sangsues et les vésicatoires lui ont plusieurs fois sauvé la vie.

Dans d'autres cas, les maladies traitées par le système de Galien sont réellement graves. Lorsqu'il en est ainsi, les remèdes employés ne manquent jamais de causer un grand affaiblissement et de rendre la mort imminente. Le médecin, effrayé alors de son propre ouvrage, change brusquement de méthode ; il cesse de débiliter son malade et cherche au contraire à le fortifier en lui donnant du vin, du fer, du quinquina. Malheureusement, si l'action des débilitants est assurée, il n'en est pas de même de celle des fortifiants. Ceux-ci ne produisent aucun effet ; on a beau les prodiguer, le malade ne reprend pas les forces qu'on lui a enlevées si imprudemment ; il s'affaisse chaque jour davantage et finit par succomber, issue funeste qui n'instruit personne, car nul n'a vu une chose pourtant bien évidente, c'est que le malade est mort de faiblesse, parce qu'il a suivi une médication qui lui a enlevé ses forces.

CHAPITRE V

CINQUIÈME AGE MÉDICAL

MÉDECINE DE PARACELSE OU DES SPÉCIFIQUES

(Allant depuis la Renaissance jusqu'à la Révolution.)

§ 1.

La médecine de Galien régna sans rivale pendant

tout le cours du moyen âge. Les ouvrages qui la contenaient, un instant perdus, mais bientôt retrouvés par les Arabes, furent le code de toutes les Écoles et la règle suprême de la pratique médicale. Pendant des siècles ils jouirent de l'autorité la plus absolue, non seulement en médecine proprement dite, mais encore en histoire naturelle, et, quand ils se trouvaient en désaccord avec les faits, ce qui arrivait souvent, on disait que la nature s'était trompée et Galien avait toujours raison.

Cependant, au milieu des longues ténèbres du moyen âge, avaient germé silencieusement les éléments d'une science nouvelle, inconnue de l'antiquité et qui devait encore une fois changer la face de la médecine. C'était la chimie ; créée par l'avidité des alchimistes qui cherchaient la transmutation des métaux, elle apprenait chaque jour à former de nouveaux corps et à multiplier ainsi d'une manière indéfinie les richesses de la création. Pendant longtemps les alchimistes se renfermèrent dans leurs laboratoires et s'acharnèrent à la poursuite de la pierre philosophale, mais au moment de la Renaissance, Paracelse vint leur indiquer un autre but en proclamant qu'il fallait demander à la chimie, non la richesse mais un bien mille fois plus précieux que l'or lui-même, la santé, et l'alchimie disparut aussitôt pour faire place à la pharmacie.

Paracelse, né en 1493 à Einsiedeln, dans la Suisse allemande, eut une existence des plus aventureuses. Nommé un instant en 1527 professeur de médecine à Bâle, mais chassé bientôt par les partisans d'Hippocrate et de Galien dont il combattait les doctrines, il se fit charlatan, s'adressa directement au public, parcourut tous les pays de l'Europe en médecin ambulant, fabriquant et vendant lui-même ses remèdes, opérant sur son passage des cures réputées merveilleuses et finit par mourir dans l'hôpital de Saltzbourg à l'âge de 58 ans.

Dans les trois gros volumes in-folio qui composent ses œuvres complètes, Paracelse indique la nature et les principes de la révolution médicale qu'il a opérée. Attaquant de front la médecine de Galien alors toute-puissante, il la déclare absurde et pernicieuse. Il prétend que la chimie recèle dans ses cornues et ses alambics des remèdes bien plus efficaces que la diète, les saignées, les vésicatoires, les vomitifs et les purgatifs. Joignant l'exemple au conseil, il expérimenta sur les malades toutes les substances chimiques alors connues et trouva ainsi les deux grands spécifiques de la médecine moderne, l'opium et le mercure.

Paracelse eut des imitateurs d'abord rares et mal famés, puis plus nombreux et mieux considérés. Essayant sans relâche les substances créées chaque jour par les travaux des chimistes, ils dotèrent la médecine d'une foule de nouveaux remèdes, tels que les purgatifs salins, les préparations de fer, de mercure, d'arsenic, l'émétique, le kermès, l'éther, etc., tandis que le commerce avec les Indes, la Chine, et l'Amérique leur fournissait encore d'autres spécifiques, notamment le plus célèbre de tous, le quinquina.

Cependant, ce ne fut pas sans de grandes difficultés que les médicaments des pharmaciens parvinrent à s'imposer aux partisans de Galien qui régnaient alors dans les Facultés. Celles-ci firent aux spécifiques une guerre acharnée et les discussions retentissantes dont l'émétique fut l'objet sont là pour nous attester la violence de la lutte. Toutefois, après de longues hostilités, il s'effectua une sorte de paix entre les deux camps. Les remèdes de Galien, la diète, la saignée, les vésicatoires, les vomitifs, les purgatifs cédèrent une large place aux spécifiques nouvellement découverts, et il en résulta entre les deux systèmes un compromis qui se trouve être la médecine officielle de notre époque.

Toute l'œuvre médicale des trois siècles qui nous séparent de Paracelse a donc été employée à décrire minutieusement les maladies, puis à chercher les spécifiques propres à les guérir, et grâce aux richesses toujours croissantes de la chimie, il n'y a, pour ainsi dire, pas d'année ou l'on n'ait ajouté quelque nouveau remède à la liste déjà si longue de ceux qu'on possédait déjà.

Je ne veux point énumérer ici les spécifiques innombrables vantés tour à tour dans le traitement de nos diverses maladies, mais il me suffira de citer les plus célèbres, ceux dont l'action se trouve admise par la généralité des médecins.

Ce sont :

Inflammation	Emétique, mercure.
Fièvre intermittente.	Quinine, quinquina, amers.

Anémie	Fer, vin de quinquina.
Scrofule, phthisie pulmonaire.	Iode, iodure de fer, huile de foie de morue.
Syphilis	Mercure, iodure de potassium.
Goutte	Sels alcalins.
Dartres	Arsenic, bains sulfureux.
Hémorrhagies	Acides, ratanhia.
Spasmes	Ether, assa fœtida, musc, castoreum, valériane, oxyde de zinc.
Douleurs	Opium, belladone, jusquiame, aconit, ciguë, lactucarium, essence de laurier-cerise, cyanure de potassium, chloroforme.
Paralysies	Strychnine.
Tétanos	Curare.
Epilepsie	Nitrate d'argent, bromure de potassium.
Maladies du cœur	Scille, digitale.
— de l'utérus	Seigle ergoté.
Diarrhée	Sous-nitrate de bismuth, opium.
Dyssenterie	Ipecacuanha
Catarrhe pulmonaire.	Kermès, baumes du Pérou et de Tolu.
— vésical	Essence de térébenthine.
Blennorrhagie	Cubèbe, copahu.

§ 2

Action des spécifiques sur les cellules

Contrairement aux remèdes de Galien qui, eux, ont la prétention d'être rationnels et d'avoir des effets faciles à expliquer, les médicaments spécifiques sont purement empiriques, et les médecins avouent ne rien comprendre absolument à leur action curative. Cette action est cependant bien aisée à concevoir et n'a rien de merveilleux.

En effet, les spécifiques de Paracelse et de ses successeurs ne sont point des substances inertes comme les simples et les prétendus spécifiques de la médecine empirique. Ce sont des poisons (voy. *Leçons de médecine physiologique*, pag. 271), des poisons violents, les plus énergiques qu'aient pu fournir les découvertes des chimistes et les végétaux des deux mondes. Ces poisons introduits dans le corps y sont absorbés, ils pénètrent dans les cellules, ils en attaquent la vitalité, ils les frappent de mort ou du moins amènent un profond allanguissement de leurs fonctions.

Quelquefois cet empoisonnement des cellules par les remèdes spécifiques, a momentanément des conséquences heureuses et produit l'effet d'une guérison réelle. De même que la chirurgie peut rétablir la santé en détruisant certains organes par le fer, le feu et les caustiques, de même les poisons administrés dans les maladies peuvent atrophier, ramollir, paralyser les cellules siége du mal et partant faire cesser leurs souffrances en même temps que leur vie.

Si les cellules ainsi atteintes ne sont pas très nombreuses ou si elles ne jouent qu'un rôle secondaire dans la machine humaine, leur destruction même complète ne cause aucun accident notable et la guérison obtenue par ce moyen peut être considérée comme bonne.

Mais, lorsque le mal occupe des organes importants, le cœur, le poumon, le foie, le tube digestif, le cerveau, la moelle épinière, les ganglions nerveux, les yeux, les oreilles, etc., ce n'est point impunément qu'on mine par le poison la vitalité des cellules souffrantes. Dans ce cas, en effet, plus on prodigue les spécifiques, plus la maladie s'aggrave, elle augmente chaque jour d'étendue et d'intensité, elle devient incurable, et soit qu'elle reste aiguë, soit qu'elle passe à l'état chronique, elle se termine fatalement par la perte de l'organe malade, et, si cet organe est essentiel à la vie, par la mort.

J'ai supposé tout à l'heure que les poisons administrés à titre de médicaments agissaient exclusivement sur les cellules déjà malades. Mais c'est là une supposition gratuite. Introduits dans le sang et les tissus, les spécifiques n'ont absolument aucune raison pour respecter les cellules saines. Souvent ils frappent indistinctement tous les éléments microscopiques du corps; d'autres fois, par suite de leur composition chimique spéciale, ils exercent sur nos tissus une action élective, c'est à dire qu'ils attaquent seulement certaines espèces de cellules et ne font aucun mal aux autres. Mais, dans tous les cas, qu'ils aient ou non une vertu élective, les spécifiques ne bornent jamais leur action aux cellules souffrantes. Constamment, en frappant le siége du mal, ils frappent aussi à côté, c'est à dire qu'ils paralysent, atrophient ou détruisent des cellules parfaitement saines et donnent ainsi les germes de nouvelles maladies.

On ne saurait croire combien d'affection aiguës et

chroniques sont produites tous les jours de cette façon. Dans les cas les plus malheureux, lorsque les spécifiques ont été administrés à trop forte dose, il survient aussitôt des accidents terribles dus évidemment au médicament; il y a alors empoisonnement proprement dit. Mais, le plus souvent, lorsque les spécifiques ont été prescrits prudemment, ils ne produisent pas des effets aussi immédiats. Ils se bornent alors à pénétrer dans les cellules, à s'y fixer et à en modifier peu à peu la nutrition. Pendant des mois et des années cette légère altération des cellules ne donne lieu absolument à aucun symptôme. Mais, avec le temps, sous l'influence de l'âge, du travail, des excès ou de nouveaux remèdes, le vice de la nutrition des cellules se manifeste et produit des maladies d'autant plus profondes et plus incurables qu'elles ont couvé plus longtemps avant d'éclater, et que les propriétés vitales des tissus ont été minées avec plus de lenteur et d'une manière plus insensible.

Eclaircissons ceci par un exemple. Un individu bien portant s'expose à des exhalations marécageuses et est atteint d'une fièvre intermittente. On lui donne immédiatement le roi des spécifiques, le sulfate de quinine, poison violent qui tue à la dose de deux ou trois grammes. Ce médicament pénètre dans le sang et dans les tissus, il empoisonne toutes les cellules du corps et plus particulièrement les cellules nerveuses; il paralyse celles-ci, leur enlève leur vitalité, leur impressionnabilité et amène ainsi la cessation de la fièvre.

Le fièvre, en effet, n'est qu'une excitation exagérée

des nerfs du cœur, excitation qui ne peut plus avoir lieu dès que les cellules nerveuses possédant moins de vitalité, ne sont plus suffisamment excitables. C'est pour cette raison, c'est parce qu'ils sont infiniment moins vivaces qu'autrefois, que les vieillards ont difficilement la fièvre. Au contraire, les jeunes gens et surtout les enfants, dont les nerfs sont exubérants de vie, présentent pour un rien des accès de fièvre extrêmement violents.

Or, cette jeunesse, cette excitabilité des nerfs qu'il serait si précieux de garder le plus longtemps possible, parce qu'elles sont un gage de bonne santé et de longue vie, le sulfate de quinine les détruit en quelques heures. En empoisonnant les cellules nerveuses, en leur enlevant leur vitalité, il guérit, il est vrai, la fièvre, mais en même temps il vieillit le système nerveux, il le décrépit avant l'âge, et il le prédispose ainsi à toutes les maladies, compagnes inséparables de la vieillesse. Aussi, qu'arrive-t-il tous les jours? c'est que des individus encore jeunes, mais traités par la quinine, ont, à la fleur de l'âge, des apoplexies, des ramollissements, des paralysies, des affections du cœur, des obstructions du foie, des catarrhes du poumon et de la vessie, toutes maladies de vieillards qui sont dues évidemment à la quinine et ne seraient survenues que dans l'extrême vieillesse si l'on n'eût pas pris ce médicament.

Ce qu'on vient de dire pour le quinquina peut s'appliquer aux autres spécifiques. Tous sont des poisons dangereux ou pour le moins des substances malfaisantes qui d'une façon ou d'une autre attaquent et détruisent la vitalité de nos cellules. Ces altérations des cellules produisent parfois des guérisons définitives comparables à celles obtenues par des opérations chirurgicales; d'autres fois elles procurent un soulagement plus ou moins durable; d'autres fois enfin, elles empirent évidemment l'état du malade. Mais dans tous les cas, qu'elles nuisent, qu'elles soulagent ou qu'elles guérissent, elles donnent toujours les germes de nouvelles maladies qui éclatent tôt ou tard et abrégent la durée de l'existence.

§ 3

Action des spécifiques sur l'espèce humaine

Dans l'origine, les remèdes spécifiques ne firent pas beaucoup de mal, d'abord parce qu'ils étaient loin d'être universellement acceptés, la superstition et les recettes de commère leur faisant une active concurrence, et, en second lieu, parce qu'ils se trouvaient mitigés par des substances inertes qui en diminuaient la violence. Mais à mesure qu'on se rapproche de l'époque actuelle, les spécifiques deviennent d'un usage plus général et prennent une importance plus grande; la chimie les isole, les purifie et en crée constamment de nouveaux, et chaque jour ils gagnent du terrain, non seulement sur la superstition et les remèdes de bonne femme, mais encore sur la médecine de Galien elle-même, qui peu à peu tombe en désuétude.

Cette extension toujours croissante de la doctrine de Paracelse a pour l'humanité les conséquences les plus désastreuses. En effet, sous l'influence de son empoisonnement quotidien par les spécifiques, l'espèce humaine a dégénéré et est tombée dans un état de faiblesse et de maladie qui va toujours s'aggravant. La phthisie pulmonaire nous décime ; les infirmités nous accablent ; les populations atteintes profondément dans leur vitalité ne donnent plus le jour qu'à des êtres chétifs qui meurent en bas âge ou traînent une vie de souffrances et de maladies. Nos femmes ne peuvent plus nourrir leurs enfants ; beaucoup même sont incapables de les procréer et avortent ou restent stériles. Nous n'avons plus la force de nos ancêtres, nous ne pouvons plus résister comme eux au froid, à l'abstinence, à la fatigue. Il nous faut nous vêtir plus chaudement, aller en voiture, manger de la viande à tous les repas. Si l'industrie, fille de la nécessité, ne nous avait fait inventer les machines merveilleuses qui suppléent à la défaillance de nos bras, nous ne pourrions plus vivre et notre race s'éteindrait faute de pouvoir subvenir à ses premiers besoins.

Cette dégénération de l'espèce humaine n'est pas le résultat d'une éducation trop molle et trop efféminée donnée à nos enfants. Ceux-ci sont encore plus faibles que nous. Nous ne réussissons à les élever qu'en les entourant de soins, en les préservant du moindre froid et en leur donnant en petite quantité des aliments délicats. Si nous voulons les aguerrir contre la maladie en les habillant à la légère, en les nourrissant grossièrement, ils contractent des fluxions de poitrine, des phthisies, des diarrhées et périssent immédiatement.

La vie moyenne s'est, il vrai, allongée, mais cela vient évidemment de ce que le bien-être et les conditions matérielles indispensables à la conservation de notre vie languissante, se trouvent plus également réparties entre les diverses classes de la société. Autrefois, au dessous de quelques riches repus se trouvait une multitude affamée, très robuste de tempérament, mais accablée par une affreuse misère. Aujourd'hui la masse a à peu près ce qu'il lui faut strictement pour vivre, mais elle est d'une constitution très faible et sujette à mille maladies.

L'espèce humaine va donc s'affaiblissant chaque jour, et la cause de cet affaiblissement c'est la médecine actuelle. Comment, en effet, une population pourrait elle conserver ses forces et rester robuste, si chaque fois qu'un de ses membres est malade il absorbe immédiatement des substances empoisonnées qui détruisent la vitalité des tissus et éteignent la vie dans sa source même? Quelle constitution de fer pourrait résister à ce régime insensé ? Aussi est-ce surtout dans nos grandes villes, où les médecins et les pharmaciens abondent, c'est là que l'espèce humaine s'étiole avec une rapidité toujours croissante et n'a plus la force ni de vivre elle-même ni de se reproduire. Bientôt toutes nos cités se trouveraient inhabitées si elles n'étaient constamment repeuplées par les populations agricoles, populations encore robustes qui n'aiment guère les drogues parce qu'elles

les trouvent trop chères, et qui traitent leurs rares maladies avec du régime et des simples.

Mais voilà que par suite de leur plus grand bien-être, les habitants des campagnes veulent aussi se faire soigner comme ceux des villes et s'estiment assez riches pour appeler le médecin. Partout où il en est ainsi, on voit immédiatement disparaître les fortes constitutions d'autrefois et à leur place s'élèvent de nouvelles générations faibles, souffreteuses et accablées d'infirmités. Si cela continue, les campagnes n'auront bientôt plus rien à envier à nos cités. Alors la France verra sa population décroître de jour en jour, et elle finira par devenir une solitude déserte, à moins que son sang appauvri ne soit largement revivifié par des races plus robustes accourues de l'étranger.

CHAPITRE VI

SIXIÈME AGE MÉDICAL

MÉDECINE DE MESMER OU MAGNÉTISME

(Allant depuis la Révolution jusqu'à nos jours)

§ 1

Cependant, il était impossible que les partisans de Galien et de Paracelce allassent toujours affaiblissant ou empoisonnant les malades, sous prétexte de les guérir, sans qu'on s'aperçût enfin que la médecine était dans une mauvaise voie, et qu'il fallait non la perfectionner mais la réformer de fond en comble. Mesmer eut cet honneur et c'est lui qui découvrit la nouvelle médecine qui devait changer encore une fois la face de l'art de guérir et inaugurer le sixième âge médical, juste au moment où éclatait la Révolution française et où allait naître pour l'humanité tout entière une nouvelle ère politique et sociale.

Mesmer naquit le 23 mai 1744, en Allemagne, à Weiler près de Stein sur le Rhin. Son père n'était qu'un simple garde forestier, et lui-même passa toute son enfance à la campagne, courant les bois et observant déjà les phénomènes de la nature. A seize ans il entra chez les jésuites pour y étudier la théologie, mais bientôt, entraîné par un penchant irrésistible, il se décida à suivre la carrière médicale.

Reçu docteur en 1766, il vint s'établir à Vienne en Autriche, mais au bout de quelques années, trouvant les remèdes ordinaires absurdes ou dangereux, il cessa de les employer et jeta les premiers fondements du magnétisme minéral, en traitant diverses maladies par le contact des barreaux aimantés. Encouragé par quelques succès, il continua ses recherches, et en 1775, il publia sur le magnétisme animal un premier mémoire qu'il adressa à toutes les académies de l'Europe. Une seule, celle de Berlin, lui fit l'honneur d'une réponse en lui écrivant sinon dans la forme du moins dans le fond : « qu'il n'était qu'un visionnaire. »

Cependant, Mesmer ne se contentait pas d'écrire des mémoires sur le magnétisme animal ; il le mettait en pratique et obtenait, grâce à lui, des cures aussi nombreuses que remarquables ; mais bientôt la population viennoise soulevée par les médecins et les prêtres s'ameuta contre lui et, en 1777, après plusieurs scènes scandaleuses, il quitta son pays et vint à Paris ou le bruit de sa renommée l'avait déjà précédé.

A Paris, Mesmer trouva ce qu'y ont toujours obtenu toutes les idées nouvelles, la tolérance d'abord puis l'accueil sympathique de quelques esprits éclairés. Là, malgré les clameurs de la Faculté, il put continuer ses expériences en toute liberté et réunir autour de sa célèbre cuve des malades accourus de toutes les parties du monde. Des guérisons éclatantes opérées sur des personnages connus mirent le comble à sa réputation et le roi Louis XVI, poussé par l'opinion publique, dut nommer une commission savante pour examiner la question du magnétisme animal. Cette commission reconnut la réalité des cures annoncées, elles étaient en effet incontestables, mais elle les attribua à l'*imagination* ou à l'*imitation* des malades et nia l'existence de la force nouvelle que Mesmer venait de découvrir.

Condamné par la science officielle, Mesmer vit immédiatement l'indifférence et le ridicule succéder à l'engouement général et il ne tarda pas à quitter Paris. Quelques médecins qui avaient constaté les bons effets du magnétisme animal et qui continuaient à l'employer, furent rayés de la liste des docteurs, et bientôt la France, entraînée par le courant de la Révolution, oublia le magnétisme animal qui avait fait tant de bruit, pour s'occuper de réformes plus importantes. Quant à Mesmer lui-même, il retourna dans son pays natal, où il mourut obscurément en 1815, victime de l'imperfection de la science d'alors, qui ne lui permit pas de donner à sa découverte tous les développements nécessaires, mais, victime aussi de son manque d'esprit révolutionnaire, qui lui fit rechercher le vain suffrage des gens titrés et des corps savants, au lieu de s'appuyer sur l'opinion du peuple, la seule qui puisse assurer le triomphe définitif des révolutions médicales.

Cependant, en quittant la France, Mesmer y laissait un élève, le marquis de Puy-Ségur, qui continua la tradition du magnétisme animal. Il découvrit le premier les phénomènes si curieux du somnambulisme magnétique, et consacra toute sa vie à enrichir par ses recherches et à défendre par ses écrits la doctrine qu'il avait embrassée.

Puy-Ségur, mourut en 1825 et eut pour successeur le baron du Potet. Celui-ci dès 1820, n'étant encore que simple étudiant, magnétisa publiquement dans un service de l'Hôtel-Dieu, une malade qu'on prétendait incurable et qu'il guérit en 27 jours. Plus tard, de concert avec le Dr Foissac, il fit des expériences magnétiques nombreuses et concluantes devant une commission nommée par l'Académie de médecine. Cette Commission, en s'entourant de toutes les précautions nécessaires, constata officiellement la réalité de tous les faits du magnétisme animal tels que le somnambulisme et l'extase magnétiques, la vision sans le secours des yeux ou à travers des corps opaques, la prévision de l'avenir et enfin un certain nombre de cures tout à fait extraordinaires. En conséquence la Commission concluait que l'Académie encourageât les recherches sur le magnétisme comme une branche très curieuse de psychologie et d'histoire naturelle.

Mais l'Académie, au lieu d'accepter cette conclusion impartiale et qui n'engageait à rien, trouva plus simple de clore la discussion et de déclarer qu'à l'avenir elle ne s'occuperait plus du magnétisme animal et tiendrait cette question pour définitivement jugée.

Depuis lors le magnétisme, remis dans sa véritable voie, qu'il n'aurait jamais dû quitter, celle de la pratique et des faits, s'est borné à perfectionner ses procédés et à acquérir un à un de nouveaux partisans, sans se soucier autrement de l'opinion des académies.

Mais les guérisons obtenues par le magnétisme animal avaient beau se multiplier chaque jour, ce mode de traitement ne pouvait pas devenir d'un usage général parce qu'il manquait absolument de certitude, et était plutôt un empirisme aveugle qu'une méthode positive et réellement scientifique ; avec lui souvent on ne guérissait qu'à force de tâtonnements, et souvent aussi on échouait complétement, alors pourtant qu'on eût pu réussir si le traitement eût été convenablement institué.

Mes travaux sur le magnétisme minéral, qui est au fond exactement de la même nature que celui d'origine animale, m'ont permis de trouver la théorie générale de tous les phénomènes magnétiques, et de donner ainsi au magnétisme animal, une certitude, une précision et une utilité pratique qu'il n'avait pas auparavant.

Mais tandis que les partisans de Mesmer, poursuivant leur tache, s'efforçaient de perfectionner et d'agrandir la découverte de leur maître, trois autres réformateurs, Broussais, Hahnemann et Raspail s'élevaient aussi contre l'ancienne médecine et créaient de nouveaux systèmes pour la remplacer, systèmes éphémères destinés à périr bientôt, mais qui n'en méritent pas moins une place honorable dans l'histoire de la médecine, parce qu'ils ont largement contribué à ruiner les doctrines de Galien et de Paracelse, et qu'ils ont ainsi préparé l'avénement du magnétisme.

§ 2

Médecine de Broussais ou médecine physiologique

Broussais, né à Saint-Malo en 1772, étudia la médecine à Paris, où il suivit les leçons de Bichat, puis il exerça dans les armées et fit toutes les campagnes de la République et de l'Empire. C'est dans les hôpitaux militaires de la Hollande, de l'Allemagne et de l'Italie qu'il observa les ravages amenés par les maladies et ceux plus grands encore causés par l'usage des médicaments. Rentré en France en 1814, et nommé professeur au Val-de-Grâce, il publia presque aussitôt un livre remarquable où il expose son propre système, en même temps qu'il y critique les doctrines des autres médecins.

Broussais commence sa réforme en donnant à la médecine une base solide et inébranlable, celle de la physiologie et de l'anatomie. Il affirme avec raison que toutes les maladies sont dues aux altérations de nos organes, et qu'en ouvrant les cadavres on peut presque toujours trouver la trace matérielle du mal. Se livrant lui-même avec ardeur aux autopsies, il découvrit le premier les lésions caractéristiques de la fièvre typhoïde, et fit connaître cette importante maladie que les médecins observaient tous les jours, sans en soupçonner la véritable nature. Comme traitement, Broussais condamne tous les remèdes d'autrefois, aussi bien les spécifiques que les rationnels. Il ne fait d'exception que pour la diète et les sangsues qu'il conserve et avec lesquelles il prétend guérir toutes les maladies ou du moins les soulager.

La médecine de Broussais, après avoir eu un immense retentissement, tomba tout à coup du vivant même de son auteur. Il en devait être ainsi, car ce système était incomplet et ne possédait pas en lui les éléments nécessaires pour triompher. Broussais ne connaissait pas l'existence des cellules microscopiques, et n'avait sur la structure, les fonctions et les maladies de nos organes que des opinions erronées. Ignorant l'essence de la vie et la nature des maladies, il ne pouvait créer de nouveaux remèdes propres à rétablir la santé. Il fut donc obligé de piller la médecine qu'il critiquait et il lui emprunta la diète et les sangsues. C'est cet emprunt qui l'a perdu, car les sangsues et la diète sont plus pernicieuses que les spécifiques eux-mêmes, et sous ce rapport la réforme de Paracelse a été un véritable bienfait. Broussais, en révolutionnant la médecine de son temps, devait donc avant tout respecter la révolution accomplie par Paracelse. Il ne le fit pas, et ce fut la cause de sa chute, car l'humanité ne recule jamais et elle abandonne immédiatement ceux qui tentent de la ramener au passé au lieu de la diriger vers l'avenir.

§ 3

Médecine d'Hahnemann ou homœopathie

Tandis que Broussais, s'appuyant sur l'anatomie et la physiologie de son temps, essayait de renverser les vieilles doctrines et succombait dans son œuvre, mais non sans avoir imprimé une vigoureuse impulsion à toutes les études médicales, un Allemand, Hahnemann, partant d'abstractions philosophiques et de théories imaginaires, tentait, dans l'art de guérir, une réforme plus radicale et y réussissait en partie, sans cependant parvenir à abattre la médecine qu'il attaquait.

Hahnemann, né à Meissen en Saxe, l'an 1755, vécut d'abord à Leipsick où, tout en exerçant la médecine, il étudia la chimie avec ardeur et trouva même un nouveau médicament mercuriel qui a conservé son nom. Constatant chaque jour les résultats déplorables des remèdes ordinaires, il imagina des médicaments moins dangereux, et, en 1794, il renonça à une clientèle lucrative pour appliquer exclusivement la médecine qu'il venait d'inventer. Violemment combattu par les médecins et les pharmaciens, froidement accueilli par le public, il mena dès lors une vie de persécution et dut à plusieurs reprises changer de résidence. Il était ainsi arrivé à l'âge de 80 ans, et comme Paracelse, il allait s'éteindre sans faire école, lorsque, mieux inspiré que son compatriote, il quitta l'Allemagne et vint se fixer à Paris. Il y fut reçu avec faveur, et pendant les neuf années qu'il vécut encore, il réussit à fonder son système d'une manière durable.

Dans les livres qu'il a laissés, Hahnemann commence par faire une critique très sensée des remèdes rationnels et des spécifiques de la médecine régnante; il prouve que tous ces médicaments ne guérissent ou ne soulagent qu'en produisant eux-mêmes de nouvelles maladies souvent plus dangereuses et plus pénibles que les anciennes. En conséquence, il donne à la médecine officielle un nom qui la caractérise parfaitement et qui lui restera, celui d'*allopathie* de deux mots grecs signifiant *maladie autre*.

Mais, dans la pratique médicale, ce n'est pas tout de critiquer les remèdes en usage, il faut pouvoir les remplacer, œuvre bien difficile qu'Hahnemann a abordée, mais où il a complétement échoué.

En effet, au lieu de s'appuyer sur les faits démontrés, sur les découvertes positives et indiscutables de la science, Hahnemann se lance à corps perdu dans les hypothèses les plus singulières et les moins prouvées. Ainsi, pour débuter, il établit en principe que pour guérir les maladies naturelles il faut leur substituer des maladies artificielles semblables à celles que l'on traite, et en conséquence il donne à son nouveau système le nom d'*homœopathie*, en grec, *maladie semblable*. Or, c'est là un principe de traitement très contestable, car on ne voit pas pourquoi on ne traiterait pas les maladies en les guérissant purement et simplement et sans les remplacer par de nouvelles maladies semblables ou contraires aux anciennes.

Mais poursuivons. Hahnemann pour produire les maladies artificielles dont il a besoin crée de nouveaux spécifiques qu'il emprunte à la chimie ou à la botanique. Il expérimente ces spécifiques sur des personnes bien portantes et sur lui-même et prétend qu'ils donnent naissance aux affections les plus diverses. Or, c'est là un fait absolument faux; les médicaments homœopathiques peuvent être pris par des sujets en bonne santé sans jamais faire le moindre mal. Sous ce rapport l'allopathie est bien supérieure à sa rivale, et s'appuie sur des faits positifs. Elle prétend que pour guérir il faut donner d'autres maladies, et ces maladies nouvelles, elle les produit très réellement. La diète, les purgatifs, les vésicatoires, l'opium, le mercure, le quinquina, et tous les autres médicaments allopathiques troublent profondément la santé et causent des accidents plus ou moins dangereux ou même amènent la mort. Les spécifiques des homœopathes sont au contraire d'une innocuité parfaite et ne remplissent aucunement le rôle qu'on leur a prêté dans la cure des maladies.

Cette complète innocence des solutions et des globules homœopathiques cesse d'étonner quand on apprend leur composition. Ils sont formulés d'après ce principe que les substances médicamenteuses sont d'autant plus énergiques dans leurs effets qu'on les administre en quantités plus minimes et plus impondérables. Or c'est là un principe entièrement contraire, non seulement à toutes les données scientifiques, mais même au simple bon sens qui nous enseigne que l'action d'un corps est toujours proportionnée à son poids. Pour faire accepter l'opinion opposée, il faudrait au moins des faits indiscutables et d'une évidence brutale. Or ces faits manquent absolument et l'on peut prendre indifféremment les remèdes homœopathiques à la première ou à la vingtième dilution sans être plus malade dans un cas que dans l'autre.

Les spécifiques d'Hahnemann n'ont donc aucun effet sur la marche des maladies. Cela ne veut pas dire cependant que l'homœopathie n'ait pas été un grand progrès dans l'art de guérir et qu'elle n'ait fait et ne fasse encore beaucoup de bien. Mais les guérisons incontestables qu'elle obtient, elle les doit, non pas à ses globules, mais à l'observation d'une sévère hygiène et surtout à la suppression systématique de tous les médicaments allopathes. Dans bien des cas la nature ne demande qu'à guérir seule et y réussit malgré les remèdes nuisibles dont on l'accable. Or l'homœopathie ne fait jamais de mal et ses succès prouvent assez combien est pernicieuse la médecine allopathique et combien celle-ci nuit en réalité à la santé des malades qu'elle croit guérir ou soulager.

§ 4

Système Raspail ou médecine des parasites

La médecine Raspail a bien plus de valeur que l'homœopathie, car elle repose sur une idée profondément vraie, qui a ouvert de nouvelles voies à l'art de guérir et lui a fait accomplir un grand progrès.

De tout temps on avait observé que le corps humain peut contenir des vers intestinaux qui se multiplient dans l'intérieur de nos organes en y causant les accidents les plus divers et les plus fâcheux.

Raspail généralisa ce fait. S'appuyant sur des travaux microscopiques remarquables, il affirma qu'un grand nombre de maladies étaient produites par des causes animées, des insectes, des champignons microscopiques, ou même de simples particules provenant d'êtres vivants, et douées elles-mêmes d'un reste de vie.

Généralisant de même l'usage des remèdes employés contre le vers, Raspail propose de traiter nos maladies avec des substances propres à détruire les parasites de toute espèce vivant à la surface du corps ou dans l'intimité de nos tissus. En conséquence, il conseille, à l'intérieur et à l'extérieur, l'usage du camphre, de l'alcool, de l'ammoniaque, du soufre, du poivre, de l'ail, de l'aloès, du semen-contra et des autres substances jouissant de propriétés vermifuges.

Au moment de son apparition, le système Raspail souleva parmi les médecins un long éclat de rire et fut regardé comme l'œuvre d'un visionnaire. Mais à mesure qu'on étudia mieux les causes des maladies et qu'on fit en médecine un plus grand usage du microscope, il fut prouvé que le prétendu visionnaire avait vu parfaitement juste. Depuis lors, il n'est, pour ainsi dire, pas d'année, où l'on n'ait démontré qu'une maladie, attribuée jusque-là à quelque vice imaginaire des humeurs, était produite tout simplement par des petits êtres microscopiques logés au milieu de nos tissus. Telles sont la *gale*, la *teigne*, la *trichine*, les *kystes hydatiques*, le *muguet*, la *pourriture d'hôpital*, le *charbon*, la *pustule maligne*. Bien plus, tout porte à croire aujourd'hui que les maladies virulentes, contagieuses, épidémiques et miasmatiques sont également dues à des causes animées, à des granulations moléculaires vivantes, formant le principe actif des *miasmes*, des *effluves*, des *virus* et des *ferments*. Ces granulations moléculaires existent par myriades autour de nous, non seulement dans les humeurs des personnes malades, mais encore dans l'atmosphère où elles conservent longtemps leurs propriétés funestes et se propagent à des distances énormes. Inoculés par le contact, respirés dans l'air, ingérés avec les aliments et les boissons, ces germes de maladie pénètrent dans nos humeurs et nos tissus. Ils y trouvent des conditions favorables à leur développement, ils y pullulent, et il suffit d'en avoir absorbé un seul pour contracter la maladie dont ils sont la graine.

C'est de cette manière que se propagent et se produisent la *rougeole*, la *scarlatine*, la *petite vérole*, la *syphilis*, la *rage*, la *morve*, le *typhus*, la *fièvre typhoïde*, la *fièvre puerpérale*, la *fièvre jaune*, la *fièvre intermittente*, le *choléra*, la *dyssenterie*, le *croup*, l'*angine maligne*, la *coqueluche*, la *peripneumonie* des bêtes à cornes, les *verrues*, les *panaris*, les *phlegmons*, la *blennorhagie*, l'*ophthalmie purulente*, l'*érésipèle*, l'*infection purulente* et peut-être aussi la *phthisie pulmonaire* et le *cancer*.

Cependant, si nombreuses que soient les maladies produites par des causes animées, beaucoup d'autres, Raspail est le premier à le reconnaître, ont une tout autre origine et sont dues à des coups, à des blessures, à des empoisonnements, au froid, à l'humidité, à des travaux excessifs, aux excès, aux privations, aux causes morales, etc., etc.

Contre ces dernières maladies, Raspail recommande encore les remèdes vermifuges qui lui ont si bien réussi dans les affections produites par des causes animées. Or c'est là un traitement tout à fait insuffisant, surtout dans les cas graves, et qui d'ailleurs se confond avec celui de la médecine ordinaire. En effet, quand le camphre, l'eau sédative, l'aloès, etc., ne sont point destinés à détruire des parasites, ils ne sont plus que des substances nuisibles à la santé, tout à fait comparables à l'opium, aux sinapismes et aux purgatifs des autres médecins. Sous ce rapport la médecine Raspail ne présente rien de neuf et ne diffère pas notablement de l'*allopathie* qu'elle imite en la simplifiant, il est vrai, mais sans la réformer.

C'est là le grand défaut du système Raspail, défaut qui l'a empêché et l'empêchera toujours de devenir la médecine de tout le monde. Mais cette lacune n'enlève rien au mérite du savant populaire et du grand citoyen qui a su vulgariser de saines notions de médecine et d'hygiène, en même temps qu'il ouvrait à la science des horizons nouveaux et qu'il faisait connaître la cause et le traitement d'un grand nombre de maladies.

PREMIÈRE PARTIE

EXPOSITION THÉORIQUE DU MAGNÉTISME MINÉRAL ET ANIMAL

CHAPITRE PREMIER.

LES CELLULES

§ 1

Découverte des cellules

Tandis que les successeurs d'Hippocrate, de Galien et de Paracelse, demandaient vainement à leurs théories ou à l'empirisme les moyens de guérir nos maux, les médecins naturalistes étudiaient sans relâche l'homme sain et malade et acquéraient ainsi des notions de plus en plus précises sur la structure de notre corps, le jeu de nos fonctions et les causes de nos maladies. Il a fallu des siècles de patiente observation pour amener la médecine scientifique dans l'état ou nous la trouvons aujourd'hui; mais tandis que l'empirisme tourne dans un cercle sans fin et n'a en lui-même aucun élément de progrès, la science, elle, s'avance d'un pas lent et sûr, s'enrichissant chaque jour d'un fait positif que rien au monde ne saurait détruire.

Cependant, tout en ne s'arrêtant jamais dans leur marche progressive, les sciences restent dans l'enfance tant qu'elles n'ont pas découvert les grands faits qui leur servent de base, et qui groupent dans une seule vue générale une multitude de phénomènes épars et jusqu'alors incompréhensibles.

C'est ainsi que la physique n'a été définitivement constituée que du jour ou Galilée trouva les lois de la pesanteur;

C'est ainsi que l'astronomie est restée un assemblage confus d'observations jusqu'au moment où Newton découvrit la gravitation et assimila les révolutions des astres dans l'espace à la chute des corps à la surface de la terre;

C'est ainsi que la chimie ne fut qu'un recueil de recettes empiriques, tant que Lavoisier n'eut pas indiqué le rôle de l'oxigène dans la combustion et formulé les lois des combinaisons chimiques.

Enfin, c'est ainsi que l'électricité est restée un fluide incompréhensible, jusqu'au jour où Faraday trouva les courants d'induction et établit par l'expérience le grand principe de la transmutation des forces.

A son tour, la science médicale a fait récemment une grande découverte qui l'a sortie de la période d'enfance et lui a donné sa virilité. Cette découverte si importante est celle des cellules du corps humain. Elle date de quelques années à peine, elle est encore bien loin d'avoir porté tous ses fruits, et déjà, sous sa puissante influence, la vieille médecine tombe en ruine de toutes parts et aspire à se reconstituer sur des bases nouvelles, et cette fois, définitives.

La découverte des cellules du corps humain est due à un anatomiste allemand, à Schwann, ou pour mieux dire, elle est l'œuvre commune d'une génération de savants qui se sont associés aux travaux de Schwann, et en ont partagé la gloire. Grâce aux recherches assidues de ces patients observateurs, on a démontré que tous les êtres animés sans exception, les animaux à sang chaud et à sang froid, les insectes, les infusoires, les arbres, les plantes, les végétaux microscopiques sont construits exactement de la même façon et avec des éléments semblables. Tous sont formés uniquement par des cellules. Celles-ci se modifient, il est vrai, sensiblement quand on passe de l'animal au végétal, mais, dans chacun de ces deux règnes, elles offrent une uniformité remarquable, à tel point qu'il n'y a, pour ainsi dire, pas de différence entre les cellules d'une baleine et celles d'une mouche, entre les cellules d'un chêne centenaire et celles du champignon imperceptible végétant à ses pieds. Bien plus, quand on examine les êtres vivants à leur origine et au moment où ils commencent à se former, il devient impossible de les distinguer les uns des autres. Tous sont alors constitués par une cellule unique, le germe de l'œuf ou de la graine, cellule qui a exactement le même aspect et les mêmes propriétés chez tous les êtres de la création.

La cellule représente donc la vie dans son essence même. Elle en est la forme nécessaire et indispensable sans laquelle toute manifestation vitale devient absolument impossible. Tant que ce grand fait a été ignoré, les médecins n'ont rien pu comprendre aux phénomènes vitaux, et ont été également incapables de connaître les maladies et de les traiter. Mais aujourd'hui, la science a mis la main sur le mécanisme de la vie, elle l'étudie avec ardeur, et déjà elle s'essaie à en faire jouer les ressorts, et à employer sa nouvelle découverte aux progrès de l'art de guérir.

§ 2

Anatomie des cellules en général

Qu'est-ce qu'une cellule? on ne saurait s'en faire une meilleure idée qu'en la comparant à un œuf.

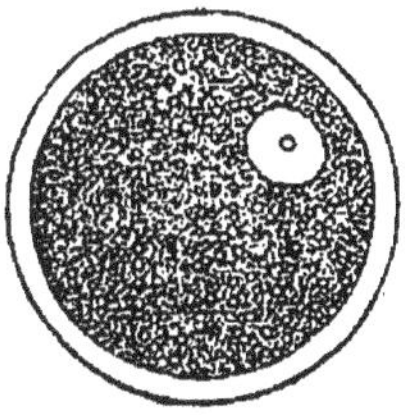

F. 1.—Cellule grossie 250 fois.

Comme l'œuf, elle est formée par une membrane extérieure, sorte de coquille dite *enveloppe*. A l'intérieur de cette enveloppe existe un liquide où nagent d'autres cellules plus petites et analogue au jaune de l'œuf. Quelques-unes de ces cellules intérieures sont assez volumineuses et bien apparentes; elles prennent alors le nom de *noyaux;* les autres, beaucoup plus nombreuses, sont, au contraire, très petites et semblables à un semis de poussière; elles constituent les *granulations moléculaires*. Enfin, les noyaux contiennent eux-mêmes dans leur cavité une ou plusieurs cellules plus petites dites *nucléoles*.

Ces *noyaux*, ces *granulations moléculaires*, ces *nucléoles* ont une importance capitale. Ce sont, à vrai dire, les œufs des cellules. En se développant ils deviennent à leur tour de grandes cellules renfermant également des *noyaux* et des *nucléoles* qui eux-mêmes grandissent plus tard et ainsi de suite à l'infini, le caractère essentiel de la cellule, comme celui de la vie, étant de renfermer dans son sein toutes les conditions nécessaires pour se reproduire et se perpétuer indéfiniment.

Les cellules ont un autre caractère tout aussi général; elles sont microscopiques. Bien rarement leur diamètre dépasse un ou deux centièmes de millimètre, mais il y en a de beaucoup plus petites et, à mesure qu'on perfectionne les microscopes, on découvre de nouvelles granulations auparavant invisibles. Quelle est la limite de cette petitesse des êtres animés? Nous l'ignorons complétement. Peut-être le monde si restreint de la cellule est-il peuplé d'un nombre infini de molécules distinctes? Peut-être est-il comme la voûte céleste où les télescopes, en devenant plus puissants, découvrent toujours de nouvelles étoiles semées à profusion dans les vides de l'espace?

Les cellules présentent plusieurs variétés dans leurs formes. Tantôt elles sont régulièrement rondes et offrent l'aspect d'une petite sphère, comme dans la figure 2. En se comprimant les unes les autres, ces cellules sphériques peuvent, il est vrai, se déformer

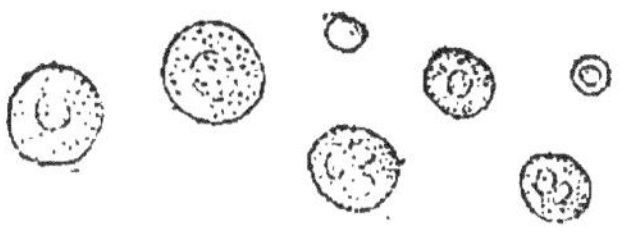

Fig. 2.— Globules de la lymphe, grossis 350 fois.

mutuellement, s'allonger, s'aplatir, devenir anguleuses, polygonales. Mais ce sont là des circonstances accidentelles, indépendantes de la cellule elle-même et provenant uniquement des conditions extérieures où celle-ci se trouve placée.

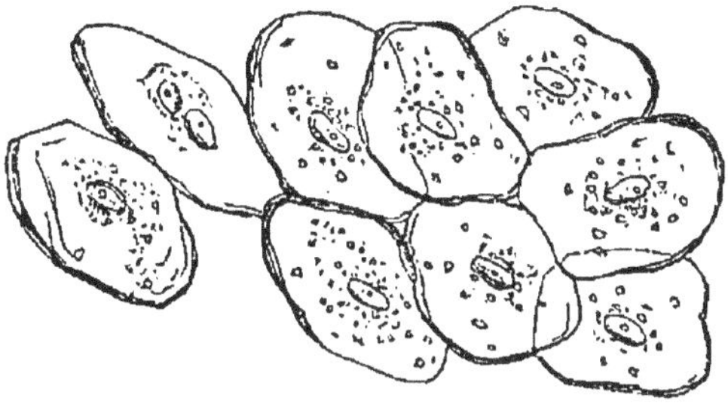

Fig. 3. — Cellules déformées par leur pression mutuelle.

D'autres fois les cellules se développent irrégulièrement autour de leur centre. Au lieu d'être rondes, elles ont la forme d'un œuf plus ou moins allongé ou même d'un fuseau.

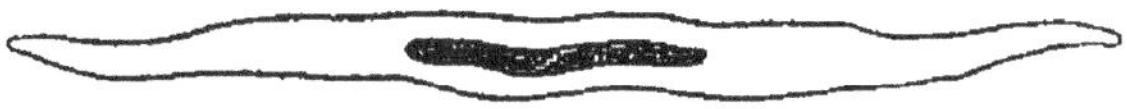

Fig. 4. — Cellule en fuseau.

Dans l'un et l'autre cas, les deux bouts de ces cellules allongées présentent une propriété très importante. Ils sont plus minces, plus faibles que le reste de l'enveloppe et ont une grande tendance à se percer et à rester ouverts. Quand des cellules de cette espèce sont étroitement accolées et qu'elles se correspondent bout à bout, elles s'ouvrent forcément les unes dans les autres et forment ainsi des tubes plus ou moins étendues.

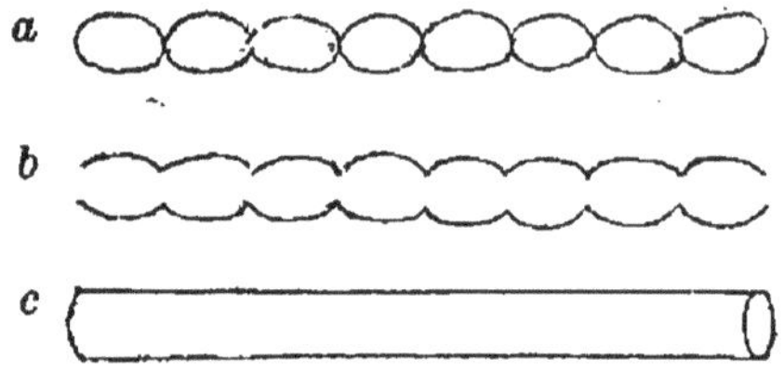

Fig. 5. — *a*. Cellules encore entières rangées à côté les unes des autres. *b*. Cellules ouvertes par les deux bouts et commençant à se souder ensemble. *c*. Tube formé par les cellules lorsque leur soudure est terminée.

Cette formation de tubes par la soudure et l'ouverture de cellules allongées est un fait extrêmement général. On la retrouve aussi bien dans les animaux que dans les végétaux et elle est certainement une des grandes formes anatomiques de la vie.

Enfin, au lieu d'être ovoïdes et de produire par leur soudure de simples tubes, les cellules peuvent avoir une figure encore plus compliquée. Elles peuvent ressembler à des œufs qui auraient 3, 4, 5, 6, 8, 10 bouts et davantage, et prennent alors la forme d'*étoiles* à branches plus ou moins nombreuses.

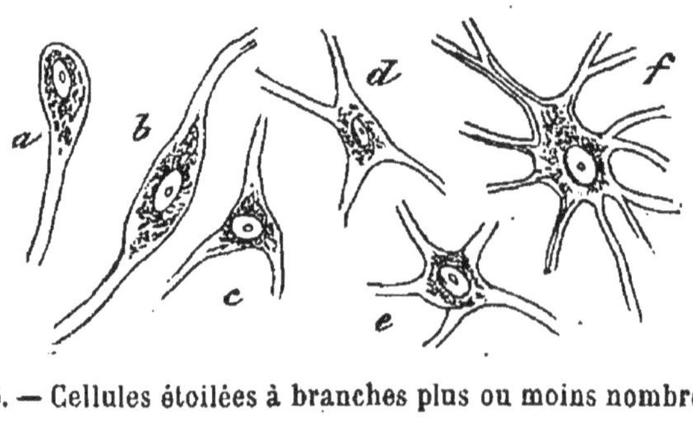

Fig. 6. — Cellules étoilées à branches plus ou moins nombreuses.

Souvent ces branches des étoiles se soudent avec les étoiles voisines. Il en résulte des *réseaux* de cellules, forme anatomique plus compliquée que le simple tube et qui ne se rencontre guère que chez les animaux.

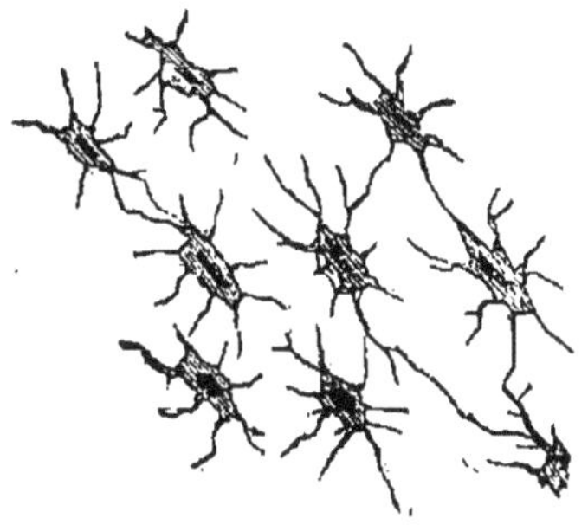

Fig. 7. — Cellules se soudant par l'extrémité de leurs branches, de manière à former un réseau.

En résumé, la cellule présente trois formes primitives : la *sphère*, le *tube* et le *réseau*, qui, à leur tour, se modifient de diverses façons et donnent ainsi naissance aux cellules de tous les êtres vivants et particulièrement à celles de l'homme. Ces dernières sont les seules qui nous intéressent, et pour les connaître, la méthode la plus simple, c'est d'assister par la pensée à leur formation et de montrer comment elles naissent successivement dans l'intérieur de l'œuf humain.

§ 3

Tissus fondamentaux

A son origine, l'enfant n'est qu'une cellule extrêmement petite contenue dans l'œuf de la femme. Cette cellule, fécondée par une autre cellule, l'animalcule spermatique de l'homme, se développe. Dans son sein apparaissent 2 cellules d'abord, puis 4, puis 8, puis 16, puis un plus grand nombre.

Toutes ces cellules primitives du corps sont sphériques et semblables entre elles. Elles ébauchent la forme de l'embryon qu'elles constituent en totalité pendant les deux premiers mois de la vie. Passé cette époque, les cellules embryonnaires se détruisent et mettent en liberté leurs noyaux et leurs granulations moléculaires qui grandissent aussitôt et deviennent de nouvelles cellules. Mais celles-ci ne sont plus semblables entre elles ; loin de là elles diffèrent profondément les unes des autres et se divisent en sept classes qui sont :

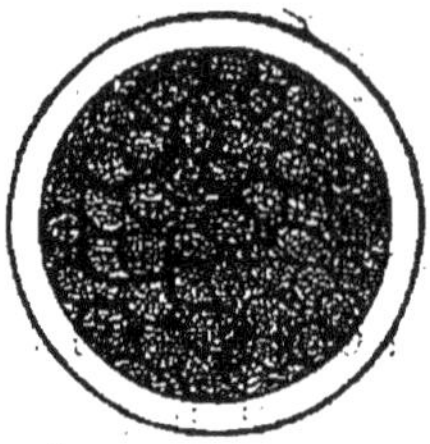

Fig. 8. — Œuf fécondé contenant dans son intérieur les cellules primitives de l'embryon.

1° Le TISSU CONJONCTIF ;

2° Les CAPILLAIRES ;

3° Les FIBRES MUSCULAIRES ;

4° Les TUBES NERVEUX ;

5° Les CANALICULES DES GLANDES ;

6° Les CELLULES DES SÉCRÉTIONS INTERNES ;

7° Les ÉPITHÉLIUMS.

1° TISSU CONJONCTIF. — Il est formé par des cellules étoilées très petites, très allongées, qui ressemblent à des filaments et dont la nature celluleuse n'a pas été facile à démontrer

En s'accolant les uns aux autres, et en se soudant par leurs extrémités, les filaments du tissu conjonctif forment un réseau plus ou moins serré qui constitue la trame de tous nos organes et dans les mailles duquel se trouvent logées les autres cellules du corps.

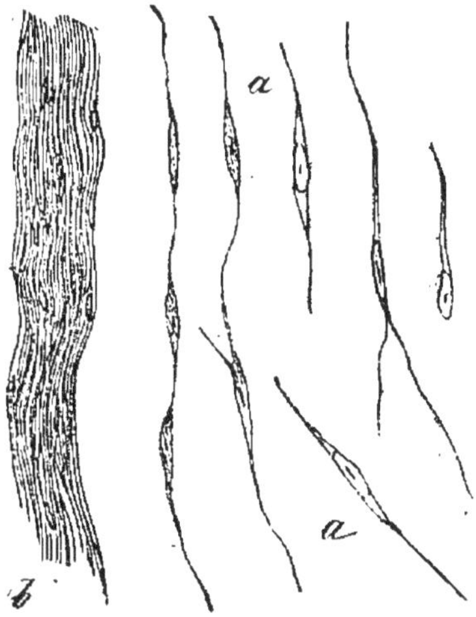

Fig. 9. — Cellules de tissu conjonctif grossies 350 fois. *a*. Cellules isolées. *b*. Cellules soudées et accolées de manière à former des fibres et des faisceaux.

2° Capillaires. — Ce sont de longs tubes formés par la soudure d'un très grand nombre de cellules ovoïdes. De plus, çà et là, ils présentent quelques cellules étoilées qui se soudent latéralement avec les tubes voisins, de manière à produire des embranchements et des réseaux.

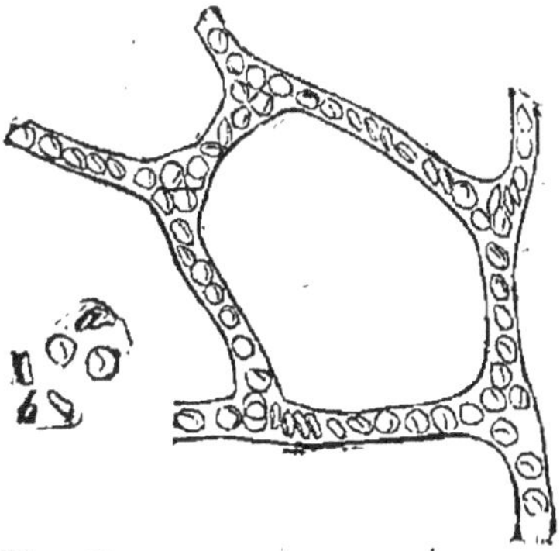

Fig. 10. — Capillaires contenant dans leur intérieur des globules sanguins et grossis 350 fois. *a*. et *b*. Globules sanguins en liberté.

Les cellules qui forment les capillaires contiennent dans leur intérieur un liquide et des noyaux. Aussitôt que ces cellules se sont ouvertes les unes dans les autres pour produire des tubes, leur liquide et leurs noyaux deviennent libres, ils parcourent sans obstacle toute l'étendue des réseaux capillaires et constituent le sang.

3° Fibres musculaires. — Elles sont formées, comme les capillaires, par des cellules ovoïdes soudées en tubes d'une grande longueur. Seulement les liquides et les noyaux des cellules formatrices présentent ici une tout autre disposition.

Au lieu de circuler librement, ils restent immobiles, ils se pressent étroitement, et prennent la forme de petites rondelles empilées les unes sur les autres dans l'intérieur de la fibre, comme des pièces de monnaie dans un étui. Chacune des rondelles solides ainsi formées est séparée de ses voisines par une mince couche de liquide transparent. Cette disposition donne aux fibres musculaires un aspect strié des plus remarquables.

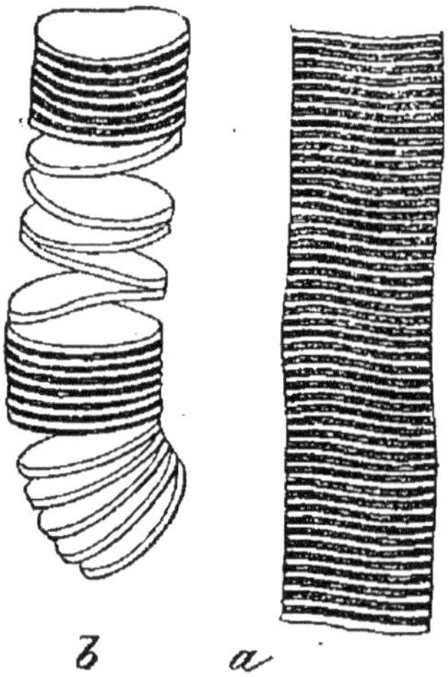

Fig. 11. — Fibre musculaire grossie 350 fois. *a*. Fibre vue de profil avec ses stries transversales. *b*. Fibre déchirée dont les rondelles intérieures sont artificiellement écartées les unes des autres.

4° Tubes nerveux. — Comme les deux tissus précédents, ils sont formés par la soudure en tubes d'un grand nombre de cellules ovoïdes; seulement les noyaux et le liquide intérieur des cellules formatrices, affectent encore une nouvelle disposition.

Les noyaux, au lieu de rester indépendants, se soudent entre eux et forment un petit tube très mince, occupant juste le centre du tube nerveux, qu'il parcourt dans toute son étendue. Quant au liquide intérieur, il entoure le tube central, il le maintient à sa place et lui forme une gaine isolante.

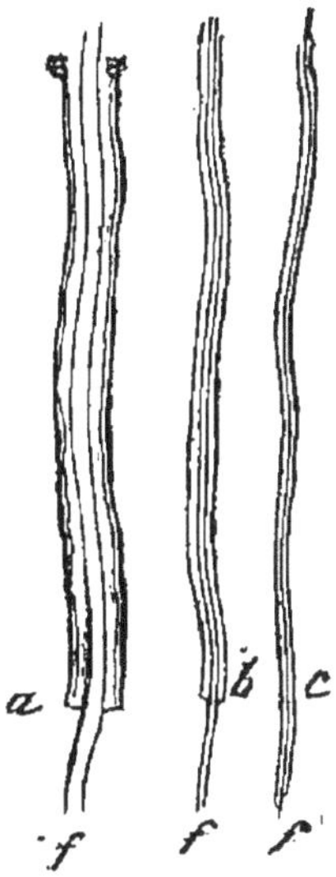

Fig. — 12. Tubes nerveux grossis 350 f. *a. b. c.* Tubes nerveux de diverses grosseurs. *f. f. f.* Filaments contenus dans l'intérieur de ces tubes.

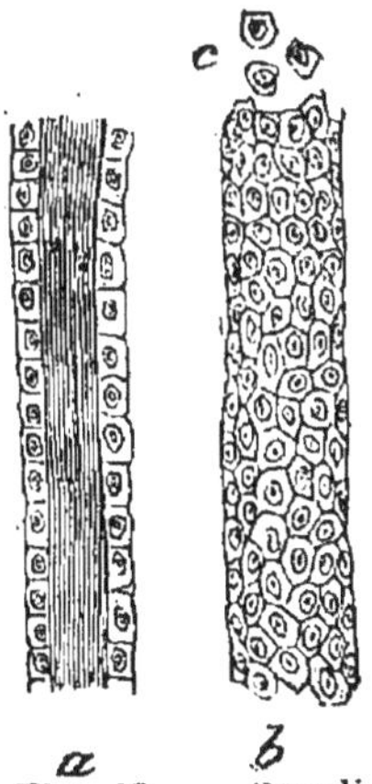

Fig. 13. — Canalicule des glandes. *a.* Canalic. vu de profil. *b.* Noyaux tapissant la paroi du canalicule. *c.* Noyaux mis en liberté.

5° Canalicules des glandes. — Ce sont encore des tubes semblables à ceux des tissus précédents, mais dont les noyaux et le liquide intérieur se trouvent disposés d'une nouvelle façon.

Les noyaux sont appliqués contre la paroi intérieure des tubes auxquels ils adhérent et qu'ils tapissent comme le ferait un revêtement de mosaïque. Le liquide, lui, occupe l'espace vide laissé au centre du canalicule.

6° Cellules des sécrétions internes. — Ce sont des cellules sphériques situées dans l'intérieur des organes où elles occupent les mailles du tissu conjonctif. Elles ne s'abouchent jamais entre elles et leur contenu n'offre aucune disposition particulière.

7° Épithéliums. — Ce sont des cellules sphériques comme les précédentes, mais situées à la surface des organes dont elles forment, pour ainsi dire, l'écorce. Jamais elles ne s'ouvrent les unes dans les autres, et leur manière d'être ne donne lieu à aucune observation.

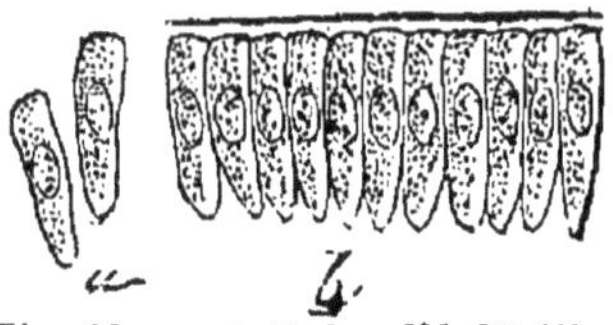

Fig. 14. — Cellules d'épithélium grossies 350 fois.

En résumé, sur les sept tissus fondamentaux qui composent le corps humain, deux sont constitués par des cellules sphériques fort analogues à celles des végétaux. Les cinq autres sont formés par des tubes et se distinguent les uns des autres par la disposition de leur contenu.

Dans le *tissu conjonctif*, les noyaux et le liquide intérieur font défaut et la cellule se trouve réduite à un simple filament.

Dans les *capillaires*, le liquide intérieur et les noyaux sont parfaitement mobiles et circulent librement dans la cavité des tubes.

Dans les *fibres musculaires*, les noyaux sont aplatis et empilés les unes sur les autres.

Dans les *tubes nerveux*, les noyaux sont soudés ensemble et forment un second tube occupant le centre du premier.

Enfin, dans *les canicules des glandes*, les noyaux sont appliqués contre la membrane du tube qu'ils tapissent à la façon d'une mosaïque.

C'est ainsi que la nature en employant toujours les mêmes éléments, mais en les combinant de diverses façons, obtient des résultats différents et met une variété féconde dans son apparente uniformité.

§ 4

Variétés des tissus fondamentaux

On a dit précédemment que toutes les cellules primitives de l'enfant se ressemblaient entre elles ; mais cette ressemblance n'est qu'apparente et suivant qu'elles occupent tel ou tel point de l'embryon, chacune d'elle fournit les sept tissus fondamentaux dans des proportions diverses. Ici elles produisent plus de tubes nerveux, là plus de fibres musculaires, là plus d'epithélium, etc. Bien plus, les tissus fondamentaux engendrés par les diverses cellules embryonnaires, présentent souvent des modifications importantes qui constituent autant de variétés nouvelles. Ainsi :

I. Le TISSU CONJONCTIF compte cinq variétés, savoir :

1° *Tissu conjonctif proprement dit.* — Il est constitué par des cellules filamenteuses qui se soudent par leurs extrémités, de manière à former des réseaux plus ou moins serrés. Souvent ces cellules sont étroitement pressées les unes contre les autres, et comme feutrées. Elles présentent alors l'aspect d'une substance compacte, blanche, nacrée flexible et souple, quoique cependant très résistante et inextensible.

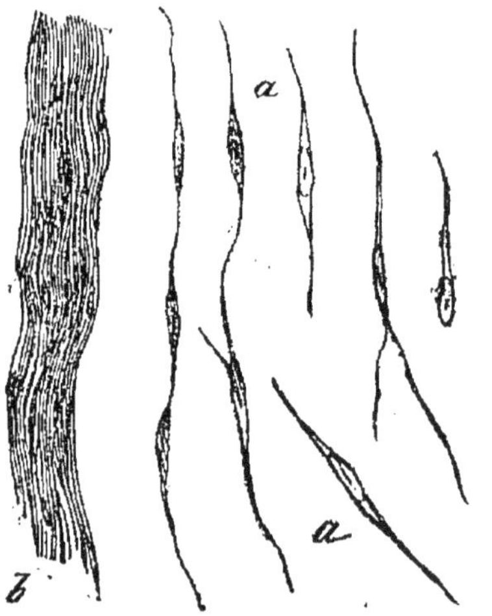

Fig. 15. — Cellules de tissu conjonctif proprement dit, grossies 350 fois. *a*. Cellules isolées. *b*. Cellules soudées formant des fibres et des faisceaux.

2° *Tissu élastique.* — Il présente exactement les mêmes dispositions que le précédent, seulement au lieu d'être formé par une matière blanche, nacrée, inextensible, il est constitué par une substance jaunâtre douée d'une grande élasticité.

3° *Tissu cartilagineux.* — Il est formé, non par des filaments, mais par des cellules ovoïdes contenant dans leur intérieur une matière dure, semi-transparente et assez élastique, bien qu'elle ne soit pas extensible.

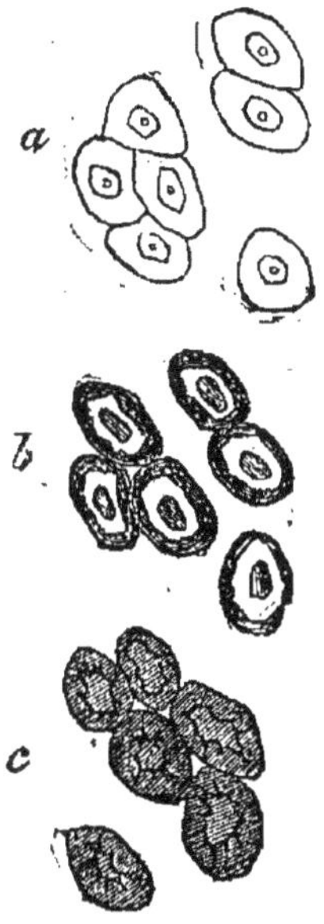

Fig. 16. — *a*. Cellules de cartilages grossies 350 fois. *b*. Ces mêmes cellules s'encroûtant de sels calcaires pour se transformer en cellules osseuses. *c*. Transformation plus avancée et apparition des cellules étoilées des os.

4° *Tissu osseux*. — Il est formé par une modification des cellules cartilagineuses qui cessent d'être ovoïdes et prennent la forme d'étoiles à 10 ou 12 branches. Ces cellules osseuses ressemblent assez à des araignées ; elles se soudent entre elles de manière à former un réseau, de plus elles s'encroûtent de sels calcaires qui leur communiquent la dureté et la solidité caractéristiques des os.

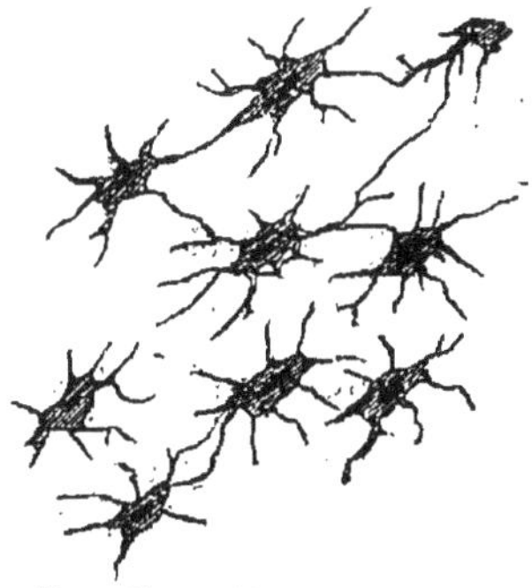

Fig. 17. Cellules osseuses grossies 350 fois.

5° *Tissu dentaire.* — C'est une modification des cellules osseuses qui restent très petites, tandis que leurs branches deviennent très nombreuses, très longues et s'encroûtent d'une substance calcaire plus dure encore que celle des os.

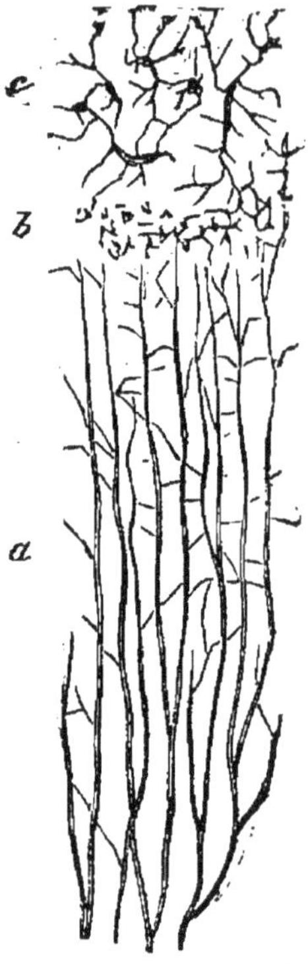

Fig. 18. — Tissu dentaire grossi 350 fois. *a*. Tubes très fins et très allongés formant le tissu de la dent. *b*. *c*. Petites cellules osseuses donnant naissance aux tubes précédents.

II. Les CAPILLAIRES présentent deux variétés, savoir :

1° Les *capillaires sanguins* qui

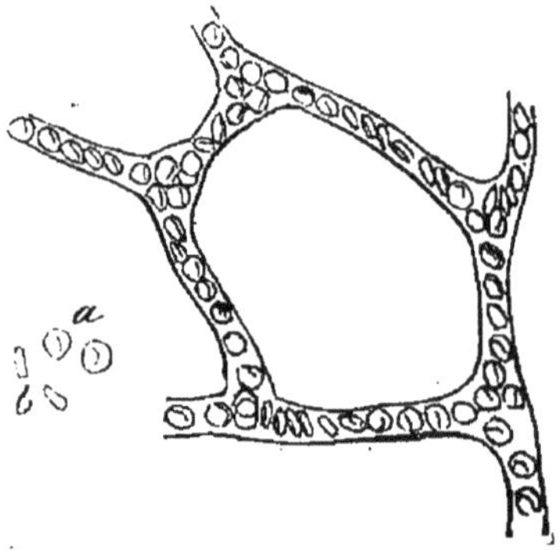

Fig. 19. — Capillaires remplis de globules sanguins. *a*. Globules sanguins en liberté vus de face. *b*. Les mêmes vus de profil ; grossissement de 350 fois.

contiennent dans leur intérieur les globules du sang, petites cellules rondes mais aplaties comme des lentilles et douées d'une belle couleur rouge.

2° *Capillaires lymphatiques.* — Ils ressemblent aux précédents, sauf qu'ils sont remplis par les globules de la lymphe. Ceux-ci, notablement plus volumineux que les glo-

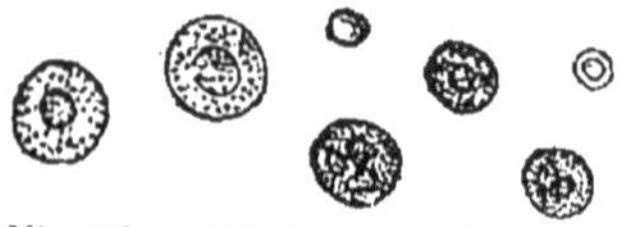

Fig. 20. — Globules blancs de la lymphe, grossis 350 fois.

bules rouges, ont une couleur blanche et une forme parfaitement sphérique. Ils contiennent dans leur intérieur un ou plusieurs noyaux, noyaux très importants, car ce sont eux, qui mis en liberté, grossissent, s'aplatissent, se colorent et deviennent les globules du sang.

III. Fibres musculaires. Elles offrent deux variétés.

1° Les *fibres striées* déjà décrites.

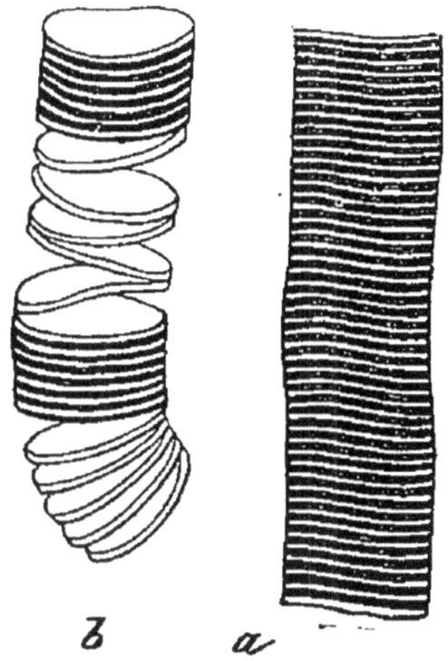

Fig. 21. — Fibre musculaire striée.

2° Les *fibres lisses* formées par une cellule unique, allongée en fuseau et dépourvue de stries transversales.

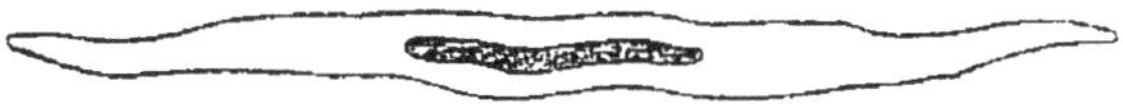

Fig. 22. — Fibre musculaire lisse grossie 350 fois.

IV. Tubes nerveux. Ils présentent de même deux variétés :

1° Les *tubes nerveux* proprement dits dont il a été question plus haut pag. 63.

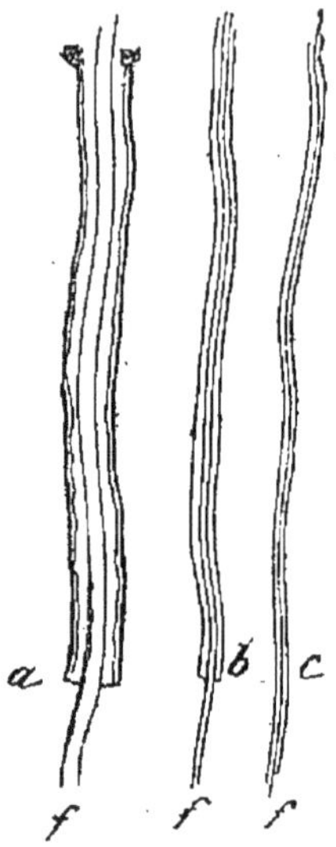

Fig. 23. — Tubes nerveux proprement dits.

2° Les *cellules nerveuses*. — Ce sont des renflements

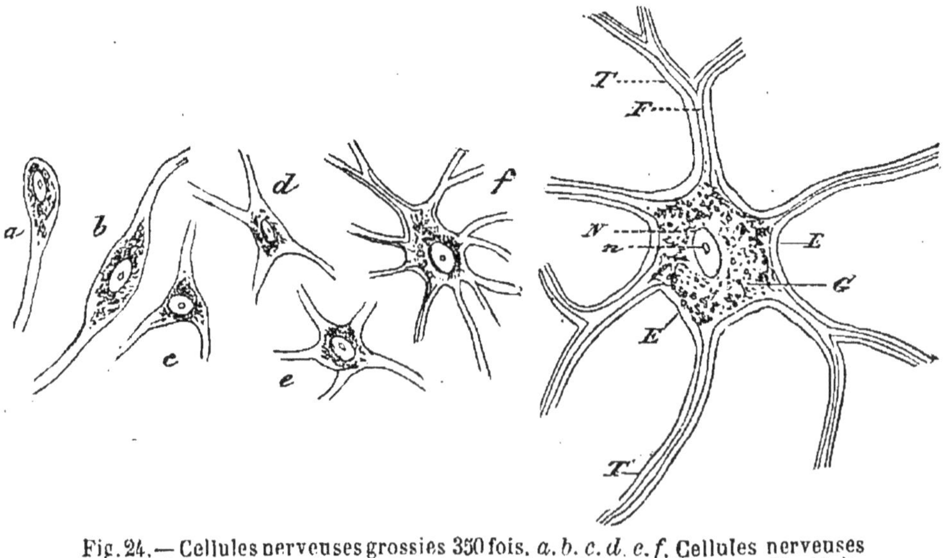

Fig. 24. — Cellules nerveuses grossies 350 fois. *a. b. c. d. e. f.* Cellules nerveuses à 1, 2, 3, 4, 5 et 8 branches. *E.* Enveloppe de la cellule. *N.* Noyau. *n.* Nucléole. *G.* Granulations moléculaires. *T.* Tubes nerveux nés de la cellule. *F.* Filament central des tubes nerveux.

placés sur le trajet ou à l'extrémité des tubes nerveux et présentent la forme d'étoiles à branches plus ou moins nombreuses.

V. Canalicules des glandes. — Ils comptent autant de variétés qu'il y a d'espèces de glandes, or celles-ci sont au nombre de 11, savoir :

1° Glandes des *larmes ;*
2° — du *lait ;*
3° — du *cérumen et du sebum ;*
4° — de la *sueur :*
5° — de la *bile* (le foie) ;
6° — de l'*urine* (les reins) ;
7° — de la *salive ;*
8° — du *suc gastrique ;*
9° — du *suc pancréatique ;*
10° — du *suc intestinal ;*
11° — du *fluide séminal* (chez l'homme seulement.

VI. Cellules des sécrétions internes. — Elles présentent quatre variétés qui sont :

1° Les *cellules adipeuses* remplies par de la graisse ;
2° Les *cellules du foie* contenant du sucre ;
3° Les *cellules des glandes lymphatiques ;*
4° Les *cellules de l'ovaire* contenant le germe de l'embryon et n'existant que chez la femme.

VII. Épithéliums. — Ils comptent six variétés, savoir :

1° *Épithélium de la peau* ou *épiderme.* — Il est formé par de grandes cellules larges, plates et assez régulièrement polygonales. Elles se superposent sur plusieurs couches dont les plus profondes sont molles, tandis que les plus superficielles sont desséchées et dures comme de la corne.

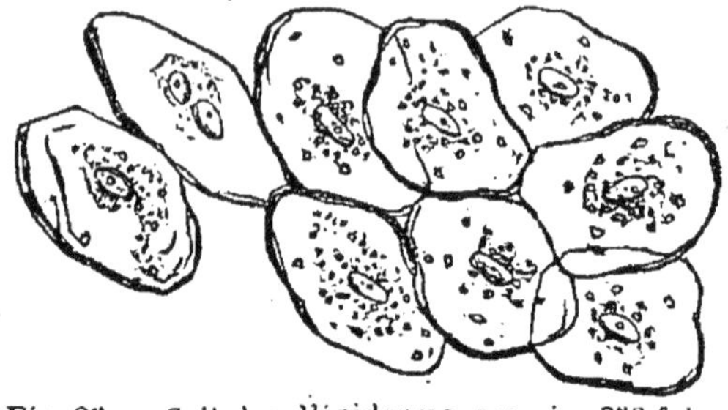
Fig. 25. — Cellules d'épiderme grossies 350 fois.

2° *Cellules des ongles.* — Aux extrémités des doigts, les cellules épidermiques deviennent extrêmement dures, très petites, et se soudent en une masse solide et compacte qui forme la substance de l'ongle.

3° *Cellules des cheveux et des poils.* — Ce sont des cellules épidermiques encore très dures et très petites et de plus colorées en noir, en rouge ou en blond. En s'agglutinant et en se superposant bout à bout, elles forment les poils et les cheveux.

4° *Épithélium pavimenteux.* — Il ressemble assez à l'épiderme, seulement les cellules qui le forment sont moins régulières et restent toujours molles et humides. On le rencontre sur la plupart des muqueuses, des séreuses et à l'intérieur des vaisseaux.

5° *Épithélium cylindrique.* — Il est composé par des cellules régulières ayant l'aspect de petits cylindres plantés de champ à côté les uns des autres et sur un seul rang d'épaisseur. Il n'existe qu'à la surface de l'estomac et de l'intestin.

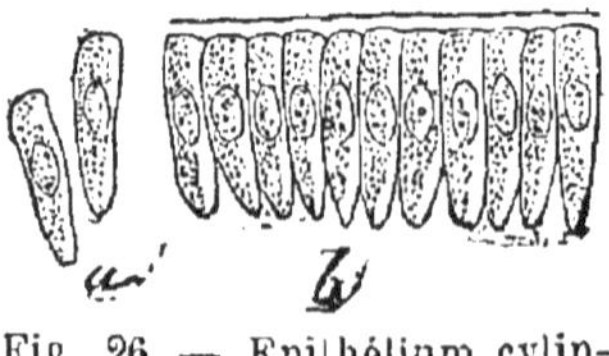

Fig. 26. — Epithélium cylindrique grossi 350 fois. *a*. Cellules isolées. *b*. Cellules rangées en couche.

6° *Épithélium vibratil.* — Il ressemble au précédent, sauf que chaque cellule est pourvue à sa surface libre de 10 à 20 filaments très ténus appelés *cils vibratils*. Cette espèce d'épithélium ne se rencontre que sur la muqueuse de l'utérus et des voies respiratoires.

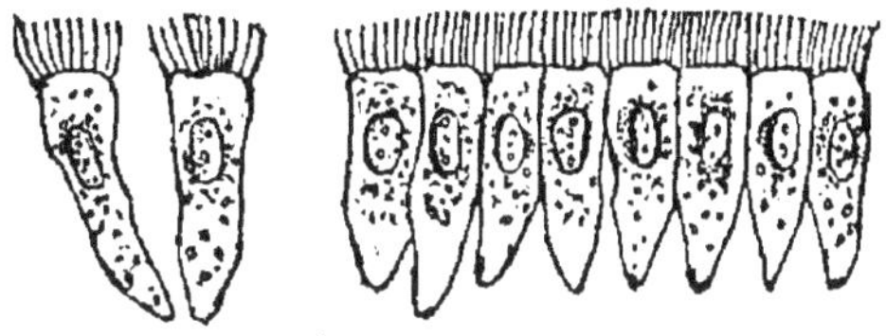

Fig. 27. Epithélium vibratil grossi 350 fois. *a*. Cellules isolées. *b*. Cellules rangées en couche.

7° *Fibres du cristallin.* — Dans l'intérieur de l'œil, certaines cellules épithéliales éprouvent une modification plus singulière encore. Elles s'allongent énormément et forment de longs tubes transparents qui se soudent latéralement et constituent la substance du cristallin.

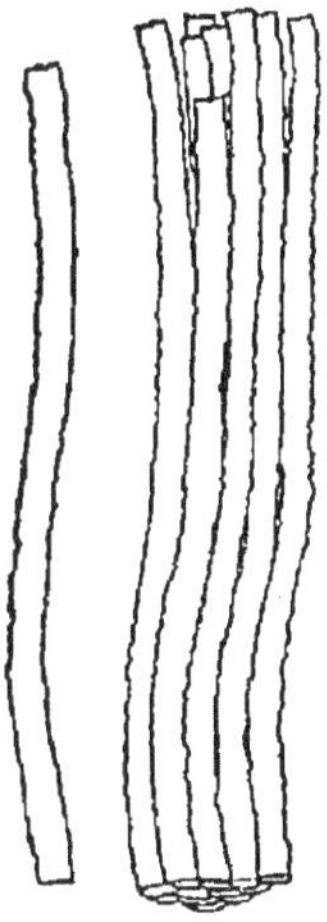

Fig. 28.—Fibres du cristallin grossies 350 f. *a*. Fibres pressées les unes contre les autres. *b*. Fibre isolée.

Telles sont les variétés présentées par les sept tissus fondamentaux de notre corps. Suivant que les cellules primitives de l'œuf occupent telle ou telle place dans l'embryon, elles recèlent dans leur sein les germes de telles ou telles cellules. Par suite de leur développement, ces germes éclosent, ils grandissent et forment dans chaque point du corps les cellules qu'il y faut. Quand les divers tronçons du fœtus se sont ainsi ébauchés sur place avec tous leurs éléments nécessaires, ils n'ont plus qu'à se souder entre eux et l'enfant se trouve constitué et tout prêt à entrer dans la vie.

§ 5

Physiologie des cellules en général

Avant d'exposer ici la physiologie des cellules, il convient de donner quelques notions élémentaires sur les courants électriques et sur les effets qu'ils produisent.

Quand deux substances se *combinent*, que, par exemple, le zinc d'une pile s'oxide au contact de l'acide sulfurique, il en résulte une modification profonde de la matière qui se traduit extérieurement par un courant électrique allant de l'acide vers le zinc.

Or ce courant électrique, suivant la nature des corps qu'il traverse, donne lieu à deux sortes de phénomènes.

Il produit des *effets mécaniques*, c'est à dire qu'il *entraîne* ou *repousse* les substances placées sur son passage.

Il produit des *effets chimiques*, c'est à dire qu'il *décompose* les corps, les sépare les uns des autres, et réalise ainsi l'inverse de la *combinaison*.

Ceci posé, les cellules vivantes sont de petites piles qui dégagent des courants électriques semblables à ceux des piles ordinaires; seulement, au lieu d'être chargées avec de l'acide et du zinc, les piles vivantes sont entretenues avec du *carbone* et de l'*oxygène*. Le carbone est fourni par les aliments, l'oxygène l'est par l'atmosphère, et c'est pour renouveler ces deux substances, à mesure qu'elles se combinent, qu'il nous faut manger et respirer aussi longtemps que la vie dure.

Les courants électriques des cellules sont la source unique de tous les phénomènes vitaux, et on peut les considérer comme étant la vie elle-même. Mais, de tous les effets qu'ils produisent, le plus général, celui qui existe dans tous les tissus sans exception, c'est de nourrir les cellules et de faire absorber les matières nécessaires à la croissance et aux fonctions des éléments microscopiques.

Voici comment s'opère cette nutrition.

Etant donnée une cellule, fig. 29, suffisamment pourvue d'oxygène et de carbone, *c*, celui-ci s'oxyde; il forme de l'acide carbonique et dégage un courant électrique, *C*, dirigé dans le sens indiqué par les flèches.

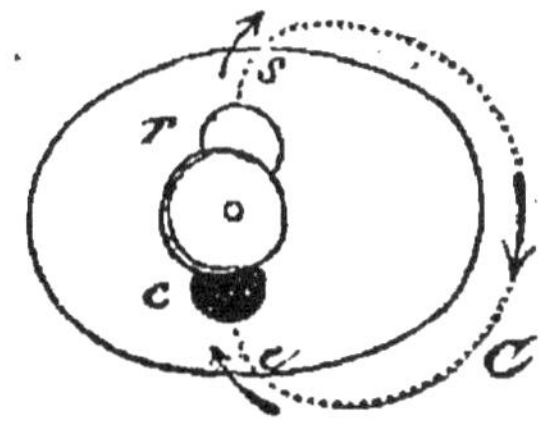

Fig. 29. — Courant électrique direct de la cellule.

Ce courant, sorti un instant de la cellule pour y rentrer aussitôt, entraîne mécaniquement avec lui une certaine quantité de liquide. Là, où il sort, *s*, il vide la cellule du liquide qu'elle contient; là, où il entre, *e*, il fait le contraire et introduit du liquide au lieu d'en emporter. Il suit de là que la cellule est le siége d'un courant liquide qui la traverse de part en part et qui renouvelle constamment les fluides nutritifs des élééléments microscopiques tant que ceux-ci restent vivants.

Mais pour qu'une cellule se nourrisse, il ne suffit pas qu'elle absorbe des matériaux réparateurs, il faut encore qu'elle *décompose* ces matériaux, qu'elle les *fixe*, qu'elle les *assimile*. Ce nouveau résultat est obtenu par l'*effet chimique* du courant qui décompose le contenu de la cellule et donne naissance à de nouveaux produits variables pour chaque tissu, et désignés par la lettre *r*.

Cependant, les matières carbonnées de la cellule, s'oxydant toujours au contact de l'oxygène, finissent par s'user, et elles ont besoin d'être renouvelées de temps en temps, sous peine d'arrêter la nutrition. Ce renouvellement, c'est encore le courant électrique de la cellule qui l'opère. Pour cela il présente une modification remarquable ; il change de direction, il se *renverse*, fig. 30. Sous l'influence de ce renversement, les affinités chimiques des matières carbonées, *c*, éprouvent une brusque interversion; au lieu de continuer à s'oxyder, elles se désoxydent; au lieu de se détruire, elles se reconstituent, et bientôt la cellule, abondamment pourvue de matériaux combustibles, est prête à recommencer l'œuvre de la nutrition.

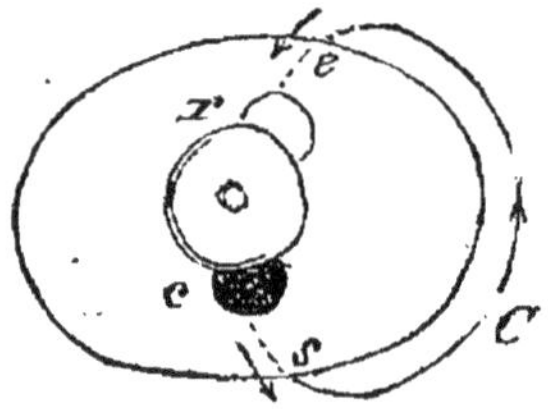

Fig. 30. — Courant électrique renversé de la cellule.

En résumé, la nutrition se compose de deux périodes successives, correspondant à des courants électriques dirigés en sens opposé. Dans la première période dite de *courant direct*, la cellule brûle son carbone et fixe des matières qu'elle assimile. Dans la seconde période dite de *courant renversé*, la cellule détruit les substances assimilées et fixe du carbone. Ces deux actes opposés de la nutrition existent chez tous les êtres vivants sans exception, mais, chose remarquable, leur importance relative n'est pas la même chez les végétaux et les animaux. Ceux-ci brûlent plus de carbone qu'ils n'en fixent, et, considérés dans leur ensemble, ils représentent des appareils d'oxydation et de combustion. Les végétaux, au contraire, fixent plus de carbone qu'ils n'en brûlent, ce sont des appareils de réduction et de désoxydation qui se nourrissent avec les deux résidus de la vie animale, l'acide carbonique et l'ammoniaque, et rendent à ces substances les propriétés alimentaires qu'elles avaient perdues en servant à la nutrition des animaux.

§ 6

Physiologie des cellules en particulier

Disons maintenant quelques mots des courants électriques de nos diverses cellules et des effets qu'ils produisent.

1° Dans le tissu conjonctif et ses variétés, les fibres élastiques, les cartilages, les os, les dents, la vie est très peu active et se borne à des phénomènes nutritifs d'une grande lenteur. Ces tissus fixent dans leur intérieur les diverses matières qui leur donnent une consistance spéciale, puis une fois formés, ils persistent indéfiniment dans le même état, tant qu'ils ne sont pas atteints par l'âge ou la maladie.

2° Dans les globules du sang la vie est encore réduite à des phénomènes de nutrition, mais celle-ci est très active et présente, au plus haut degré, les deux périodes de courant direct et renversé. Dans la première, les globules sanguins brûlent leur carbone, ils forment de l'acide carbonique et prennent une coloration d'un noir foncé. Dans la seconde période nutritive, les globules font tout l'opposé ; ils fixent du carbone, ils cessent de produire de l'acide carbonique et conservent la belle couleur rouge qu'ils doivent à la présence de l'oxygène.

3° Dans la fibre musculaire, la nutrition est plus active encore et c'est elle qui produit la contraction et le relâchement des muscles.

Pendant le courant direct, chaque rondelle, se combinant avec l'oxygène, dégage de l'acide carbonique et produit un petit courant électrique circulant dans le sens indiqué par les flèches, *a*, f. 31. Ces courants introduisent une nouvelle quantité de liquide dans l'intérieur du tube musculaire et par conséquent distendent celui-ci, le gonflent et augmentent son volume, *b*, fig. 31. Mais les tubes mus-

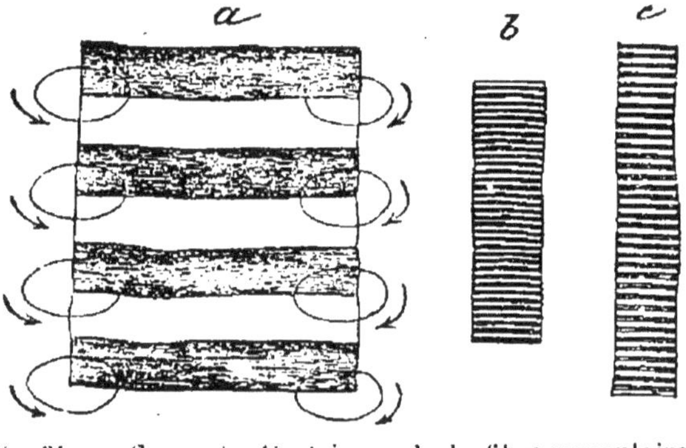

Fig. 31. — Courants électriques de la fibre musculaire. *a*. Fibre musculaire très grossie avec les petits courants électriques partant de chacune de ses rondelles. *b*. Fibre musculaire gonflée et raccourcie par l'introduction du liquide extérieur. *c*. Fibre musculaire dégonflée et allongée par la sortie de ce même liquide.

culaires sont élastiques : dès qu'on les distend, leur élasticité se trouve mise en jeu, leurs deux extrémités se rapprochent l'une de l'autre, exactement comme si la fibre s'était raccourcie, et l'on observe le phénomène si curieux et si important de la contraction musculaire.

Rendons plus claire l'explication précédente à l'aide d'une comparaison. Soit une bandelette de caoutchouc attachée à ses deux extrémités, 1, fig. 32. Si avec un crochet, je soulève et j'allonge cette bandelette, celle-ci, grâce à son élasticité, tire sur ses deux bouts et tend à les rapprocher l'un de l'autre, 2 fig. 32. Si ces deux bouts ne sont pas solidement fixés, si l'un des deux est mobile, 3 fig. 32, il sera attiré vers l'autre tout comme si le caoutchouc s'était raccourci, bien qu'en réalité il se soit allongé. La même chose exactement se passe dans la fibre musculaire. Celle-ci, gonflée par le liquide qu'y introduit le courant direct, se tend sur toute sa longueur, et en se tendant, elle rapproche ses deux extrémités, elle se contracte et semble s'être raccourcie quoiqu'elle soit réellement devenue plus longue.

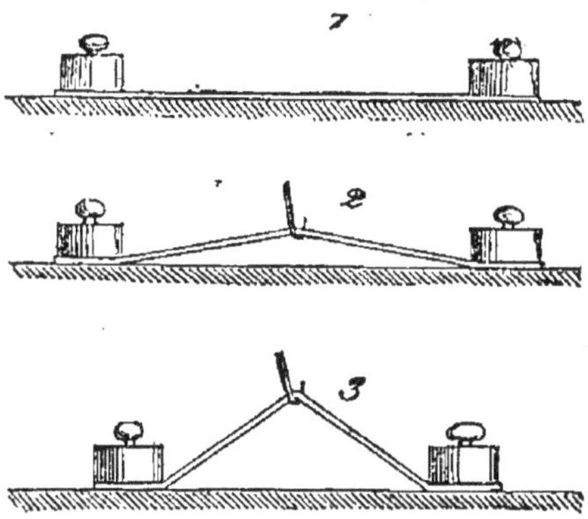

Fig. 32.

Du reste, on rendra la comparaison encore plus satisfaisante en se procurant un tube de caoutchouc dont les parois soient très minces et très élastiques.

En injectant du liquide dans un semblable tube, on le verra se raccourcir d'autant plus qu'il sera plus rempli et de la même manière que le font les fibres musculaires.

Pendant la période du *courant renversé*, les fibres musculaires présentent les phénomènes opposés aux précédents. Elles réduisent du carbone, elles se vident de l'excès de liquide qu'elles contiennent, elles se relâchent et éloignent l'une de l'autre leurs deux extrémités, *c*, fig. 31, paraissant ainsi s'être allongées, quoiqu'elles se soient vraiment raccourcies.

4° Dans les cellules nerveuses, la nutrition est encore très active et donne naissance à des phénomènes d'une grande importance.

Pendant le *courant direct*, les cellules nerveuses brûlent leur carbone, elles produisent de l'acide carbonique et dégagent un courant électrique qui circule dans l'intérieur même du tube tout le long de son filament central. Ce courant arrive ainsi jusqu'à l'extrémité du nerf, et là il y produit, suivant les cas, une contraction musculaire ou une sensation. Les tubes nerveux jouent donc dans la machine humaine exactement le rôle des fils métalliques du *télégraphe*. Ils transmettent au loin l'électricité des cellules, et cette électricité, circulant avec une vitesse de 32 mètres à la

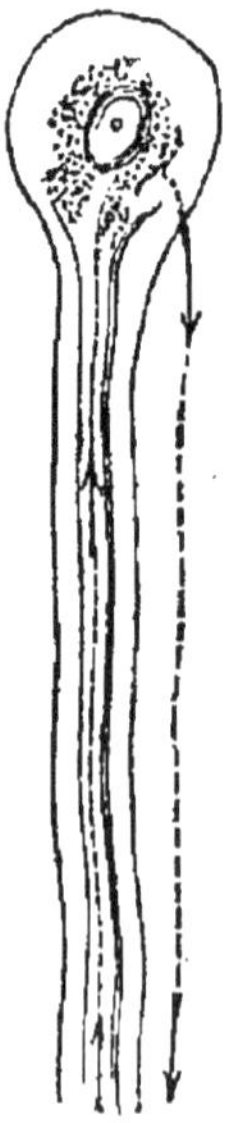

Fig. 33. — Courant électrique de la cellule nerveuse circulant dans l'intérieur du filament nerveux.

seconde (1), va exciter la contraction des muscles et la sensibilité de la moelle épinière et du cerveau.

Pendant leur autre période de nutrition, les cellules nerveuses présentent des phénomènes opposés aux précédents. Elles fixent du carbone et lancent dans les tubes nerveux des courants électriques renversés qui mettent les muscles dans le relâchement et émoussent la sensibilité des centres nerveux.

5° Dans les cellules des glandes, des sécrétions internes et des épithéliums, il existe de même des courants électriques présidant à la nutrition de ces divers tissus et élaborant les matières spéciales à chacun d'entre eux. Mais la physiologie de ces éléments est trop compliquée, pour qu'on puisse l'exposer ici, même en abrégé. Qu'il suffise de savoir que toutes les cellules en question présentent également les deux périodes de *courant direct* et de *courant renversé;* pendant la première, elles brûlent leur carbone et fonctionnent activement; dans la seconde au contraire elles réduisent du carbone et se reposent en préparant les éléments de leur future activité.

Disons cependant quelques mots sur les cellules des sucs digestifs. Celles-ci contiennent dans leur intérieur non des principes chimiques ordinaires, mais des *ferments*. Or, les ferments ne sont pas autre chose que des *granulations moléculaires*, c'est

(1) L'électricité circule infiniment moins vite dans l'intérieur des nerfs que dans les fils télégraphiques. Cela vient de ce que les tubes nerveux sont de très mauvais conducteurs, étant formés par une colonne liquide d'un diamètre microscopique.

à dire des cellules jouissant de propriétés vitales et notamment dégageant des courants électriques qui agissent sur les substances alimentaires et les dissolvent en les décomposant. La digestion n'est donc pas un phénomène de simple chimie, mais c'est une opération vitale opérée par les courants électriques de cellules moléculaires, et c'est pour cela qu'elle réalise, comme en se jouant, des dissolutions et des décompositions que les réactifs chimiques les plus énergiques sont impuissants à obtenir.

Les cellules de la glande spermatique sont encore plus remarquables. Elle contiennent dans leur intérieur non plus de simples granulations moléculaires, mais de véritables êtres animés, les animalcules spermatiques *a*, fig. 34,

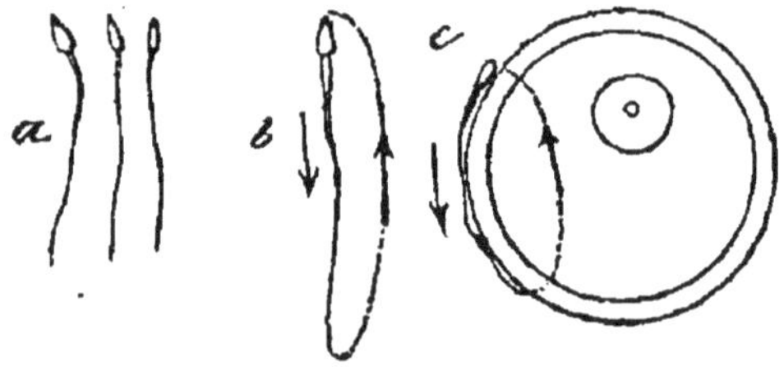

Fig. 34. — Courant électrique des animalcules spermatiques.

sortes de petites anguilles à grosse tête, formant le principe actif de la semence et jouissant de mouvements rapides et spontanés. Ces mouvements sont dus à un courant électrique qui s'écoule par la queue de l'animalcule et fait progresser celui-ci la tête en avant, *b*. fig. 34. Introduits dans les organes de la femme, les animalcules les parcourent en serpentant, et quand ils ont la chance de rencontrer un ovule, ils s'appliquent aussitôt à sa surface et lui adhèrent intimement, *c*. fig. 34. Alors le courant électrique qui les faisait progresser reçoit une autre destination. Il traverse de part en part l'ovule, il le modifie, il le décompose, il y crée de nouvelles matières qui n'existaient pas auparavant, et c'est grâce à ces nouvelles matières que l'œuf est fécondé, qu'il se développe et donne naissance aux cellules primitives d'où sortiront plus tard tous les tissus de l'embryon.

La fécondation, malgré tout le mystère dont elle est entourée, n'est donc en définitive qu'un phénomène chimique très naturel. C'est la décomposition d'une substance par un courant électrique qui la traverse, et si le père transmet si fidèlement sa ressemblance à son enfant, c'est que chaque homme a des animalcules qui lui sont particuliers et présentent un ensemble de propriétés électriques n'existant chez aucun autre individu.

En résumé, et ce sera la conclusion de ce paragraphe, la nutrition et les fonctions de toutes les cellules sont toujours divisées en deux périodes, l'une de *courant direct*, l'autre de *courant renversé*. L'existence de ces deux périodes tient à l'essence même des courants électriques, source de tous les phénomènes vitaux, et les physiciens l'expliquent aisément par ce qu'ils appellent la *polarisation secondaire*.

Ce renversement périodique du courant des cellules a pour conséquence nécessaire de rendre intermittentes toutes les fonctions vitales des animaux. Aucune n'échappe à cette loi, et si la conscience elle-même subit les alternatives de la veille et du sommeil, cela vient uniquement de ce que les cellules nerveuses du cerveau présentent soir et matin un renversement de leur courant électrique.

§ 7

Tempéraments

Le corps humain est formé a-t-on vu, par sept tissus fondamentaux, *voy. pag.* 60, mais ceux-ci n'ont pas tous le même degré d'importance. Deux d'entre eux, les tubes nerveux et les fibres musculaires sont tout à fait prépondérants dans le jeu de notre machine et, suivant qu'ils remplissent bien ou mal leurs fonctions, il en résulte un état particulier du corps, auquel on a donné le nom de *tempérament*. Ces tempéraments que l'observation avait déjà révélés à Galien, *voy. pag.* 17, sont au nombre de quatre : le *sanguin*, le *lymphatique*, le *bilieux* et le *nerveux*.

1° *Tempérament sanguin.* — Il est caractérisé par une grande vitalité de la fibre musculaire, qui se contracte avec autant de facilité que d'énergie et jouit de la plénitude de ses fonctions. Chez les individus doués de ce tempérament, le cœur bien nourri et bien développé, imprime une grande activité à tous les phénomènes de la circulation ; les vaisseaux sont tendus, larges et pleins de sang ; la peau chaude et colorée résiste bien à l'action du froid, mais transpire abondamment à la moindre chaleur ; les sécrétions du tube digestif, riches et copieuses, procurent des digestions promptes et faciles ; le corps est gras et bien en chair , ses mouvements rapides et aisés, il se fatigue avec peine, et quelques heures de repos suffisent pour lui rendre ses forces perdues. Enfin, les fonctions du système nerveux, sans avoir une énergie très remarquable, s'accomplissent du moins avec une parfaite régularité. Aussi les individus sanguins sont-ils ordinairement actifs, gais, sociables d'humeur égale et enjouée, et on lit, pour ainsi dire, dans leurs yeux vifs et brillants tout le bonheur qu'ils ont à se laisser vivre, oublieux du poids des ans et des peines de la vie.

2° *Tempérament lymphatique.* — C'est le contraire du précédent. Il est caractérisé par une faiblesse générale des fibres musculaires qui se contractent lentement et mollement. Chez ces individus, le cœur est sans force, la circulation sans activité, les vaisseaux petits, mous, à moitié vides; la peau blanche, rosée, transparente, infiltrée de sérosité; elle manque de chaleur, et sous l'influence du froid elle devient immédiatement bleuâtre ; les fluides digestifs sont abondants mais en eau seulement, les principes actifs y font défaut, ce qui rend les digestions lentes et prédispose à la diarrhée. Les mouvements sont lourds, faibles, paresseux; la fatigue arrive vite et il faut un long repos pour la dissiper. Enfin le système nerveux partage en général la torpeur de la circulation et des mouvements; il est inerte, engourdi, ce qui nuit au développement de l'intelligence et enlève toute énergie à la volonté.

3° *Tempérament bilieux.* — Il est caractérisé par

l'activité des cellules nerveuses qui accomplissent toutes leurs fonctions avec une remarquable énergie. Les individus possesseurs de ce tempérament sont ordinairement maigres, secs, d'un teint jaunâtre et de mauvaise mine. Cependant, malgré leur apparente faiblesse, ils ont une constitution des plus robustes : leurs fluides digestifs, peu abondants mais très concentrés, digèrent et font assimiler jusqu'aux moindres parcelles d'aliments, aussi ces sujets vivent-ils de rien et sont-ils enclins à la constipation. Les membres minces, fluets, tout tendons et tout nerfs, se contractent avec une énergie supérieure à celles des sujets sanguins et paraissent ne pas connaître la fatigue, tant le repos leur est peu nécessaire. Mais c'est surtout par leur système nerveux que les sujets bilieux sont remarquables. Soutenus par leurs nerfs, ils semblent de fer. Mangeant peu, dormant peu, insensibles au froid, supportant les plus grandes chaleurs sans même transpirer, ils se livrent aux travaux de l'esprit et du corps avec une opiniâtreté que rien ne rebute. C'est parmi les personnes de ce tempérament que se rencontrent les plus belles intelligences et les caractères les mieux trempés. Cependant, malgré l'incontestable supériorité de leur organisation, ils ne sont généralement pas heureux. Dévorés d'un besoin continuel d'activité, mécontents du présent, inquiets de l'avenir, ils tournent leurs brillantes facultés contre les autres et contre eux-mêmes, et empoisonnent ainsi leur existence et celle de leur entourage. Bien différents des sujets sanguins, si gais, si sociables, si optimistes, les bilieux sont tristes, moroses, excentriques, atrabilaires et trop souvent leur originalité et leur hypocondrie devient avec l'âge une véritable folie.

4° *Tempérament nerveux.* — C'est le contraire du précédent. Il est caractérisé par une faiblesse des cellules nerveuses que se nourrissent mal, se fatiguent vite, et ne s'acquittent pas convenablement de leurs fonctions. Les sujets de ce tempérament sont essentiellement mobiles et impressionnables. Pour un rien leur cœur bat, leur visage pâlit ou rougit, leur peau transpire, leurs membres tressaillent ou même sont agités de spasmes, de crampes, de convulsions. Leur appétit est capricieux ainsi que leurs digestions, mais tout compte fait il mangent peu et digèrent mal. Les individus nerveux sont ordinairement maigres, petits, chétifs ; leurs mouvements sont, il est vrai, très rapides, mais aussi très faibles, le moindre effort les abat et ils ont besoin d'un sommeil profond et prolongé pour réparer leurs forces. Cependant, sous l'influence d'émotions même très légères, ils sont susceptibles de déployer une énergie extraordinaire, mais cette excitation factice dure peu et est bientôt suivie d'une prostration allant jusqu'à l'anéantissement. L'intelligence des sujets nerveux traduit fidèlement l'état de leur innervation. Elle est ouverte, vive et prompte, mais se fatigue aisément et n'est point capable d'un travail soutenu. Le caractère présente les mêmes défauts. Il est changeant, fantasque, sans logique ni fermeté. Aussi la vie des individus nerveux se passe-t-elle à être alternativement extrêmement heureux ou extrêmement malheureux, ce qui les éloigne également de la constante gaîté du sanguin, de la mauvaise humeur continuelle du bilieux et de l'indifférence inerte du lymphatique.

Les quatre tempéraments qu'on vient d'indiquer prédisposent chacun à un certain nombre de maladies qui ne sont, pour ainsi dire, qu'une exagération de l'état naturel devenant incompatible avec le maintien de la santé.

Ainsi l'activité et l'énergie de la circulation chez les sujets sanguins favorisent la production des inflammations, des hémorrhagies, des anévrismes, des varices, des affections du cœur, et donnent à ces diverses maladies une activité et une intensité qu'elles ne présentent pas chez les personnes d'un autre tempérament.

Par contre, la lenteur de la circulation et la vitalité médiocre des tissus chez les lymphatiques les prédisposent à la gourme, aux maux d'yeux, à la scrofule, à la carie, aux tumeurs blanches, à la diarrhée, à l'anémie et à la phthisie pulmonaire.

Les sujets bilieux jouissent ordinairement d'une excellente santé; cependant ils sont sujets aux névralgies violentes et rebelles, aux paralysies, à la folie et aux cancers; de plus ils sont souvent hypocondriaques et se donnent des maladies imaginaires ou du moins exagèrent singulièrement celles qu'ils ont.

Enfin les personnes d'un tempérament nerveux sont prédisposées aux maux de tête et d'estomac, à l'anémie et surtout à l'hystérie et aux attaques de nerfs.

§ 8

Maladies des cellules en général

Les maladies sont un affaiblissement ou une perte des propriétés vitales des cellules. — La fibre musculaire, par exemple, a la propriété de se contracter. Quand cette propriété se trouve affaiblie ou détruite et que la contraction ne se fait plus avec son énergie ordinaire, la fibre musculaire se trouve malade et est dite *paralysée.*

Mais la cellule musculaire a une autre propriété vitale opposée à la précédente ; elle se repose pour reprendre ses forces perdues, elle se relâche. Lorsque cette nouvelle propriété vitale vient à être atteinte, la fibre musculaire cesse de se reposer, autrement dit, elle se contracte plus fort, plus souvent et plus longtemps qu'en bonne santé. Dans ce cas elle est encore malade, mais tout autrement que plus haut. Elle est affectée de *spasme*, de *contracture*, de *convulsion* et l'on dit qu'elle est *excitée.*

Ce qu'on vient de montrer pour la fibre musculaire est également vrai pour toutes les autres cellules du corps. Toutes ont deux sortes de maladies, la PARALYSIE et l'EXCITATION, maladies de nature bien différente et produites par la diminution ou la disparition de propriétés vitales entièrement opposées.

Mais on a vu plus haut, § 5 et 6, que les propriétés vitales des cellules sont dues à l'existence de courants électriques directs ou renversés. Les maladies sont donc en dernière analyse UN AFFAIBLISSEMENT PLUS OU MOINS PRONONCÉ DES COURANTS ÉLECTRIQUES DES CELLULES, et, suivant que cet affaiblissement porte sur le courant *direct* ou sur le courant *renversé*, la maladie se présente avec un caractère absolument différent.

Quand c'est le courant direct qui est affaibli ou supprimé, la cellule est PARALYSÉE. Elle cesse alors immédiatement d'absorber des matières nutritives, de les élaborer, de les assimiler, elle ne fonctionne plus, ne croît plus, ne procrée plus de nouvelles cellules, puis bientôt elle est atteinte dans sa propre individualité ; elle perd sa consistance normale, elle diminue de volume, elle devient plus molle et plus petite ; enfin, si cet état se prolonge, elle *s'atrophie*, c'est à dire qu'elle se réduit à un minime corpuscule, à un filament ténu qui eux-mêmes ne tardent pas à disparaître.

Quand l'affaiblissement porte au contraire sur le courant renversé de la cellule, celle-ci se trouve EXCITÉE. Cessant alors de brûler les matériaux qu'elle a assimilés, elle les conserve intacts dans son sein et s'en sert, soit pour engendrer de nouvelles cellules, soit pour augmenter elle-même de consistance et de volume, en même temps qu'elle remplit ses fonctions avec plus d'activité et semble posséder ainsi une exubérance de vie. Bientôt, sous l'influence du trouble apporté à leur nutrition, les tissus excités deviennent plus durs, plus lourds, plus volumineux, ils s'*hypertrophient* et forment des empâtements, des tuméfactions ou même de véritables tumeurs.

Enfin, dans certains cas, malheureusement trop nombreux, les cellules présentent un affaiblissement simultané de leurs deux courants, le *direct* et le *renversé*, ce qui amène la disparition de toutes les propriétés vitales à la fois et produit les accidents réunis de la paralysie et de l'excitation.

Cet état des cellules a reçu le nom de NÉCROBIOSE, de deux mots grecs qui signifient *vivre en mourant*, expression extrêmement juste, car les tissus nécrobiosés sont profondément atteints dans leur vitalité et les phénomènes d'existence qu'ils présentent encore, sont plutôt une mort lente qu'une véritable vie.

Les effets de la *nécrobiose* sont un mélange de phénomènes d'excitation et de paralysie. D'abord les cellules malades commencent par grossir, se multiplier outre mesure et s'hypertrophier, mais cette hypertrophie est malsaine. Les tissus nouvellement formés ne ressemblent pas aux tissus d'où ils proviennent; ils sont altérés dans leur forme, leur consistance et leur coloration, souvent même cette altération est portée si loin qu'ils diffèrent notablement des cellules qui les ont engendrés et paraissent être des éléments entièrement nouveaux. Bientôt cependant, aux phénomènes d'excitation succèdent ceux de la paralysie. Les cellules nécrobiosées perdent ce qui leur reste de propriétés vitales; elles s'indurent, se raccourcissent, se pétrifient, ou bien au contraire, se ramollissent, se liquéfient et se transforment en une bouillie plus ou moins claire où n'existe plus aucune trace d'organisation. Mais, dans tous les cas, que la nécrobiose se termine par le *ramollissement* ou par l'*induration*, les tissus qu'elle a envahis perdent toujours jusqu'à leurs dernières propriétés vitales et constituent de véritables cadavres entièrement étrangers aux parties restées vivantes au milieu desquelles ils se trouvent placés.

En résumé, les éléments microscopiques présentent trois grandes classes de maladies, la *paralysie*, l'*excitation* et la *nécrobiose*. Suivant que ces maladies intéressent telle ou telle variété de cellules, elles s'accompagnent de symptômes différents, sans pour cela changer de nature, et donnent naissance à toutes les affections du corps humain, ainsi qu'on le verra dans les trois paragraphes suivants.

§ 9

Paralysie des cellules

Lorsque les sept tissus fondamentaux et leurs nombreuses variétés viennent à être paralysés, tous présentent les divers phénomènes d'atrophie énumérés, *pag.* 91, mais de plus, chacun d'eux se trouve le siége de symptômes spéciaux dus à la nature des fonctions qu'il remplit :

1° Les tissus conjonctif, élastique, cartilagineux, osseux, dentaire perdent leur ténacité, leur élasticité, leur consistance ; ils deviennent incapables de résister aux actions mécaniques, se déchirent, se distendent ou se cassent au moindre effort, comme cela arrive, par exemple, dans les hernies, les anévrismes, les fractures des vieillards, etc.;

2° Les tubes capillaires perdent leur solidité et leur force de résistance, ils se rompent sous l'influence de faibles pressions ou par l'effort seul du sang, ils laissent échapper leur contenu et donnent ainsi naissance à des ecchymoses, des épanchements sanguins, des foyers apoplectiques, des hémorragies à l'intérieur ou à l'extérieur.

Le sang de son côté présente aussi une grave altération. Par suite de leur paralysie, les globules blancs de la lymphe cessent de se développer ; ils ne donnent plus naissance comme de coutume à des globules rouges, ceux-ci diminuent de nombre et il en résulte un appauvrissement du sang et partant un ralentissement de toutes les fonctions.

3° La fibre musculaire maigrit et diminue de volume, elle se contracte avec moins d'énergie, se fatigue aisément et a besoin d'un long repos pour reprendre ses forces ; puis elle se paralyse tout à fait, devient incapable de produire aucun monvement et finit à la longue par s'atrophier en se transformant en un véritable tissu conjonctif semblable à celui qui forme les tendons.

4° La cellule nerveuse perd sa double propriété de sentir les impressions et d'exciter la contraction musculaire, et donne ainsi naissance à des paralysies du sentiment et du mouvement, telles que l'émoussement de la sensibilité, la cécité, la surdité, l'assoupissement, la perte de la mémoire, l'hébétude, l'engourdissement, la lourdeur et le tremblement des membres, l'adynamie, et enfin l'immobilité complète des parties paralysées.

5° Les cellules des canalicules glandulaires et des sécrétions internes cessent d'élaborer les principes chimiques qui leur sont spéciaux, ce qui tarit les humeurs des glandes malades ou leur enlève leurs vertus. La peau, la bouche, les yeux sont secs faute de transpiration, de salive et de larmes ; la digestion se fait mal, il y a dyspepsie, lienterie, constipation par par suite de manque de suc gastrique, de bile, de suc pancréatique et intestinal; la vessie est vide d'urine ou celle-ci, assez abondante, est claire, aqueuse, semblable à de l'eau de roche et ne contient aucun de ses principes constitutifs ; le corps tout entier maigrit par la résorption de la graisse contenue dans les cellules adipeuses, le lait se tarit, enfin on devient impuissant et stérile par suite de l'altération des ovules et des animalcules spermatiques qui sont paralysés ou même font complétement défaut.

6° Enfin les cellules épithéliales cessent de croître et de se multiplier; elles ne protégent plus la peau, les muqueuses et les séreuses, ce qui trouble profondément les fonctions de ces membranes, et produit des crevasses, des gerçures, des ulcérations, de la sécheresse dans les jointures, etc.

§ 10

Excitation des cellules

Les accidents causés par l'excitation des cellules sont beaucoup plus saillants que ceux produits par leur paralysie. De tous temps ils ont attiré l'attention des malades et des médecins et ce sont eux qui constituent toutes les maladies désignées sous le nom général d'*inflammations*.

A l'extérieur, l'inflammation est caractérisée par la rougeur, la chaleur, la sensibilité et la tuméfaction des parties malades. A l'intérieur, dans l'intimité du tissu enflammé, toutes les cellules sont excitées et remplissent leurs fonctions avec plus d'activité que de coutume.

1° Les tissus conjonctif, élastique, cartilagineux, osseux, dentaire, augmentent de volume et de consistance et donnent naissance à de nouvelles cellules formant ainsi des empâtements, des engorgements et des tumeurs.

2° Les tubes capillaires sont allongés, flexueux, élargis et il s'en forme de nouveaux. Ils sont gorgés de sang, ce qui les rend plus visibles que de coutume, et produit la rougeur inflammatoire. Le sang est également hypertrophié; il contient une plus forte proportion de fibrine et de globules blancs, et ceux-ci renferment eux-mêmes dans leur intérieur des noyaux plus nombreux et d'un volume plus considérable.

Cette altération du sang a des conséquences très

importantes et sert souvent à elle seule à caractériser l'inflammation. En effet, la fibrine accumulée dans les capillaires s'en échappe, elle transsude dans les tissus où elle se coagule en formant des *épanchements fibrineux* et des *fausses membranes* (1). D'un autre côté, les matériaux liquides avec lesquels se forment les globules blancs sortent de même des vaisseaux ; ils s'infiltrent dans la trame des organes et là, ils s'organisent définitivement en globules blancs exactement semblables à ceux de la lymphe et qui forment le pus des abcès et des épanchements purulents (2).

3° Les fibres musculaires se contractent avec plus de force et de facilité que de coutume; on se sent plus allègre, plus dispos, plus léger, on se trouve infatigable et l'on s'applaudit de sa bonne santé; enfin, si l'excitation des muscles est plus prononcée, ceux-ci deviennent le siége de spasmes, de tiraillements, de convulsions fibrillaires, de crampes, de contractures, de rétractions, etc.

4° Les cellules nerveuses donnent naissance à des mouvements et à des sensations exagérées. Ce sont des spasmes, des crampes, des tics, des convulsions, des contractures, non plus musculaires comme les précédents, mais de nature nerveuse. Ce sont encore de l'ataxie, de l'agitation, du tétanos, des douleurs de toute espèce, depuis les plus supportables jusqu'aux

(1) Voir mes *Leçons de médecine physiologique*, pag. 92 et suivantes.

(2) Voir le même ouvrage, pag. 118 et suivantes.

plus violentes, des bluettes dans les yeux, des bourdonnements dans les oreilles, des saveurs et des odeurs imaginaires, de la loquacité, du délire, des actes insensés, etc.

5° Les cellules des glandes et des sécrétions internes se multiplient outre mesure et sécrètent leurs produits avec excès. Il en résulte soit des tumeurs, comme les loupes, les lipômes, les glandes engorgées, les kystes de l'ovaire, soit des sueurs abondantes, des urines troubles, sédimenteuses, chargées d'acide urique, de matières colorantes, de sucre d'albumine, des écoulements de larmes ou de chassie, des vomissements de bile, de la diarrhée bilieuse ou séreuse, des pertes séminales, etc.

6° Enfin les cellules épithéliales se multiplient de même avec exagération et constituent par leur accumulation des couches plus épaisses qu'à l'état normal. A la peau, elle forment les verrues, les cors, les durillons, les écailles des éruptions et des dartres farineuses ; sur les muqueuses elles produisent les enduits de la langue, les glaires de l'estomac et de l'intestin, les mucosités des fosses nasales et de la vessie, les crachats des bronches, les écoulements des organes génitaux, etc.

Quand l'inflammation est peu prononcée, ou qu'elle est limitée à un petit nombre de cellules, elle reste localisée et ne trouble pas beaucoup la santé générale.

Quand, au contraire, l'inflammation est très intense, qu'elle envahit les tissus dans une grande étendue, elle ne se borne plus à des accidents locaux, mais elle produit les symptômes généraux dont l'ensemble constitue la *Fièvre*. (*Voy. ce mot*, *à la 2e partie.*)

Enfin, quand l'inflammation est très violente, que la tuméfaction portée au dernier degré comprime ou déchire les tissus, paralyse les nerfs, oblitère les vaisseaux, etc., les cellules ne peuvent pas résister à une aussi rude épreuve. Altérées dans leur forme et leur consistance, écrasées, divisées, privées de sang et d'influx nerveux, elles cessent de vivre, elles se *gangrènent* ou se *nécrosent*. Souvent cette gangrène se produit par larges lambeaux secs ou humides, d'une odeur infecte et d'une couleur noire ou grisâtre. D'autres fois, la gangrène est moléculaire; les cellules se détruisent en quelque sorte une à une, elles forment un détritus ichoreux, une sanie putride et disparaissent laissant à leur place une perte de substance égale à l'étendue des tissus mortifiés.

L'inflammation se divise en trois espèces bien tranchées, suivant que sa marche est plus ou moins rapide et qu'elle se prolonge plus ou moins longtemps.

Elle est *aiguë* quand elle ne dépasse pas le terme de quinze à vingt jours. Dans ce cas, elle s'accompagne ordinairement de douleurs vives et d'une fièvre plus ou moins intense.

Elle est *chronique* quand elle dure des mois et des années. Lorsqu'il en est ainsi, elle est parfois très douloureuse, mais jamais elle ne s'accompagne d'une fièvre franche.

Enfin, l'inflammation est *latente* quand elle se produit avec une extrême lenteur et qu'elle ne donne jamais lieu à aucune fièvre ni à aucune souffrance. C'est de cette façon que naissent et se développent la plupart des tumeurs.

§ 11

Nécrobiose des cellules

La *nécrobiose* est sans contredit la maladie la plus grave que puissent avoir les cellules, et c'est elle en définitive qui fait mourir la plupart des hommes. Attaqués en même temps dans leur *courant direct* et dans leur *courant renversé*, privés à la fois de toutes leurs propriétés vitales, les éléments microscopiques meurent lentement chaque jour; ils se détruisent les uns après les autres et, si l'art n'intervient pas à temps, on est voué à une mort certaine.

Les *nécrobioses* ont reçu dans la pratique des noms divers, suivant la nature des tissus qu'elles intéressent, noms redoutés des médecins et du public parce qu'ils désignent des maladies toujours graves et le plus souvent mortelles, ce sont :

1° *Nécrobiose du tissu conjonctif et de ses variétés : Induration* des tissus élastique et conjonctif, produisant les rétrécissements de l'urètre, de l'œsophage, des orifices du cœur; *ramollissement* du tissu élastique, cause ordinaire des anévrismes; *ramollisse-*

ment des os ou carie; *cancer* du tissu conjonctif ou tumeur *fibro-plastique; cancer* du cartilage ou *enchondrôme; cancer* des os ou *ostéosarcôme*.

2° *Nécrobiose du sang*. — C'est le *tubercule*, la plus grave et la plus fréquente de toutes nos affections, celle qui, à elle seule, fait périr plus de personnes, que toutes les autres maladies réunies ensemble.

La nécrobiose du sang débute par une multiplication exagérée de globules blancs qui apparaissent dans la trame d'un organe et y forment de petits dépôts disséminés. Mais les globules blancs ainsi produits ne ressemblent pas à ceux du pus, ils sont petits, ratatinés, mal venus, signe évident de leur état nécrobiotique. En s'agglomérant en grand nombre, il constituent d'abord des masses dures, compactes, semi-transparentes, le *tubercule cru;* mais, la nécrobiose poursuivant son cours, ils se *ramollissent* bientôt, et présentent la consistance du fromage mou, puis enfin, ils se désorganisent tout à fait en formant alors une bouillie liquide assez semblable à du pus. Le plus souvent, cette matière liquéfiée est rejetée au dehors; parfois cependant elle reste dans les tissus, les parties les plus ténues sont résorbées, laissant un dépôt solide qui a l'aspect et la dureté de la craie et constitue le *tubercule crétacé*. Du reste, ces dépôts de globules blancs nécrobiosés peuvent se faire dans tous les organes indistinctement, pourtant on les rencontre de préférence dans le poumon, les glandes lymphatiques et les méninges, où ils produisent trois maladies graves : la phthisie pulmonaire, la scrofule et la méningite tuberculeuse.

Cependant, en s'infiltrant dans les organes, les tubercules compriment les cellules dont ils prennent la place et les détruisent. Quand donc ils viennent à se ramollir et à se liquéfier, ils laissent après eux un vide, une excavation, une *caverne*. Si les pertes de substance ainsi produites ne sont pas très étendues, l'organe tuberculisé continue à remplir ses fonctions d'une façon suffisante, et la santé n'éprouve pas un trop grand trouble. Mais, lorsque la tuberculisation s'est faite sur une vaste échelle, et qu'elle a envahi et détruit les organes essentiels à la vie, le poumon, par exemple, la mort est inévitable. A mesure que la nécrobiose fait des progrès, les malades s'affaiblissent et tombent en cachexie. Tous les soirs ils ont un accès de fièvre hectique qui se termine la nuit par des sueurs abondantes, ils maigrissent, ils perdent l'appétit, ils sont pris de diarrhée et ils s'éteignent bientôt dans le dernier degré de marasme, après deux ou trois années de souffrances.

D'autres fois cependant, la tuberculisation a une marche plus rapide et prend la forme aiguë. En quelques semaines, des dépôts tuberculeux innombrables se forment dans les viscères les plus importants et en détruisent le tissu. Il en résulte une affection fébrile assez facile à confondre avec la fièvre typhoïde, mais encore plus grave que cette dernière vu qu'elle ne pardonne jamais.

3° *Nécrobiose des fibres musculaires*. — C'est la *dégénérescence graisseuse* qui enlève à ces fibres la propriété de se contracter et produit ainsi deux maladies également funestes : la paralysie du cœur et l'atrophie musculaire progressive.

4° *Nécrobiose des cellules nerveuses et des tubes nerveux :* — *Induration* du cerveau, de la moelle et des nerfs causant des névralgies incurables, des paralysies, des attaques d'épilepsie ou de l'idiotie; *ramollissement* de ces mêmes organes produisant la paralysie du cerveau, de la moelle épinière et des nerfs, l'apoplexie cérébrale, la folie, la démence, etc.

5° *Nécrobiose des cellules, des glandes et des sécrétions internes :* — *Dégénérescence graisseuse* des cellules de l'urine produisant la maladie de Brigth; *dégénérescence amyloïde* du foie, de la rate, des glandes lymphatiques, etc.

7° *Nécrobiose* des *cellules épithéliales.* — Cette nécrobiose est la plus fâcheuse de toutes et constitue le cancer. Celui-ci peut se rencontrer dans toutes les parties du corps, mais il attaque de préférence l'estomac, le sein et l'utérus. A son début il consiste en une simple induration de l'organe malade qui est plus lourd, plus compact, plus résistant qu'à l'état normal. Bientôt cependant, par suite de la multiplication des cellules nécrobiosées, il se forme une tumeur dure, bosselée, inégale, envoyant des racines à l'intérieur, et souvent creusée d'enfoncements irréguliers comme si quelque chose l'attirait en dedans. Cette tumeur ne cause d'abord aucune souffrance à moins qu'on ne la presse trop fortement; mais plus tard, les nerfs se trouvant mécaniquement comprimés, il survient des douleurs extrêmement violentes qui font de la vie un supplice.

Cependant, les cellules épithéliales continuant à se nécrobioser, se ramollissent d'abord, puis se détruisent en formant un fétide détritus. Sous l'influence de cette transformation des cellules, la tumeur cancéreuse éprouve des modifications analogues; elle devient plus molle par places et bientôt elle s'ulcère et forme une plaie de mauvais aspect que rien ne peut cicatriser et qui va s'aggrandissant chaque jour. De temps en temps, quand l'ulcération rencontre sur son chemin un vaisseau, elle l'ouvre, ce qui cause des hémorrhagies parfois assez abondantes pour mettre la vie en danger. A mesure qu'il se ramollit et s'ulcère à sa surface, le cancer fait de continuels progrès à l'intérieur, il augmente de volume, il se propage par les vaisseaux lymphatiques dans les glandes voisines et même souvent il se reproduit dans d'autres parties du corps fort éloignées. Les malades sont alors irrévocablement perdus. Épuisés par des douleurs atroces qui leur enlèvent le sommeil, empoisonnés par la sanie infecte qui coule de l'ulcère et qui pénètre dans le sang, ils tombent dans une cachexie profonde, et finissent par mourir, sans avoir cessé de souffrir un seul instant et en conservant leur connaissance jusqu'à leur dernier soupir.

§ 12

Causes des maladies des cellules

Toutes les maladies des cellules, malgré leur immense variété, sont produites par une cause unique, l'affaiblissement ou la suppression des courants électriques ou cellulaires. Mais cet affaiblissement, cette suppression des courants électriques des cellules peuvent être amenés par les causes les plus diverses, quoique rentrant toutes dans l'une des six classes suivantes :

1° Les violences mécaniques ou les actions chimiques, intéressant directement les cellules qu'elles déforment, compriment, distendent, rompent, divisent, écrasent ou dissolvent. Tels sont les frottements, les compressions, les coups, les chutes, les blessures par des objets de toute nature, instruments piquants et tranchants, corps mousses d'un poids considérable ou animés d'une grande vitesse, échardes, grains de poussière, concrétions pierreuses formées dans l'intérieur du corps; tels sont encore les courants électriques intenses, la foudre notamment, et le contact d'acides corrosifs, d'alcalis caustiques et de matières irritantes minérales ou d'origine animale.

La manière d'agir de ces diverses causes est facile à expliquer. Elles altèrent la texture matérielle des cellules qui ne peuvent plus dégager leur électricité, comme elles le faisaient auparavant, d'où résulte l'affaiblissement ou la disparition complète des courants électriques circulant dans les tissus lésés.

2° Les variations de la température, le chaud, le froid, surtout lorsqu'on passe brusquement de l'un à l'autre, la lumière et la chaleur du soleil ou des foyers incandescents, des lampes et du gaz, l'humidité ou la sécheresse de l'air, le vent, la pluie, le brouillard, enfin l'électricité atmosphérique qui se dégage pendant les temps lourds et orageux.

Le plus souvent, les causes de maladie citées ci-dessus n'altèrent pas matériellement les éléments microscopiques, mais elles se bornent à modifier les réactions chimiques accomplies dans leur intérieur, ce qui affaiblit ou supprime les courants de la cellule intéressée. En effet, ces courants sont tellement délicats, mobiles et fugitifs, que le moindre changement dans la température, le degré d'humidité et l'état électrique de l'atmosphère, suffit pour arrêter leur production et faire disparaître les propriétés vitales des cellules.

3° Une alimentation trop copieuse, trop succulente, trop épicée; l'abus du vin, des liqueurs fermentées et des boissons chaudes excitantes; l'usage du tabac à fumer, à priser ou à chiquer. Ces diverses causes altèrent la santé des cellules, soit en les chargeant de matériaux nutritifs inutiles comme dans la goutte et l'embonpoint exagéré, soit en introduisant dans leur intérieur des principes chimiques excitants, tels que l'alcool, la caféine, la nicotine, véritables poisons qu'on ne peut absorber impunément qu'autant qu'on est très robuste ou qu'on les prend en très petite quantité.

4° Toutes les causes débilitantes qui appauvrissent le sang, fatiguent les muscles, épuisent le système nerveux, et nuisent ainsi directement ou indirectement à la nutrition de tous les tissus. Tels sont la misère sous toutes ses formes, une alimentation grossière, de mauvaise qualité ou en quantité insuffisante, le manque de vêtements chauds, le séjour dans les habitations humides, mal aérées, basses, étroites, obscures; l'encombrement, la respiration d'un air impur, chargé d'émanations humaines ou d'odeurs de latrines; l'oisiveté, le manque d'exercice, les fatigues de toute espèce, les travaux excessifs, les efforts violents et prolongés, les marches forcées, la lecture et la couture assidues, la privation de sommeil, l'abus des plaisirs, le libertinage, les émotions morales, les peurs, les colères, les passions tristes, les chagrins domestiques, les revers de fortune, enfin l'usage de toutes les médications débilitantes telles que saignées, sangsues, ventouses, sinapismes, vésicatoires, cautères, sétons, moxas, vomitifs, purgatifs. (*V. Introduction*, *pag.* 22.)

Toutes les causes qu'on vient d'énumérer agissent en définitive de la même façon. Toutes usent les matériaux combustibles des cellules ou s'opposent à leur régénération et arrêtent ainsi le dégagement des courants électriques indispensables à la production des phénomènes vitaux.

5° Absorption de principes chimiques nuisibles à la santé, autrement dit de poisons pris fortuitement ou au contraire administrés exprès, à titre de médicaments. Ces poisons altèrent la santé, en troublant de diverses manières les réactions chimiques accomplies dans les cellules, ce qui amène une perturbation équivalente dans les courants électriques et les propriétés vitales des éléments microscopiques.

6° Enfin la dernière source de nos maladies, ce sont les causes animées dont il a déjà été question à propos de la médecine Raspail. (*V. Introduction*, *pag.* 48.) Du reste, les causes animées, à part leur caractère contagieux, n'ont absolument rien de particulier dans leur manière d'agir. Si elles altèrent les cellules et suppriment leurs propriétés vitales, c'est toujours soit en comprimant, en déchirant ou en divisant les éléments microscopiques, soit en empoisonnant ceux-ci à l'aide des principes délétères élaborés par les granulations moléculaires des venins, des miasmes et des virus.

En agissant sur les tissus avec plus ou moins d'énergie, les causes des maladies peuvent produire, suivant les cas, l'*inflammation*, la *paralysie* ou la *nécrobiose* des cellules. Mais nos divers organes ne sont, en définitive, que des agglomérations de cellules et ne sauraient présenter d'autres affections que celles des éléments microscopiques dont ils se trouvent composés. Il suit de là qu'un organe quelconque n'a au fond que trois espèces de maladies. Dès qu'il est souffrant et qu'il ne remplit plus ses fonctions d'une manière convenable, il faut absolument qu'il soit ou ENFLAMMÉ, ou PARALYSÉ, ou NÉCROBIOSÉ.

L'existence de la première de ces maladies, de

l'inflammation, est tellement évidente qu'elle est admise depuis longtemps par tous les médecins qui la désignent à l'aide de la terminaison ITE ajoutée au nom de l'organe enflammé. Ainsi *Bronch*ITE veut dire inflammation des *bronches*, *Névr*ITE inflammation des nerfs; *Ostéi*TE inflammation des os, etc.

Quant aux paralysies et aux nécrobioses, les médecins admettent bien leur existence, mais ils n'ont pas encore pensé à en faire deux grandes classes de maladies comparables à l'inflammation, et désignées de même par une terminaison spéciale. Il serait utile de combler cette lacune; c'est pourquoi je propose de désigner les paralysies par la terminaison ASIE, et les nécrobioses par la terminaison OSE. Ex., *Bronch*ASIE, *Névr*ASIE, *Osté*ASIE, paralysie des bronches, des nerfs et des os; *Bronch*OSE, *Névr*OSE, *Osté*OSE, nécrobiose des bronches, des nerfs et des os. Cependant, bien que ces nouvelles dénominations des maladies soient plus harmonieuses et plus claires que celles employées actuellement, je n'ai pas voulu m'en servir dans ce traité, la première condition d'un ouvrage élémentaire étant d'être compris de tous, et par conséquent de ne contenir aucun mot nouveau que l'usage n'aurait pas encore consacré.

CHAPITRE DEUXIÈME

MAGNÉTISME MINÉRAL

§ 1

Principes fondamentaux du magnétisme minéral

Les courants directs et renversés des cellules ne sont pas une vaine hypothèse inventée pour expliquer les phénomènes de la vie. Ce sont des réalités incontestables, des faits positifs qui ont été constatés maintes fois avec les instruments les plus précis de la physique. Des savants distingués, Matteuci, à Florence, Dubois Raymond, à Berlin, ont prouvé que les tissus vivants, notamment les muscles et les nerfs, étaient traversés par des courants électriques alternativement dirigés en sens contraire. Pour démontrer l'existence de ces courants, les physiciens se sont servis de l'influence que l'électricité exerce sur l'aimant. Voici en quoi consiste cette influence : quand un courant électrique passe dans le voisinage d'une aiguille aimantée, il la dévie et la met en croix avec sa propre direction. L'aiguille de la boussole en est un exemple, car si elle semble se diriger vers le pôle nord, c'est tout simplement parce qu'elle se met en croix avec des courants qui sillonnent la terre dans le sens de l'équateur en lui faisant une sorte de ceinture électrique.

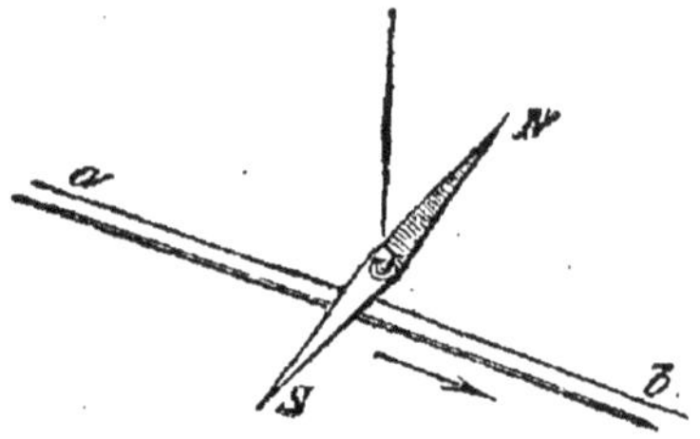

Fig. 35. — *N. S.* Aiguille aimantée déviée et mise en croix par le passage du courant électrique *ab*.

Si le courant des cellules vivantes dévie l'aiguille aimantée, celle-ci réciproquement agit aussi sur le courant des cellules. Cela est évident, car si, dans l'expérience des physiciens, l'aiguille était maintenue fixe et que les tissus fussent seuls mobiles, il est clair que ce seraient les tissus qui se dévieraient et se mettraient en croix avec la direction de l'aimant.

Bien plus, si les tissus et l'aiguille aimantée sont tenus tous deux dans une complète immobilité, il y aura encore action réciproque de l'aimant sur les cellules, seulement cette action ne sera plus un mouvement, mais ce sera une variation de température ou une décomposition chimique. Les expériences de Faraday et de ses élèves sur la transmutation des forces, ne laissent en effet aucun doute à cet égard.

Mais l'aiguille aimantée n'est qu'une substance plus magnétique que les autres. On conclut de là que les substances magnétiques agissent sur les courants électriques des cellules, et comme ces courants sont la source de tous les phénomènes vitaux, que leur affaiblissement ou leur suppression sont la cause de toutes nos maladies, on en conclut encore que les substances magnétiques peuvent être des médicaments utiles et modifier heureusement la paralysie, l'excitation et la nécrobiose des cellules.

Il y a déjà longtemps qu'on a eu cette idée d'employer l'aimant comme remède, et c'est à Mesmer qu'en revient tout l'honneur. Le premier, il affirma que les aimants appliqués sur les diverses parties du corps, pouvaient guérir nos maladies infiniment mieux que ne le font toutes les médications de la médecine ordinaire. Mais bientôt, ayant trouvé le magnétisme animal, il cessa d'employer les aimants, pour se donner tout entier à sa nouvelle découverte.

Avant Mesmer, et surtout après lui, les médecins ont fréquemment employé l'électricité dans le traitement des maladies, notamment dans les paralysies et les douleurs. Mais cette pratique est tout à fait différente du magnétisme. En effet, les courants électriques des electropathes sont des millions de fois plus intenses que ceux des substances magnétiques et agissent sur les cellules d'une tout autre façon. Ils exercent une violente action mécanique sur les tissus comme le ferait une tige métallique qu'on introduirait dans les chairs. Bien loin de fortifier les courants électriques des cellules, ils les affaiblissent ou même les détruisent; s'ils sont médiocrement intenses, ils se bornent à diminuer l'énergie du courant renversé des éléments microscopiques et produisent une excitation de ces derniers, des douleurs vives, des sueurs locales, des tressaillements, des spasmes, des convulsions, etc.; si les courants employés ont une force plus grande, ils attaquent le courant direct lui-même, ce qui cause de l'engourdissement et des paralysies. Enfin, quand ils sont plus violents encore, ils désorganisent les cellules, ils les nécrobiosent et les tuent comme le ferait la foudre.

Les courants magnétiques ne produisent jamais aucun de ces effets ; ils ne sont ni *excitants*, ni *paralysants*, bien plus, il est impossible de les sentir et toute leur action se borne à fortifier les courants électriques des cellules et à y favoriser la production des phénomènes vitaux.

Cependant, bien que Mesmer fût dans le vrai en vantant les propriétés médicales de l'aimant, il n'eût obtenu que peu de succès, s'il n'eût employé que sa méthode de magnétisation minérale. En effet, Mesmer se servait, soit d'aimants naturels ou artificiels, soit de barres métalliques plongeant dans l'eau d'un baquet et électrisées par ce contact. Or ces aimants, ces barres étaient, par leurs dimensions considérables, tout à fait hors de proportion avec le volume de nos éléments anatomiques. Si l'on veut que l'électricité magnétique ait toute son influence, il faut qu'elle agisse directement sur chaque cellule ; pour cela, il faut qu'elle soit constituée par des *courants microscopiques* semblables à ceux de nos tissus et qu'elle soit dégagée, non par de grands aimants, mais par des AIMANTS MOLÉCULAIRES ayant des dimensions comparables à celles des cellules qu'ils doivent impressionner. De même que l'anatomie moderne, a, pour ainsi dire, pulvérisé nos organes et les a décomposés en des myriades d'éléments microscopiques, de même il faut pulvériser le magnétisme et le produire avec des myriades d'aimants moléculaires qui agissent chacun uniquement sur une cellule et exercent alors sur celle-ci une influence toute-puissante.

Les substances magnétiques employées par le magnétisme minéral doivent donc avant tout être réduites en poussières impalpables, car, c'est à cette seule condition qu'elles peuvent modifier les courants moléculaires des cellules et être utiles dans le traitement de nos maladies.

Mais, les poudres magnétiques, précisément à cause de leurs propriétés électriques, ont une grande tendance à se rapprocher, à se souder et à former en réalité un aimant unique malgré leur état de pulvérisation. Il est absolument indispensable de combattre cette tendance si l'on veut obtenir les effets de la magnétisation; pour cela, il faut isoler les molécules magnétiques et les séparer les unes des autres avec un corps étranger, de manière à ce que leur soudure soit rendue matériellement impossible.

Enfin, dernière condition très importante dans la pratique, il faut que les substances magnétiques soient solidement fixées à la surface de la peau et qu'elles ne s'enlèvent pas par le frottement des habits et les mouvements du corps. Cette fixité absolue des applications magnétiques est, en effet, indispensable pour que chacune de leurs molécules reste toujours en présence de la même cellule épidermique, et exerce sur cette dernière une action constante et invariable.

§ 2

Propagation du magnétisme minéral

Les substances magnétiques étant convenablement fixées sur la surface de la peau, comment le magnétisme pénètre-t-il dans l'intérieur de nos tissus et comment peut-on le diriger à volonté sur un organe quelconque situé à n'importe quelle profondeur? Question capitale et sur laquelle on ne saurait trop appeler l'attention du lecteur.

Le magnétisme se propage dans l'intérieur du corps de deux manières différentes par *ondulation* et par *diffusion*.

Propagation du magnétisme par ondulation. — Elle ressemble exactement à celle du son, et l'on peut s'en

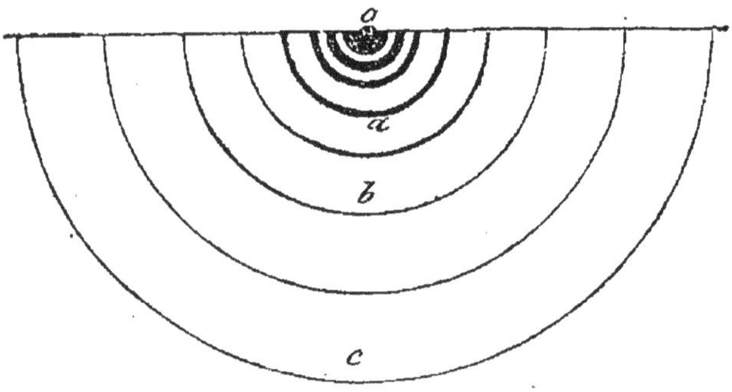

Fig. 36. — Ondulations du magnétisme. *o*. Substance magnétique mise sur la peau. *a*. *b*. *c*. Ondes de plus en plus larges et de plus en plus faibles.

faire une idée très exacte en la comparant aux cercles concentriques formés par une pierre jetée dans une eau tranquille. Ces cercles, on le sait, alternativement creux et saillants, vont s'élargissant et s'effaçant de plus en plus, jusqu'à ce qu'ils se brisent en se réfléchissant contre les bords du rivage. Seulement, les ondulations magnétiques sont infiniment plus rapides que celles de l'eau, et leur vitesse est comparable à celle de l'électricité elle-même.

Quand donc une substance magnétique est appliquée à la surface de la peau, son magnétisme se propage dans l'intérieur du corps en formant des ondulations concentriques, ondulations qui s'affaiblissent à mesure qu'elles s'éloignent de leur point de départ mais qui n'ont absolument aucune raison pour agir plus spécialement sur un organe que sur un autre. Le magnétisme par ondulation constitue donc, en réalité, une force aveugle qui pénètre, il est vrai, toute la substance de notre individu, mais qu'il est entièrement impossible de diriger avec précision et certitude, sur une partie déterminée située à l'intérieur. Aussi ce genre de magnétisme ne peut-il être employé que pour agir sur la totalité du corps, et, dès qu'il faut magnétiser localement un de nos organes, il devient, pour ainsi dire, inutile, tant il a peu d'efficacité.

Propagation du magnétisme par diffusion. — Si, au lieu de faire sur la peau une seule application magnétique, on en fait deux séparées l'une de l'autre par un espace libre, le magnétisme change aussitôt son mode de propagation et au lieu d'*onduler* il se *diffuse*.

Voici le mécanisme de cette diffusion. Chaque ap-

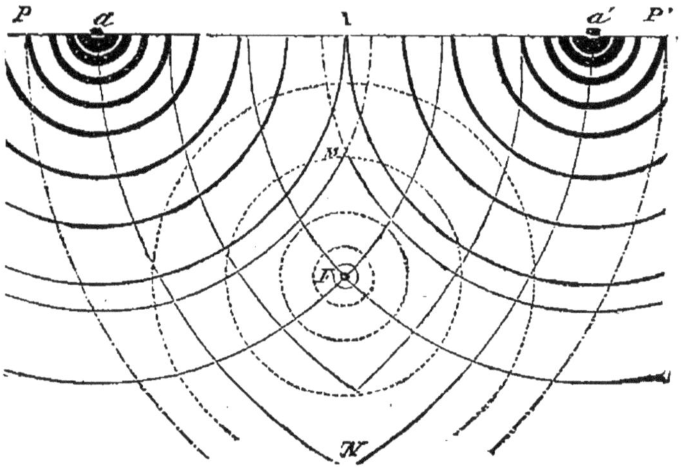

Fig. 37.—Diffusion du magnétisme. *a*. *a'*. Substances magnétiques mises sur la peau. *I*. Ondes magnétiques se heurtant de front. *P*. *P'*. Ondes magnétiques marchant parallèlement. *F*. Ondes magnétiques se coupant à angle droit et produisant de nouvelles ondes indiquées par des cercles ponctués. *M*. Ondes se coupant à angle obtus. *N*. Ondes se coupant à angle aigu.

plication magnétique donne naissance à des ondulations, exactement comme si elle était seule, et ces ondulations en se propageant finissent par se rencontrer. Or, suivant la manière dont se fait cette rencontre, les ondulations magnétiques se *neutralisent*, *s'ajoutent* ou se *diffusent*.

Quand les ondulations se heurtent de front comme au point I, elles se neutralisent.

Quand elles cheminent parallèlement l'une à l'autre comme aux points P,P', elles se superposent et continuent à se progager côte à côte en ajoutant leurs effets.

Enfin, quand les ondulations se coupent à angle

droit comme au point F, elles se *diffusent*, c'est à dire qu'elles se brisent, elles s'éparpillent et éprouvent dans leur constitution intime une modification profonde. Au lieu de continuer à se propager comme auparavant, elles forment de nouveaux cercles qui ont leur centre non plus à la surface de la peau, mais dans l'interieur du corps, en F, là où les ondulations magnétiques se sont coupées à angle droit.

Enfin, quand les ondulations magnétiques se rencontrent sous un angle obtus, comme en M, une partie se neutralise et le reste se diffuse. Lorsque, au contraire, les ondulations se coupent à angle aigu, comme en N, une partie du magnétisme se diffuse et le reste s'ajoute en continuant à onduler comme auparavant.

En faisant donc des applications magnétiques distinctes à la surface de la peau, on déplace le centre des ondulations magnétiques; on le transporte à l'intérieur du corps, dans un point fixe et bien déterminé, là où les ondulations se coupent à angle droit. Mais, chose très importante dans la pratique, le centre de diffusion intérieure du magnétisme n'est pas un point mathématique; c'est au contraire un espace assez large qui comprend la somme de tous les points

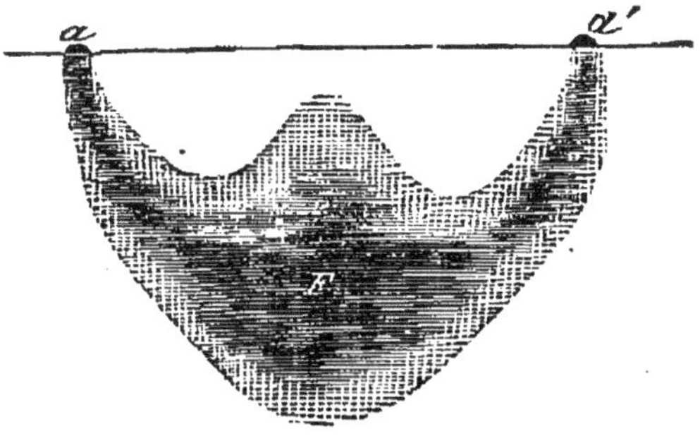

Fig. 38. — Diffusion du magnétisme dans l'intérieur du corps. *a. a'* Substances magnétiques. *F*. Centre de la diffusion magnétique.

où les ondulations magnétiques se coupent sous un angle aigu ou obtus assez voisin de l'angle droit. En réalité, la diffusion du magnétisme forme, dans l'intérieur du corps, une infinité de petits centres rayonnants, centres dont l'intensité augmente, à mesure que les ondulations magnétiques se coupent sous des angles plus rapprochés de l'angle droit.

Ces centres de diffusion sont d'autant plus nombreux que les substances magnétiques sont pulvérisées plus fin, et forment des aimants plus microscopiques. Chacun d'eux se trouve situé à la surface ou dans l'intérieur même d'une cellule, et cette cellule, si profonde qu'elle soit, est modifiée beaucoup plus énergiquement que si elle était placée à la surface de la peau, juste au dessous des applications magnétiques.

La profondeur exacte à laquelle se fait la diffusion des ondes magnétiques, est facile à trouver par le calcul. Elle dépend de l'intervalle existant entre les applications magnétiques et est égale à la moitié de cet intervalle. Ainsi, si deux applications de même étendue ont leurs bords à une distance de quatre centimètres, le magnétisme se diffusera juste entre les deux applications et à une profondeur de deux centimètres; c'est à dire qu'en ce point il y aura un centre de rayon-

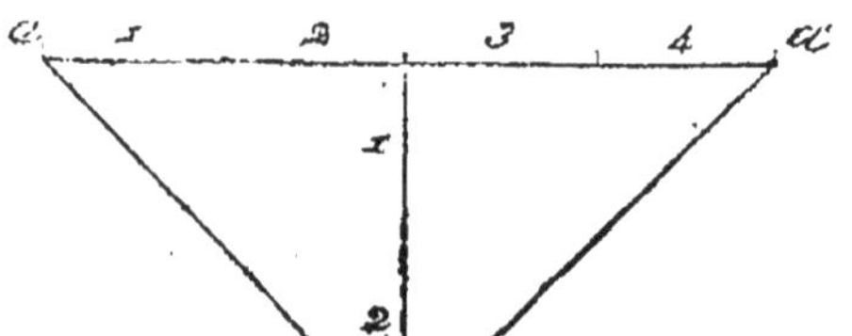

Fig. 39. — *a*. *a'*. Substances magnétiques distantes de 4 centimètres. *F*. Centre de la diffusion magnétique, situé à une profondeur de 2 centimètres.

nement magnétique maximum entouré par une multitude de centres rayonnants plus faibles et lui formant une sorte d'auréole.

Si au lieu de deux applications magnétiques distinctes on en met un plus grand nombre, la diffusion du magnétisme s'effectue différemment, suivant que les applications sont disposées sur une même ligne droite ou en triangle.

Dans le premier cas, il se fait d'abord des centres

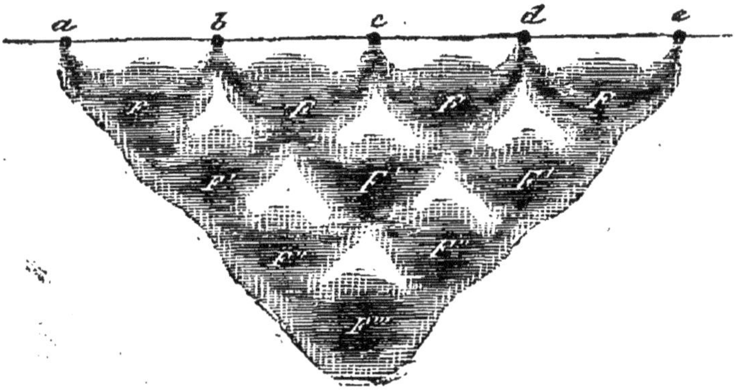

Fig. 40. — Diffusion de 5 applications magnétiques placées en ligne droite. *a. b. c. d. e.* Substances magnétiques mises sur la peau. *F, F', F'', F'''*. Centres de diffusion magnétique situés de plus en plus profondément.

de diffusion, F, entre les applications, puis ces premiers centres rayonnants, se coupant à leur tour à angle droit, produisent d'autres foyers de diffusion, F′, placé, plus profondément. Ceux-ci en forment d'autres, F″, plus profonds encore, ainsi de suite indéfiniment jusqu'à ce qu'on arrive à un dernier point rayonnant, F‴, qui est placé à une profondeur égale à la moitié de l'intervalle séparant les deux applications extrêmes exactement comme si celles-ci étaient seules, les applications intermédiaires ne servant qu'à augmenter l'intensité de la diffusion magnétique.

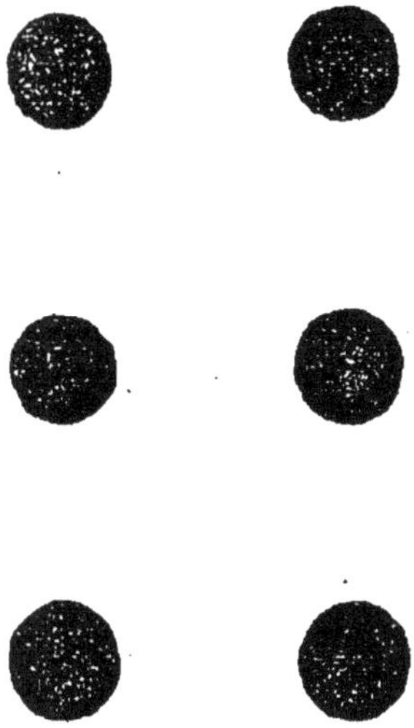

Fig. 41. — Applications magnét. mises sur la peau.

Si, au lieu d'être en lignes droites, les applications sont disposées en triangles, en carrés réguliers ou irréguliers, la diffusion du magnétisme peut encore être déterminée dans chaque cas à l'aide de la géométrie, mais les calculs qu'il faut faire sont ici beaucoup trop compliqués pour qu'ils puissent être abordés dans ce traité élémentaire.

Si, au lieu d'être de même dimension, les applications mises sur la peau sont inégales entre elles, leur diffusion peut encore être calculée géométriquement. Dans ce cas, les centres de diffusion sont comme attirés par les applications les plus faibles et se rapprochent d'autant plus de ces dernières et de la peau que les applications en présence sont plus inégales entre elles.

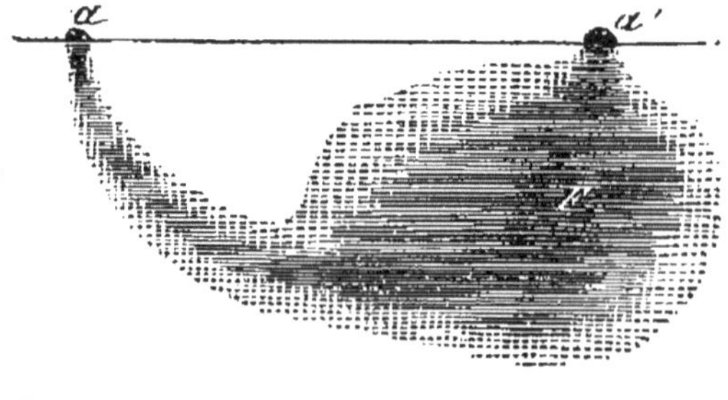

Fig. 42. — *a*, *a'*. Applications magnétiques de force inégale. *F*. Centre de diffusion magnétique se rapprochant de l'application la plus forte.

Enfin, les applications magnétiques placées sur

une surface donnée ont encore une action différente à quantité égale, suivant qu'elles sont larges et rares ou petites et nombreuses. Dans le premier cas il ne se forme que quelques centres de diffusion, mais ceux-ci ont un grand pouvoir rayonnant. Dans le second cas, au contraire, les foyers de diffusion moins intenses, il est vrai, sont beaucoup plus multipliés et se montrent disséminés dans tous les points des tissus sous-jacents qui se trouvent ainsi magnétisés de part en part.

Telles sont les lois de la propagation du magnétisme. Elles sont exactement les mêmes que celles présidant aux mouvements de la lumière qui, elle aussi, se propage de deux façons différentes, par ondulation et par diffusion. Mais l'analogie entre les fluides lumineux et magnétique est encore plus étroite. En effet, de même que la lumière se réfléchit à la surface des corps, se réfracte dans leur intérieur et, dans les deux cas, se trouve déviée de sa direction primitive ; de même, le magnétisme, en traversant les tissus, se réfléchit sur les cellules ou se propage dans leur intérieur et éprouve ainsi des changements plus ou moins profonds dans son mode de propagation.

§ 3

Action du magnétisme minéral sur les cellules

Le magnétisme minéral ne peut agir sur les cellules des tissus qu'autant qu'il est absorbé. Cela est évident, car on ne fait rien sans rien, et, si quand on magnétise un individu, il ressortait de son corps autant de fluide qu'on y en a introduit, il est clair que le résultat de la magnétisation serait absolument nul. Pour être utilisé et exercer une action médicale sur nos organes, il faut donc que le magnétisme soit détruit et en quelque sorte assimilé par les cellules qu'il intéresse. Or, sous ce rapport, le magnétisme par ondulation et celui par diffusion, diffèrent profondément l'un de l'autre. Le premier ne fait, pour ainsi dire, que traverser les éléments microscopiques, sans y rien perdre de son intensité. Il se propage, il se déplace dans l'intérieur du corps, mais il ne s'y détruit pas, il n'y est pas absorbé et partant ne saurait y produire aucun phénomène.

Il en est tout autrement du magnétisme par diffusion. Celui-ci étant constitué par des ondes brisées et, pour ainsi dire, pulvérisées, n'a aucune tendance à sortir des cellules où il a pénétré. Il reste donc dans l'intérieur de celles-ci, il y est absorbé, et c'est cette absorption qui modifie la nutrition, la texture et les fonctions des éléments microscopiques, et donne au magnétisme ses propriétés curatives.

La pratique médicale, confirme du reste entièrement cette distinction des deux magnétismes. Celui par ondulation est dépourvu d'efficacité, il n'exerce aucune action favorable sur le cours des maladies et il y a déjà longtemps que j'ai renoncé à l'employer. Le magnétisme par diffusion est au contraire doué d'une puissance médicatrice incontestable, c'est le seul dont je me serve, et chaque jour je suis à même d'en constater les heureux effets. Sous l'influence du fluide magnétique diffusé dans leur intérieur, les cellules malades reprennent rapidement les propriétés vitales qu'elles avaient perdues, et l'on voit disparaître les symptômes d'inflammation, de paralysie et de nécrobiose qui constituaient la maladie, sans qu'il soit nécessaire d'avoir recours à aucun autre traitement.

Cette action curative si remarquable du magnétisme diffusé est du reste facile à comprendre. En se répandant dans l'intimité des organes malades, le fluide magnétique y est absorbé par les cellules et se trouve employé à produire ou à fortifier les courants électriques direct ou renversé qui circulent dans chaque élément microscopique. Or, on a vu dans le chapitre précédent que l'affaiblissement des courants électriques des cellules, *pag.* 90 *et suivantes*, donnait naissance à des phénomènes d'inflammation, de paralysie et de nécrobiose et était ainsi la cause de nos diverses maladies. Les applications magnétiques, fortifiant les courants affaiblis des cellules, combattent donc la maladie dans son essence même et partant obtiennent des guérisons beaucoup plus rapides et plus complètes que ne pourrait le faire n'importe quel autre médicament.

Le plus souvent, les applications magnétiques guérissent les cellules malades en se bornant à faire disparaître les symptômes d'excitation ou de paralysie qu'elles présentent et sans causer aucun accident. Parfois cependant, elles donnent naissance à des sensations diverses, des douleurs, des inquiétudes,

des tressaillements, ou même elles aggravent momentanément les maladies existantes et produisent des indispositions accidentelles, de la fièvre, des sueurs, de la toux, de la diarrhée, etc.

Tous ces phénomènes causés par le magnétisme et d'autres qu'on a omis de citer, n'offrent absolument aucun danger, et sont au contraire d'un favorable augure car, en général, ils présagent une guérison certaine et prompte. Ils indiquent que les courants magnétiques ont pénétré dans les tissus, et qu'ils agissent sur les cellules, où ils produisent les sensations insolites et les accidents passagers éprouvés par les malades. Du reste, au bout de quelques heures, tout au plus de quelques jours, cette action exceptionnelle du magnétisme cesse parce que le corps s'habitue au passage du fluide qui le traverse et la guérison se fait alors comme de coutume, sans que le malade présente rien d'extraordinaire pendant toute la durée du traitement.

Les substances magnétiques à la dose où on les emploie en médecine sont en trop petites masses pour agir d'une manière visible sur les instruments les plus délicats de la physique actuelle. Cependant, il ne faudrait pas en conclure que les courants magnétiques des applications n'ont également aucune action appréciable sur les cellules malades. C'est qu'en effet les êtres vivants se montrent beaucoup plus sensibles au magnétisme et à l'électricité que ne le sont les meilleurs galvanomètres. Les physiciens le savent bien, puisque eux-mêmes se servent tous les jours de pattes de grenouilles écorchées et disséquées pour découvrir des courants faibles qui échapperaient à leurs instruments. Or, comparée aux animaux à sang chaud et particulièrement à l'homme, la grenouille, si supérieure déjà aux appareils de la physique, n'a cependant qu'une sensibilité très obtuse et très imparfaite. Que serait-ce donc si les physiciens expérimentaient sur ces personnes nerveuses et impressionables qui au point de vue de la sensibilité sont aussi supérieures aux autres hommes que ceux-ci le sont eux-mêmes à la grenouille? Evidemment, ces sujets plus sensibles que les autres, font foi en la matière et quand ils affirment éprouver certaines sensations ou certains effets, il est parfaitement ridicule de venir leur soutenir qu'ils ne sentent pas réellement ce qu'ils sentent et qu'ils sont le jouet de leur imagination. Le jour où les instruments de la physique seront composés comme notre corps, à l'aide d'une infinité d'organes microscopiques, alors peut-être pourront-ils rivaliser de sensibilité avec nos nerfs et en contrôler les sensations. Mais, pour le moment, ils sont encore bien éloignés d'atteindre ce degré de perfection, et leur témoignage, forcément négatif, ne peut être d'aucune valeur dans toutes les questions de magnétisme minéral et animal.

§ 4

Substances magnétiques et diamagnétiques

Pendant longtemps, on a cru que le fer et ses composés, l'oxide de fer et l'acier, étaient les seules substances douées de magnétisme. Mais il y a à peine quelques années, les physiciens, en faisant des expériences plus délicates, ont prouvé que tous les corps sans aucune exception jouissaient des propriétés magnétiques. Seulement, chose remarquable, le magnétisme des diverses substances n'est pas toujours le même et présente deux manières d'être entièrement opposées.

Tantôt les corps sont magnétiques à la façon du *fer* et de l'*acier*, et quand on les soumet à l'action d'un courant électrique, ils se mettent en croix avec lui.

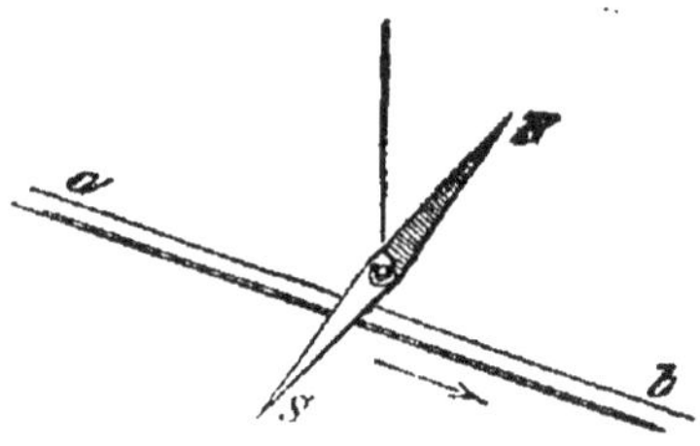

Fig. 43. — *SN*, substance magnétique déviée par le courant électrique *ab*, avec lequel elle se met en croix.

D'autres substances, au contraire, le *bismuth*, par exemple, prennent une position parallèle au courant qui les influence, et quand on essaie de les mettre en croix avec ce courant, elles reviennent

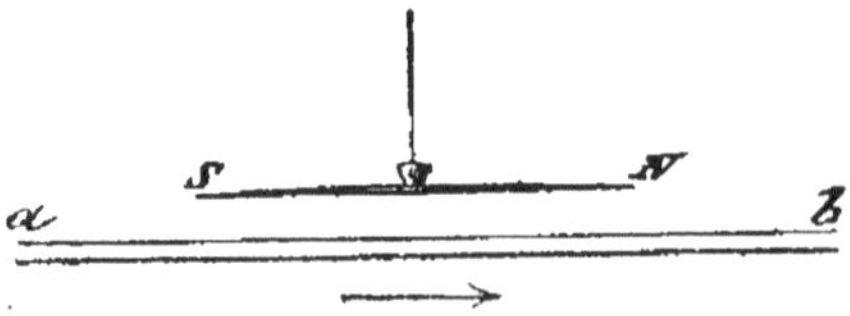

Fig. 44. — *SN*, substance diamagnétique déviée par le courant *ab*, avec lequel elle reste parallèle.

obstinément à leur première situation. Ces sortes de substances ont reçu des physiciens le nom de *diamagnétiques* et la force qui les dirige est le *diamagnétisme.*

Le *diamagnétisme* ne produit pas des effets aussi prononcés que ceux du *magnétisme*, et c'est même pour cela qu'on la découvert si tard. Par contre, s'il est plus faible que le magnétisme, il est beaucoup plus répandu que lui dans la nature et se trouve possédé non seulement par la plupart des minéraux, mais encore par presque toutes les matières d'origine animale ou végétale.

Cette division de toutes les substances en *magnétiques* et *diamagnétiques* m'avait vivement frappé, alors que j'étudiais la physique, et dès que j'eus commencé à appliquer le magnétisme au traitement des maladies, je m'empressais de faire des expériences pour savoir si les corps magnétiques et diamagnétiques avaient les mêmes propriétés curatives.

Or j'eus bien vite constaté que ces propriétés sont dans les deux cas entièrement différentes. Les substances magnétiques guérissent uniquement les maladies de nature paralytique et n'ont aucune influence sur les affections dues à l'excitation des cellules. Par contre, les substances diamagnétiques exercent une action extrêmement favorable sur les éléments microscopiques excités ou enflammés et ne donnent au contraire, aucun résultat quand ces éléments sont atteints de paralysie.

Ce fait capital, pour la théorie et la pratique du magnétisme, a été constaté par moi des milliers de fois; il n'y a pas de jour ou je n'aie l'occasion de le vérifier encore, et l'on doit le considérer comme le principe fondamental du magnétisme minéral et même du magnétisme animal, ainsi qu'on le verra plus loin.

Du reste, ce résultat fourni par l'expérience directe, n'est pas difficile à expliquer théoriquement. On a vu, en effet, *pag*. 90, que toutes les maladies sont causées par l'affaiblissement des courants électriques des cellules, courants qui circulent en sens opposé et sont tantôt directs, tantôt renversés. Or, si le magnétisme guérit certaines cellules en fortifiant leur courant direct, il est clair qu'il ne peut exercer la même action sur le courant renversé et qu'il faut, pour fortifier celui-ci, employer le fluide contraire au magnétisme, c'est à dire le diamagnétisme.

Plus tard, quand les physiciens connaîtront mieux les propriétés des corps magnétiques et diamagnétiques, on montrera pourquoi ces deux sortes de substances agissent d'une manière différente sur les courants directs et renversés des cellules. Mais actuellement, la science n'est pas encore assez avancée pour résoudre ce problème, et il faut se borner à constater les faits donnés par l'expérience, sans chercher à les expliquer.

Tous les corps, sans exception, sont magnétiques ou diamagnétiques, mais tous ne le sont pas au même dégré. Chez les uns, cette propriété est très développée; chez les autres, elle est au contraire beaucoup plus faible. Cette différence dans le magnétisme naturel des corps est précieuse en médecine parce qu'elle permet de varier les préparations magnétiques et de choisir dans chaque cas celles qui conviennent le mieux au malade ou à la maladie que l'on traite.

De même que les solides, les substances minérales liquides, l'eau, par exemple, et les solutions salines, sont magnétiques ou diamagnétiques, mais en général à un dégré beaucoup moins prononcé. Il était donc tout naturel d'employer des liquides magnétiques dans le traitement des maladies. C'est ce que j'ai fait déjà depuis longtemps et les résultats obtenus ainsi ont été les mêmes que ceux donnés par les applications solides. Les liquides magnétiques guérissent les paralysies des cellules, tandis que les liquides diamagnétiques n'agissent favorablement que sur les excitations et les inflammations des éléments microscopiques.

Du reste l'emploi des liquides magnétiques est beaucoup plus simple que celui des applications solides, puisqu'il suffit de les faire boire pour qu'ils soient absorbés, qu'ils pénètrent dans le sang et qu'ils aillent trouver les cellules malades jusque dans l'intimité de nos tissus. Seulement, ici plus encore que pour les substances magnétiques solides, il convient d'avoir le choix entre de nombreuses préparations afin d'employer dans chaque cas la solution convenant le mieux aux cellules affectées et à leur genre de maladie.

Enfin, l'air, les gaz et les vapeurs, sont également doués de magnétisme ou de diamagnétisme, et l'on peut utiliser cette propriété pour faire des fumigations magnétiques ou diamagnétiques, dans les diverses maladies des fosses nasales, de la gorge, de l'oreille, du larynx et des bronches.

§ 5

Conclusion

Des substances solides, liquides ou gazeuses, jouissant de propriétés magnétiques ou diamagnétiques, tels sont les moyens employés par le magnétisme minéral dans le traitement des maladies. Rien, du reste, de plus simple que l'action de ces remèdes.

Une maladie quelconque est toujours causée par un affaiblissement des courants électriques des cellules, affaiblissement qui se traduit par une *excitation*, une *paralysie* ou une *nécrobiose* des organes malades.

Or, quand on a à combattre une *excitation*, ou ce qui revient au même, une *inflammation* des cellules, il faut employer des substances *diamagnétiques* solides, liquides ou gazeuses.

Si, au contraire, on veut traiter une maladie de nature *paralytique*, on aura recours à des substances *magnétiques* également solides, liquides ou gazeuses.

Enfin, s'il s'agit d'une *nécrobiose*, on combinera ensemble les deux traitements précédents, faisant un usage alternatif de substances *magnétiques* et *diamagnétiques*.

En théorie, le magnétisme minéral est donc extrêmement simple, et il semble que le premier venu soit capable de l'appliquer. Mais, dans la pratique, c'est tout différent, car il exige des connaissances multipliées, une grande expérience, une observation continuelle des malades, et son bon emploi est beaucoup plus difficile que celui de la médecine ordinaire.

En effet, pour bien appliquer le magnétisme minéral, il faut d'abord *diagnostiquer* les maladies avec une précision inconnue à la plupart des médecins. Il faut trouver de quelle espèce sont les cellules malades et quelle est la nature de leur maladie, afin d'administrer les préparations magnétiques convenant au cas particulier qu'on a sous les yeux.

D'un autre côté, pour employer les substances magnétiques solides, il faut connaître l'anatomie du corps humain comme bien peu la savent, et deviner juste à quel niveau et à quelle profondeur se trouvent les cellules malades, en tenant compte des variétés individuelles si considérables causées par l'âge, la présence de la graisse et le volume des chairs. De plus, avec la palpation, la percussion et l'auscultation aidées d'une appréciation intelligente des symptômes, il faut découvrir l'existence de lésions, préciser leur siége et leur étendue, et voir aussi clair dans le corps du malade que si on en faisait l'autopsie. C'est seulement alors qu'on possédera tous les éléments nécessaires pour choisir la préparation magnétique convenable, et la disposer sur la peau de manière à obtenir la diffusion du magnétisme dans les points ou son absorption sera utile.

Mais ce n'est pas tout encore. Le plus souvent il existe chez le même individu plusieurs maladies simultanées occupant des cellules d'espèce différente et ayant une nature opposée. Il faut alors que le médecin fasse appel à toute son intelligence, à toute son expérience et qu'il apprécie, s'il doit traiter en même temps toutes les affections existantes, ou bien au contraire, s'il fera mieux d'en négliger quelques-unes et de combattre seulement les plus importantes, celles qui dominent la situation et sont, pour ainsi dire, la clef de la maladie.

En somme, le magnétisme minéral est donc une science extrêmement complexe qui ne peut être pratiquée convenablement que par des médecins, et qui restera toujours inabordable pour tous ceux qui n'en ont pas fait leur profession exclusive et ne lui ont pas consacré toutes leurs facultés et tout leur temps.

Il n'en est pas de même du magnétisme animal. Celui-ci est plutôt un art qu'une science. Pour le pratiquer avec fruit, il n'est nullement nécessaire d'avoir fait de longues études médicales et de connaître à fond la structure et les maladies du corps humain, mais il suffit d'être bien doué par la nature et de pouvoir dégager du fluide magnétique avec assez d'énergie pour impressionner les cellules affectées et guérir leurs maladies.

CHAPITRE TROISIÈME

MAGNÉTISME ANIMAL

§ 1

Définition et sources du magnétisme animal

On a vu dans le chapitre précédent que le magnétisme minéral est constitué par des courants électriques microscopiques, provenant d'aimants moléculaires. Le magnétisme animal est également formé par des courants moléculaires, seulement ceux-ci se dégagent de notre corps, ils émergent de la surface de l'épiderme et sont produits par la volonté, ou, pour parler plus exactement, par les cellules nerveuses cérébrales siége anatomique de la volonté.

Ces courants moléculaires, manifestation matérielle de la volonté, présentent trois degrés d'intensité correspondant à trois états physiologiques parfaitement distincts.

Tantôt, dans les rêves, par exemple, ou dans les paralysies, la volonté est affaiblie, elle ne peut pas pénétrer dans toutes les parties du corps et en laisse un plus ou moins grand nombre en dehors de son influence. Lorsqu'il en est ainsi, nous sentons que la volonté n'a plus sa puissance ordinaire, qu'elle ne sait plus faire exécuter ses ordres et nous nous trouvons malades ou du moins mal à notre aise.

D'autres fois, quand on est éveillé et en bonne santé, la volonté arrive librement dans toutes les parties du corps, mais elle ne sort pas de celui-ci et ne traverse pas l'épiderme. Dans ce cas nous avons la conscience que tous nos organes obéissent à notre volonté, mais que celle-ci borne son influence à notre individu et ne se fait pas sentir à l'extérieur.

Enfin, dans d'autres circonstances, la volonté se trouve douée d'une plus grande énergie. Non seulement elle se répand dans tous les organes sans exception, mais elle est si exubérante qu'elle traverse la couche épidermique et s'écoule au dehors. Lorsqu'il en est ainsi, nous avons au suprême degré la conscience de notre individualité ; nous nous sentons le pouvoir d'agir non seulement sur notre propre corps, mais encore sur les objets qui nous entourent ; nous éprouvons une sensation opposée à celle de la paralysie ; nous nous trouvons plus hommes que d'ordinaire et il semble que notre personnalité s'accroisse de tous les objets voisins dans lesquels notre volonté a réussi à pénétrer. Cette exubérance de la volonté est l'*état magnétique*, et c'est elle qui produit tous les phénomènes appartenant au magnétisme animal.

Je résume ici en quelques mots la description des trois degrés de la volonté afin de faire bien comprendre la nature du magnétisme aimal.

1° *État de rêve ou de paralysie.* La volonté n'occupe

qu'une portion du corps et n'est écoutée que par une partie de nos organes.

2° *État ordinaire.* La volonté pénètre dans toutes les parties du corps et se fait obéir par tous nos organes.

3° *État magnétique.* La volonté, après s'être répandue dans tout le corps, reflue à l'extérieur et elle agit, non seulement sur nos organes, mais encore sur les objets voisins, en produisant ainsi les divers phénomènes du magnétisme animal.

De même que la volonté dont il est une émanation, le magnétisme animal est produit par les cellules nerveuses du cerveau. Celles-ci sont de deux espèces ayant des usages entièrement différents et occupant chacune une place spéciale dans la pulpe cérébrale.

Les unes sont situées dans l'intérieur même du cerveau dont elles constituent le noyau central. Elles présentent la forme d'étoiles irrégulières et donnent naissance à des tubes nerveux qui descendent dans le devant de la moelle épinière où ils se mettent en rapport avec les nerfs moteurs, c'est à dire avec les nerfs qui se terminent dans les muscles volontaires et transmettent à ceux-ci tous les ordres de la volonté.

Les cellules cérébrales de la seconde espèce sont placées à la surface du cerveau dont elles forment, pour ainsi dire, l'écorce. Ces cellules étoilées et de volume inégal donnent naissance à des tubes nerveux qui plongent dans l'intérieur de la pulpe cérébrale, puis descendent dans le derrière de la moelle épinière et finissent par se mettre en relation avec les nerfs de sentiment, c'est à dire avec les nerfs de la peau et des autres sens.

La communication des cellules cérébrales avec les nerfs de mouvement et de sentiment n'est pas directe, mais elle s'opère à l'aide d'une série de claviers de cellules superposées. Je m'explique.

Supposons un piano dont chaque touche correspondrait à un piano tout entier placé sous ses ordres et pourrait, suivant qu'elle serait frappée elle-même plus ou moins fort, produire toutes les notes de toutes les gammes. Supposons encore que chaque touche de ces divers pianos de second ordre commande de même à des pianos de troisième ordre qui eux-mêmes auraient chacun sous leur dépendance d'autres pianos de quatrième ordre et ainsi de suite dix, vingt, trente, cent fois peut-être. On obtiendra de cette façon une variété de combinaisons qui effraie l'imagination et défie le calcul. Or les cellules du système nerveux présentent une semblable disposition. Elles sont centralisées et classées d'une manière hiérarchique. Elles forment une infinité de claviers qui jouent, pour ainsi dire, réciproquement les uns sur les autres, en associant et en combinant leurs airs respectifs, et la variété extrême de nos idées et de nos mouvements n'est que la conséquence naturelle de la diversité incroyable des innombrables combinaisons opérées par trois ou quatre milliards de cellules microscopiques agissant et réagissant sans cesse les unes sur les autres.

§ 2

Magnétisme animal de mouvement et de sentiment

Lorsque les cellules cérébrales sont en activité, qu'elles se trouvent à l'état de veille, qu'elles sont animées par leur courant électrique direct, nous avons la conscience de leur existence et cette conscience constitue ce qu'on appelle vulgairement la *volonté*. Celle-ci, de même que les cellules nerveuses où elle a son siége, est de deux espèces :

Tantôt elle réside dans l'intérieur du cerveau, et de là elle donne ses ordres à nos muscles et produit toutes nos contractions volontaires. Cette volonté, qui se traduit extérieurement par des mouvements, est l'*action* ou la *volonté* proprement dite.

D'autres fois, la volonté a son siége dans les cellules nerveuses de la surface du cerveau. Elle perçoit alors les impressions venues des sens et les combine entre elles pour former les idées. Dans ce cas la volonté ne se traduit par aucun mouvement apparent, mais elle représente un acte tout intime de la conscience et constitue l'*attention*.

Ces deux formes de la volonté sont extrêmement importantes à bien distinguer, et de peur qu'on n'en ait pas suffisamment saisi la différence, je vais l'expliquer par quelques exemples.

Quand nous remuons les doigts pour écrire, tournons la tête pour écouter, dirigeons les yeux à droite ou à gauche pour regarder, quand, en un mot, nous exécutons un mouvement volontaire quelconque, notre volonté est *agissante.*

Lorsqu'au contraire nous restons immobiles, tâtant la consistance et la température d'un corps, examinant sa couleur, écoutant ses vibrations sonores, appréciant sa saveur ou son odeur, alors la volonté n'est nullement agissante, puisqu'on ne remue pas, mais elle est *attentive.*

Lorsque les volontés agissantes et attentives ne sont pas bien intenses, qu'elles ont juste la force nécessaire pour produire des mouvements et percevoir des sensations, on se trouve dans les conditions de la vie ordinaire et il ne se passe rien de remarquable.

Lorsqu'au contraire, la volonté et l'attention sont plus énergiques et qu'elles dépassent leur but naturel, elles ne se bornent plus à produire des mouvements et des perceptions, mais leur portion superflue, celle qui n'est point employée dans l'intérieur du corps, s'écoule à travers l'épiderme et pénètre dans les objets extérieurs où elle donne naissance aux phénomènes du magnétisme animal.

Nier cette proposition si simple, c'est attaquer la raison même qui nous dit qu'une force, une fois créée, ne peut être anéantie et disparaître sans avoir produit aucun effet. Or, dans l'état magnétique, je sens que je produis de la volonté plus que je n'en ai besoin pour mon usage personnel. La raison me dit que cette volonté ne peut pas être perdue, et j'en conclus logiquement qu'elle doit être employée hors de moi à faire quelque chose. Ce quelque chose, ce sont les phénomènes dit magnétiques, et comme ceux-ci sont parfaitement constatés, il ne saurait y avoir aucun doute sur la cause de leur production.

Le magnétisme animal dégagé par les cellules cérébrales ne parcourt pas toujours le même chemin pour sortir du corps. Quand il résulte de l'exubérance de la volonté agissante, il suit le trajet des nerfs moteurs, pénètre dans les fibres musculaires, parcourt celles-ci dans toute leur longueur, puis s'engage dans les fibres conjonctives des tendons, du périoste, des aponévroses et de la peau, et arrive enfin dans les cellules de l'épiderme qu'il traverse en ligne droite et en prenant le plus court chemin.

Quand le magnétisme provient d'une surabondance de l'attention, il suit une voie plus simple et plus directe. Il parcourt dans toute leur longueur les nerfs sensibles et arrive jusque dans les cellules nerveuses qui constituent les organes des sens; de là, il s'engage dans les fibres conjonctives qui le séparent de l'épiderme, puis il traverse celui-ci et émerge à l'extérieur.

En résumé, le cerveau dégage donc deux espèces de magnétisme, celui de *mouvement* produit par une exubérance de la volonté, celui de *sentiment*, provenant d'une surabondance de l'attention. Ces deux magnétismes sortent du corps en suivant des voies distinctes, et l'on verra plus loin combien ils diffèrent l'un de l'autre par leurs propriétés médicales.

§ 3

Dégagement et propagation du magnétisme animal

A la rigueur, tous les organes des sens et toutes les parties de la peau peuvent dégager du magnétisme animal et l'on peut magnétiser avec les pieds, les genoux, le dos, le ventre, etc. Cependant, dans la pratique, il est infiniment plus commode d'employer exclusivement certains organes où la volonté a son maximun d'intensité et où le magnétisme est en même temps plus énergique, plus abondant et surtout plus facile à gouverner. Ces organes sont les yeux et les mains.

Les yeux jouissent d'un pouvoir magnétique considérable. Grâce à leur voisinage du cerveau, ils sont, pour ainsi dire, sous la main de la volonté qui les sature sans effort, puis rayonne à l'extérieur. Pourvus de muscles volontaires nombreux et actifs, animés par un gros nerf sensitif, celui de la vue, les yeux dégagent, avec la même facilité, le magnétisme de mouvement et celui de sentiment. Le premier émerge du blanc de l'œil là où aboutissent les tendons des muscles du globe oculaire. Le magnétisme de sentiment s'échappe, au contraire, par la pupille et la cornée qui reçoivent directement l'excès d'attention concentré dans les innombrables cellules de la rétine. Enfin, et c'est là un point important pour la magnétisation, nous avons la conscience parfaite de tout ce qui se passe dans nos yeux. Nous sommes maîtres de les diriger rapidement dans tous les sens, d'allumer ou d'éteindre leurs regards, de tendre ou de relâcher leur attention. Aussi l'œil est-il l'organe magnétique par excellence, celui qui reçoit du cerveau la plus grande somme de volonté pour la répandre ensuite à larges flots sur les objets environnants.

De même que les yeux, les mains jouissent à la fois des deux pouvoirs magnétiques. D'une part, les muscles nombreux qui les animent aboutissent directement à la peau à l'aide de leurs tendons et produisent en abondance du magnétisme de mouvement. D'un autre côté, des nerfs sensitifs répandus à profusion sous l'épiderme, dégagent en grande quantité du magnétisme de sentiment. Cependant, toutes les parties de la main ne possèdent pas au même degré les deux magnétismes. Celui de mouvement s'écoule principalement par l'extrémité des doigts, par leur pulpe et par leurs ongles; celui de sentiment est surtout dégagé par la paume de la main et la face palmaire des doigts.

Lorsqu'une partie quelconque du corps humain dégage du magnétisme animal, chacune des cellules épidermiques qui la recouvrent se trouve émettre une certaine somme de fluide. Or, comme ces cellules sont microscopiques, les surfaces magnétisantes sont entièrement comparables aux substances pulvérisées, *voy. pag.* 114, employées par le magnétisme minéral, chaque élément de l'épiderme constituant une sorte d'aimant vivant et microscopique qui se met en rapport direct avec les cellules des individus magnétisés et agit sur ceux-ci, exactement comme le ferait le magnétisme minéral lui même.

Le magnétisme animal et le minéral sont donc, en réalité, une seule et même méthode dont les résultats concordent d'une manière parfaite et s'éclairent mutuellement. La seule différence entre les deux fluides, différence profonde, il est vrai, et capitale, c'est que celui de source animale est placé directement sous l'influence de la conscience. Nous en percevons immédiatement les moindres variations, il obéit à tous les ordres de la volonté, et nous pouvons, suivant notre caprice, changer toutes ses propriétés en un clin d'œil, diminuer ou augmenter sa force et son abondance et même modifier sa nature et le faire provenir de la volonté proprement dite ou de l'attention.

Mais cette influence de la volonté sur le magnétisme animal ne s'exerce qu'au siége même de sa production, c'est à dire dans les cellules cérébrales. Une fois qu'il a commencé à circuler dans nos nerfs et nos tissus, une fois surtout qu'il a traversé l'épiderme et qu'il se propage à l'extérieur du corps, le magnétisme animal devient une force matérielle obéissant à des lois fixes et comparable, sous tous les rapports, au magnétisme minéral. De même que celui-ci, il forme des ondes concentriques qui vont s'agrandissant et s'affaiblissant de plus en plus, jusqu'à ce qu'elles disparaissent tout à fait. Tantôt ces ondes se propagent librement dans l'intérieur des corps sans être brisées ni coupées : elles constituent alors le magnétisme *ondulant*. D'autres fois, au contraire, les ondulations magnétiques parties de points différents se coupent à angle droit. Elles éprouvent dans ce cas une modification profonde dans leur manière d'être et forment une multitude de petit foyers d'où partent de nouvelles ondes. On dit alors que le magnétisme s'est *diffusé*.

Or, suivant qu'il ondule simplement dans l'intérieur des corps, ou qu'il s'y diffuse, le magnétisme animal possède des propriétés distinctes et donne naissance à des phénomènes tout à fait différents, phénomènes qu'il est essentiel de bien connaître au point de vue de la théorie comme à celui de la pratique.

§ 4

Magnétisme animal ondulant

Le magnétisme animal se propage par ondulation toutes les fois qu'il rayonne d'une source unique ou du moins de sources assez lointaines, pour que leurs ondes se coupent sous des angles très aigus et soient sensiblement parallèles. Cette sorte de magnétisme était, pour ainsi dire, la seule connue jusqu'à présent et c'est à elle que sont dus tous les phénomènes extraordinaires obtenus par le magnétisme animal.

Pour magnétiser par ondulation, le magnétiseur se place à 1, 2 ou 3 mètres de la personne sur laquelle il veut agir, puis il concentre sa volonté dans ses regards ou dans ses mains et, soit qu'il reste immobile, soit qu'il remue les yeux et agite les bras, il dirige sur le sujet en expérience tout le fluide qu'il peut dégager. Il s'établit alors une série non interrompue d'ondes magnétiques qui, partant du magnétiseur comme d'un foyer, traversent le corps du magnétisé, ébranlent tout son être et y déterminent, par leur passage, des modifications plus ou moins profondes.

Le magnétisme ondulant ne peut jamais être dirigé exclusivement sur un seul organe, mais il se répand dans tous les tissus de la personne magnétisée, qui se trouve ainsi comme imbibée de fluide. C'est là un fait de la plus grande importance et qui imprime un caractère tout spécial aux phénomènes causés par les ondulations magnétiques. Celles-ci, par suite de leur tendance à se propager dans tous les sens, ne laissent aucune partie du corps sans agir sur elle, et elles produisent ainsi une magnétisation générale de tous les organes, une sorte de fièvre magnétique assez comparable à la fièvre ordinaire. Cependant, de même que la fièvre, tout en causant un malaise général, donne naissance à des souffrances localisées dans les divers régions, telles que la soif, la perte d'appétit, le mal de tête, la courbature dans les reins et les jarrets, l'agitation, le délire, etc., de même les ondulations magnétiques, tout en se répandant partout, peuvent agir néanmoins avec plus de force sur certains organes, sur la peau, les yeux, le cerveau, la moelle épinière, dont les fonctions se trouvent ainsi surexcitées d'une manière toute spéciale. C'est alors qu'on voit apparaître tous ces phénomènes si curieux qui constituent le *somnambulisme* et la *lucidité magnétique*, phénomènes qui semblent merveilleux tant ils s'éloignent du cours ordinaire des choses, et qui cependant n'offrent rien de bien surprenant lorsqu'on les analyse avec sang-froid.

Mais ce sujet, quelque intéressant qu'il soit, est en dehors du plan de ce livre exclusivement consacré au magnétisme médical. On n'en dira donc ici que quelque mots, juste ce qui sera nécessaire pour expliquer la production de ces faits étonnants et montrer comment ils rentrent dans la théorie générale du magnétisme. Au surplus, les personnes qui désireraient avoir sur ces phénomènes extraordinaires de plus longs détails, n'ont qu'à consulter les ouvrages spéciaux de magnétisme animal, notamment ceux du baron du Potet, qui sont classiques en cette matière.

§ 5

Action du magnétisme ondulant sur les organes des sens

L'homme ne peut connaître et juger les objets extérieurs que par les impressions que lui apportent les sens. Tant que ceux-ci demeurent dans leur état accoutumé, qu'ils sont parfaitement calmes, ils restent identiques à eux-mêmes et nous donnent toujours les mêmes notions sur la nature, notions uniformes chez tous les hommes, dans tous les lieux et dans tous les temps, et sur lesquelles repose l'immense majorité des actions humaines.

Mais, lorsque nos sens se trouvent surexcités par les ondulations du magnétisme animal, ils ne se montrent plus ce qu'ils étaient auparavant, ils sortent de leur état habituel et acquièrent une finesse extraordinaire, grâce à laquelle ils perçoivent les objets extérieurs tout autrement qu'ils ne le faisaient alors qu'ils n'étaient point magnétisés.

De même que les verres grossissants des lunettes et des microscopes augmentent la puissance de la vue, et nous font distinguer des détails qui échappaient à l'œil nu, de même le magnétisme animal accroit l'activité de nos sens et leur communique des facultés nouvelles qu'ils ne possédaient pas auparavant, et qui suffisent à elles seules pour démontrer l'existence du fluide magnétique.

ACTION DU MAGNÉTISME ANIMAL SUR LE TOUCHER. — *Audition par la peau.* Les physiciens ont démontré que les sons se trouvent produits par les vibrations de la matière, mais, dans son état ordinaire, la peau n'est pas assez sensible pour distinguer et compter les vibrations sonores et avoir la notion des sons. Mise en contact avec un corps vibrant, elle éprouve un engourdissement, un picotement, un ébranlement, un chatouillement, mais ne perçoit rien qui ressemble à la sensation d'un bruit. Cependant, sous l'influence du magnétisme animal, le toucher peut acquérir une sensibilité tellement exquise qu'il rivalise alors avec l'ouïe, et apprécie distinctement les moindres vibrations des corps sonores. Lorsqu'il en est ainsi la peau devient une véritable oreille et le sujet magnétisé peut entendre plus ou moins nettement avec le dos, l'épigastre, la main, les pieds, etc.

Vue avec la peau. — Malgré la sensation si caractéristique qu'elle nous donne, la lumière n'est au fond que de la chaleur. Seulement la sensibilité de la peau est trop obtuse pour percevoir nettement les différences de longueur des ondes lumineuses. Aussi quand la lumière frappe le tégument, éprouvons-nous une sensation en bloc qui nous donne la notion de chaleur et n'a absolument rien de commun avec la vue. Mais, lorsque la sensibilité du toucher se trouve surexcitée par le magnétisme animal, il n'en est plus de même. Alors la peau distingue les ondulations de la lumière, elle en mesure exactement la longueur, elle aperçoit les couleurs aussi bien que l'œil lui-même, et l'on constate ce fait si curieux de personnes pouvant voir et même lire sans le secours des yeux et rien qu'avec la peau, notamment celle des mains ou de l'estomac.

Goût et odorat par la peau. — Les mêmes phénomènes se passent pour le goût et l'odorat ; sans connaître exactement le mécanisme de ces deux sens, on sait qu'ils ne sont qu'un toucher plus délicat s'exerçant soit sur des liquides (goût), soit sur des gaz (odorat). Dans son état ordinaire, la peau est entièrement incapable de percevoir aucune saveur et aucune odeur, mais, sous l'influence du magnétisme, sa sensibilité peut devenir égale à celle du nez ou de la bouche, et elle donne alors des sensations gustatives et odorantes tout aussi nettes que celles fournies par le goût et l'odorat.

Action du magnétisme sur les sens autres que le toucher. — De même que le toucher, les autres sens peuvent être surexcités par le magnétisme animal et acquérir sous cette influence une délicatesse inouïe.

Alors, non seulement ils font percevoir distinctement des impressions extrêmement faibles qui nous échappent complétement dans l'état ordinaire, mais de plus, ils peuvent se transformer, devenir des sens nouveaux et révéler ainsi à la conscience tout un monde de sensations inconnues dont on ne soupçonnait pas l'existence auparavant.

C'est là ce qui nous explique comment les sujets magnétisés peuvent entendre de faibles sons à de grandes distances, lire les yeux clos et bandés, voir l'heure à une montre à travers son boîtier, distinguer ce qui se passe au delà de murs épais et de portes fermées, découvrir des odeurs ou des saveurs que personne ne peut sentir, etc., etc. Bien plus, il est certain que les individus magnétisés peuvent deviner ce qui se fait à la distance de plusieurs lieues, et cela évidemment sans le secours de la lumière et des sons qui ne sauraient se transmettre jusqu'à eux, même très affaiblis. Dans ce cas, il semble évident que le magnétisme animal donne naissance à un nouveau sens qui fait percevoir directement l'électricité des corps, et qu'on peut appeler *sens électrique* ou *magnétique*. Du reste, ce sens particulier n'existe pas seulement chez les personnes magnétisées, mais il est possédé naturellement par divers animaux, notamment par les pigeons voyageurs qui, à une distance de cent lieues et plus, se dirigent tout droit vers leur nid, bien que celui-ci soit absolument invisible pour eux par suite de la rotondité de la terre.

§ 6

Action du magnétisme ondulant sur les facultés cérébrales.

Action sur l'intelligence. — L'intelligence est cette faculté à l'aide de laquelle nous combinons les idées fournies par les sensations, de manière à découvrir ce que nous ne pouvons pas observer directement, à prévoir l'avenir, deviner le passé et savoir ainsi une multitude de choses qui nous resteraient inconnues si nous n'avions que nos sens. Or, sous l'influence du magnétisme animal, l'intelligence peut être surexcitée et dépasser de beaucoup ses limites habituelles. On voit alors des sujets doués d'une instruction et d'une perspicacité très ordinaires, déployer, par l'effet de la magnétisation, des facultés et des connaissances qu'on ne leur aurait pas soupçonnées. Ils évoquent le passé, prédisent l'avenir, devinent des choses qu'ils ignorent, bref, présentent tous les phénomènes qui constituent la *lucidité magnétique*. Cette lucidité semble merveilleuse à ceux qui l'admettent comme à ceux qui la nient. Pour moi, je la trouve toute naturelle; c'est la simple surexcitation de l'intelligence, cette faculté à l'aide de laquelle nous devinons les choses sans les voir et rien qu'en combinant les diverses idées contenues déjà dans notre cerveau. Quelle est la limite de cette surexcitation de l'intelligence? Nul n'a le droit de la tracer d'avance, et l'observation des sujets magnétisés peut seule nous la faire connaître.

Action sur l'imagination. — Il est une autre faculté à l'aide de laquelle nous nous figurons les objets que nous avons déjà vus ou que nous inventons nous-mêmes, c'est l'*imagination.* Dans l'état ordinaire, l'imagination ne nous fournit que des images abstraites, sans relief ni couleur, et différant profondément des impressions réelles provenant des sens. Mais, lorsque le cerveau se trouve sous l'influence du magnétisme animal, l'imagination peut en ressentir les effets et être plus ou moins surexcitée. Elle donne alors du corps et de la couleur aux idées et fait naître des sensations illusoires ayant toute l'apparence de la réalité, telles que les hallucinations les apparitions, les fantômes, les revenants, les esprits, et autres impressions semblables n'ayant d'existence réelle que dans les cellules cérébrales de ceux qui les éprouvent.

Action sur la volonté. — Enfin, la volonté, source du magnétisme animal, peut être à son tour modifiée par la magnétisation et présenter une excitation de ses deux variétés, c'est à dire de la volonté proprement dite et de l'attention.

Lorsque c'est la volonté agissante qui est surexcitée, les magnétisés se trouvent dans l'*état somnambulique.* Ils possédent alors une adresse, une agilité, une force réellement incroyables et dont ils sont habituellement tout à fait dépourvus.

Lorsque, au contraire, c'est l'attention qui est surexcitée, les magnétisés tombent dans l'*extase.* Tantôt ils se montrent si profondément attentifs aux objets qui les occupent, qu'ils deviennent insensibles à toutes les sensations, et qu'on peut les toucher, les pincer, les piquer, les brûler, faire auprès d'eux les plus grands bruits, sans les tirer de la méditation dans laquelle ils se trouvent plongés. D'autres fois, leurs sens restent intacts ou sont même plus délicats que de coutume, mais c'est leur volonté qui est comme anéantie ou, pour mieux dire, complétement remplacée par celle du magnétiseur lui-même. Dans ce cas, la personne magnétisante et la magnétisée se trouvant imprégnées d'un seul et même fluide, n'ont plus, pour ainsi dire, qu'une volonté unique à elles deux. Elles forment un véritable couple magnétique et constituent un appareil de magnétisation extrêmement puissant, avec lequel on réalise les phénomènes les plus extraordinaires du magnétisme animal.

§ 7

Action du magnétisme ondulant sur le corps humain et les objets matériels

Action sur le corps humain. — Le magnétisme ondulant, appliqué sur les personnes en bonne santé, trouble souvent leurs diverses fonctions et donne ainsi naissance à des accidents variés tels que l'accélération ou le ralentissement de la circulation et de la respiration, la chaleur ou le refroidissement des mains, des sueurs locales, la rougeur ou la pâleur des joues, des clignotements, des picotements, la fermeture involontaire des yeux, des envies de bailler, de s'étendre, de marcher, des tressaillements dans les membres, des mouvements spasmodiques de la face, des borborygmes dans les entrailles, de l'agitation, des convulsions ou, au contraire, de l'engourdissement du sommeil et la perte complète de la connaissance.

D'un autre côté, le magnétisme par ondulation employé sur des personnes atteintes de maladies générales, telles que la fièvre, l'anémie, les névroses, peut modifier leur état d'une manière avantageuse et produire des guérisons momentanées ou durables. Mais c'est là un sujet qui rentre tout à fait dans le programme de cet ouvrage et qui sera traité un peu plus bas avec tout le soin qu'il mérite.

Action sur les objets matériels. — Le magnétisme animal ne se borne pas à agir sur le corps humain, mais il exerce encore son influence sur les objets naturels, soit pour les mettre en mouvement, soit pour modifier leurs manière d'être. Les phénomènes ainsi produits sont extrêmement variés. Ce sont, par exemple, des meubles qui se déplacent spontanément, des tables qui se lèvent ou qui tournent d'elles-mêmes, des bruits, des battements, des craquements, des frottements qui se produisent dans l'air ou dans les meubles, des objets qui deviennent subitement brûlants ou glacés, des lumières qui s'allument ou s'éteignent tout à coup, des odeurs suaves ou infectes qui remplissent l'atmosphère, et enfin une multitude d'autres manifestations extraordinaires qui ne sont nullement le résultat d'une hallucination, mais possèdent tous les caractères de la réalité et peuvent être constatés par les personnes présentes.

Tous ces effets du magnétisme animal sur les objets matériels paraissent inexplicables et beaucoup de personnes, ne pouvant s'en rendre compte, préfèrent en nier l'existence plutôt que d'admettre des faits qui leur semblent merveilleux. Pour moi, je trouve tous ces phénomènes parfaitement naturels, et le difficile, à mon avis, n'est pas de les expliquer mais de les produire.

Qu'est-ce en effet que le magnétisme animal? C'est notre volonté s'échappant de notre corps et se répandant dans les objets extérieurs qu'elle anime momentanément par sa présence. Mais, si notre volonté agissant sur nos organes peut les mettre en mouvement, pourquoi cette même volonté se répandant au dehors de nous, ne ferait-elle pas mouvoir les objets où elle a pénétré? Personne n'est surpris de voir un être vivant animal ou végétal, se mouvoir, changer de forme, d'aspect et de couleur suivant les caprices du fluide intérieur qui l'anime. Or, quand les corps inertes sont imprégnés de magnétisme animal, eux aussi sont vivants par suite du fluide qu'on y a introduit, et ils peuvent se mouvoir spontanément et présenter des propriétés nouvelles aussi longtemps que dure la vie artificielle que le magnétiseur leur a communiquée. Sans doute, cette vie artificielle des objets naturels magnétisés diffère beaucoup de la nôtre et est étroitement liée à leur structure matérielle. Jamais une table, quelle que soit la quantité de fluide qu'on y introduise, ne pourra parler comme un homme, parce que pour produire des sons vocaux il faut avoir un larynx semblable au nôtre. Mais, rien ne l'empêche de s'exprimer avec la voix qu'elle a, c'est à dire avec sa voix de bois, et de nous faire connaître ainsi les impressions qu'elle éprouve lorsqu'elle est animée momentanément par le fluide intelligent d'un magnétiseur.

§ 8

Valeur pratique du magnétisme ondulant

Tous les phénomènes obtenus à l'aide du magnétisme ondulant ont un caractère commun, c'est de se produire assez difficilement et de manquer souvent, alors même qu'on croit avoir réuni toutes les conditions nécessaires à leur manifestation. Pour les obtenir, non seulement il faut des magnétiseurs d'une grande puissance, mais de plus, il faut que les personnes magnétisées soient elles-mêmes douées d'une constitution spéciale et très impressionnables à l'action du fluide magnétique, et, bien souvent encore, on échoue alors que l'expérience semblait promettre les meilleurs résultats.

Cela tient au procédé même de la magnétisation par ondulation. Pour être efficace, cette magnétisation doit être faite à la distance d'un mètre au moins; de plus, il faut que le fluide soit dégagé par l'opérateur avec rapidité et en grande abondance, de façon à ce que les ondulations magnétiques se succèdent régulièrement, sans interruption ni défaillances et agissent d'une manière égale et continue sur toute la substance des personnes ou des objets magnétisés. Or on comprend sans peine que peu d'individus possèdent assez de puissance magnétique pour avoir du fluide agissant à la distance d'un mètre et le dégager pendant longtemps en notable quantité. Ceux-là mêmes assez favorisés de la nature pour offrir ces heureuses dispositions, les perdent souvent momentanément par suite de la fatigue ou de toute autre cause, et alors ils ne peuvent plus produire aucun effet sur des sujets extrêmement impressionnables au magnétisme, et qu'ils ont déjà magnétisés maintes fois avec succès.

Si l'on essaie de magnétiser les objets matériels afin de les mettre en mouvement et de modifier leurs propriétés naturelles, on rencontre des difficultés plus grandes encore. Il faut alors, en effet, que les ondulations magnétiques se répandent non seulement dans le corps magnétisé, mais aussi dans tous les objets environnants, de manière à remplacer l'équilibre naturel où ils étaient, par un nouvel équilibre où intervienne la force magnétique. Or, pour que le magnétisme animal occupe un vaste espace et qu'il présente cependant en chaque point une intensité suffisante, il faut qu'il soit très énergique et dégagé en grande masse, ce que font peu de magnétiseurs, surtout lorsqu'ils se trouvent mal disposés.

Telles sont les raisons pour lesquelles tous les phénomènes transcendants du magnétisme animal, les surexcitations des sens, la lucidité magnétique, les hallucinations, le somnambulisme, l'extase, les mouvements spontanés ou les transformations des objets matériels, etc., sont extrêmement difficiles à produire, surtout quand on prétend les obtenir en séance publique et à heure fixe. Le magnétisme animal, on ne saurait trop le dire, n'est pas une science, c'est un art. La magnétisation par ondulation est la plus haute expression de cet art, et est entièrement comparable à ce que sont l'inspiration et le génie créateur, en musique, en peinture, en littérature et dans la science elle-même. Or quel est le peintre, le musicien, le littérateur ou le savant, si grand que soit son génie, qui se chargerait de créer un chef-d'œuvre, de trouver une nouvelle idée, en public et le jour qu'on lui indiquerait. Il ne faut pas être plus exigeant pour les magnétiseurs. Ils produisent les phénomènes étonnants du magnétisme animal quand ils le peuvent et non quand ils le veulent, et ceux qui s'engagent à faire des expériences heureuses à jour fixe, présument souvent trop de leur puissance et s'exposent à des insuccès.

C'est là ce qui s'opposera longtemps encore à ce que le magnétisme animal transcendant reçoive des applications pratiques. En effet, pour qu'une méthode puisse être employée utilement et commodément, il faut qu'elle produise ses effets d'une manière régulière et certaine, toutes les fois qu'on en a besoin. Mais si les résultats qu'on voudrait obtenir manquent souvent, ou se font désirer des heures entières, alors ils ne présentent plus qu'un intérêt scientifique et de simple curiosité et l'on renonce à les utiliser dans la pratique, attendant pour cela que l'art se soit perfectionné et se soit rendu maître de tous ses procédés.

§ 9

Diffusion du magnétisme animal

Le magnétisme animal se propage par diffusion, toutes les fois qu'il rayonne simultanément de plusieurs surfaces magnétisantes situées assez près de la peau pour que leurs ondes se coupent à angle droit dans l'intérieur même du corps. Cette diffusion du magnétisme animal se fait exactement comme celle du magnétisme minéral, et tout ce qu'on en a dit, *pag.* 115 et suivantes, lui est entièrement applicable. Elle constitue une nouvelle méthode de magnétisation animale, méthode essentiellement médicale et pratique, qui, j'en suis convaincu, remplacera un jour tous les autres traitements y compris le magnétisme minéral lui-même.

Le magnétisme animal par diffusion a pour caractère essentiel de pouvoir être dirigé avec précision sur les organes qu'on désire, et d'agir sur ceux-ci d'une façon toute locale. En se coupant à angle droit, les ondulations magnétiques se brisent, pour ainsi dire, et s'éparpillent dans la trame des tissus où elles sont immédiatement absorbées, ce qui les empêche de se propager plus profondément et limite leur action aux points seuls où s'opère la diffusion.

Or cette localisation du magnétisme dans les

organes change entièrement la nature des effets qu'il produit. Tandis que les ondulations magnétiques ébranlent toute la substance des personnes magnétisées, leur donnent la lucidité magnétique, les plongent dans le somnambulisme ou l'extase, le magnétisme par diffusion, limitant son action aux points où il est absorbé, a des effets beaucoup moins prononcés et qui le plus souvent restent inaperçus. Il n'offre rien d'extraordinaire, de surnaturel ou de merveilleux, et tout son rôle se borne à agir sur les cellules altérées, à modifier leur texture et leur nutrition, à fortifier leurs courants électriques affaiblis et à rendre ainsi aux tissus les propriétés vitales qu'ils ont perdues.

Cette modestie dans les effets du magnétisme diffusé est complétement compensée par la grandeur des résultats obtenus, car ces altérations des cellules, si infimes en apparence, sont la cause unique de toutes nos maladies, et il suffit de les faire disparaître pour guérir nos souffrances et prolonger la durée de la vie.

Du reste, en examinant les choses de près, les effets produits par le magnétisme ondulant sont beaucoup moins remarquables qu'ils ne le paraissent au premier abord. Sous leur influence les individus magnétisés éprouvent, il est vrai, une modification profonde de tout leur être et particulièrement de leur système nerveux; ils entendent avec les mains, ils voient sans le secours des yeux, ils deviennent lucides, ils tombent dans l'extase et se trouvent pour quelques instants élevés au dessus de la condition humaine; mais, la magnétisation cessée, la nature des choses, un instant vaincue, reprend ses droits et le magnétisé revient à son état ordinaire, ayant les mêmes sens et la même intelligence qu'auparavant. S'il était malade, il est rare que la magnétisation ondulante ne lui procure pas quelque soulagement, mais celui-ci dure peu, et quand par hasard la guérison se maintient, c'est qu'il s'est opéré accidentellement une diffusion magnétique qui a agi sur les cellules altérées et leur a rendu leurs propriétés vitales.

Le magnétisme par diffusion, bien moins actif que l'ondulant, en apparence, est en réalité beaucoup plus efficace. Agissant uniquement sur les points où il est absorbé, concentrant son effet sur quelques cellules seulement, il modifie celles-ci d'une manière profonde et durable, et, sans fracas, sans étalage de merveilleux, il obtient des guérisons complètes, solides et persistantes. Or c'est là tout ce que désire le public, et au fond celui-ci se soucie très peu de tous ces phénomènes surnaturels qui se bornent à flatter son amour pour le merveilleux et sont dépourvus de toute valeur pratique. Sans doute, tous ces effets miraculeux obtenus à l'aide des ondulations magnétiques, ont été utiles et même indispensables autrefois, alors que l'existence du magnétisme animal était mise en question et qu'il fallait prouver, par des faits éclatants, l'influence toute puissante de la volonté humaine sur les autres hommes et sur les objets matériels. Mais aujourd'hui, cette période surnaturelle du magnétisme animal est close. Le fluide magnétique lui-même n'est plus en discussion, tous les esprits sensés admettent sa réalité, mais ce qu'on exige de lui, c'est qu'il se rende utile à l'humanité et se montre bon à quelque chose. Or quel but plus noble et plus grand y a-t-il pour lui que de guérir nos maux, de prolonger notre vie et surtout de prévenir ces morts prématurées, si douloureuses et si injustes. La maladie et la mort ne sont-elles pas la personnification la plus saisissante du mal, et, si la loi de l'homme est de lutter courageusement contre les maux qui l'affligent, quelle plus noble tâche pour les magnétiseurs, eux les représentants naturels de la volonté humaine, que de se mettre à la tête du progrès et d'employer toutes leurs forces à supprimer la maladie et faire reculer la mort!

Le magnétisme par diffusion est non seulement plus utile que celui par ondulation, mais il est surtout infiniment plus pratique.

En effet, comme le magnétisme diffusé agit localement, dans un espace très restreint et seulement sur quelques cellules microscopiques, son influence se fait encore sentir alors même qu'il est extrêmement faible; aussi les expériences de diffusion magnétique réussissent-elles toujours à coup sûr, aussi souvent qu'on le désire et chez toutes sortes de personnes. Ici, il n'est plus besoin, comme pour le magnétisme ondulant, d'agir sur des sujets doués d'une organisation spéciale, mais tout individu impressionnable ou non ressent également les effets du magnétisme diffusé et guérit avec la même facilité. Bien plus, pour diffuser le magnétisme animal dans les tissus et triompher des maladies les plus graves, il n'est nullement nécessaire d'avoir une grande puissance magnétique, d'agir par l'intermédiaire d'une somnambule lucide, ni de faire des miracles, mais il suffit de posséder une force magnétique très ordinaire qui existe naturellement chez beaucoup de personnes et qui n'a besoin, pour être utilisée, que d'être convenablement employée.

En se conformant aux règles contenues dans ce traité, le premier venu, pour ainsi dire, pourra magnétiser par diffusion d'une façon très suffisante, et s'il n'obtient pas toujours des guérisons aussi rapides ni aussi complètes que l'eût fait un médecin magnétiseur, cela tiendra non à la faiblesse de son magnétisme mais à la manière vicieuse dont il l'aura appliqué.

§ 10

Lois de la diffusion du magnétisme animal

Contrairement au magnétisme ondulant que les mains et les yeux dégagent également bien, la magnétisation par diffusion ne peut être pratiquée commodément qu'à l'aide des mains.

En effet, les yeux constituent deux surfaces magnétisantes que sépare une distance invariable de 7 centimètres environ. Il est donc extrêmement difficile de faire couper leurs ondes à angle droit dans l'intérieur du corps; car, pour cela, il faudrait que les yeux ne fussent qu'à 35 millim. de la peau, et, touchassent-ils immédiatement celle-ci, ils ne pourraient jamais diffuser le magnétisme à une profondeur plus grande que 35 millim. Or, ce sont là des conditions de magnétisation tellement mauvaises qu'il est préférable d'y renoncer tout à fait et de réserver les yeux pour le magnétisme ondulant où ils réussissent du reste admirablement.

Les mains sont donc les organes essentiels de la magnétisation par diffusion et elles remplissent toutes les conditions nécessaires pour bien s'acquitter de cette fonction. En effet, en écartant les doigts d'une seule main, on obtient immédiatement cinq surfaces magnétisantes distinctes qu'on peut éloigner les unes des autres à toutes les distances comprises entre quelques millimètres et 10 ou 15 centimètres. Avec une seule main, on peut donc diffuser le magnétisme dans tous les points du corps jusqu'à la profondeur de 5 à 7 centimètres.

Pour obtenir une diffusion plus profonde, une seule main devient insuffisante, mais, en les employant toutes deux à la fois, on peut les écarter de 1 mèt. 50 cent., si on le désire, ce qui permet largement de magnétiser les organes les plus profonds des personnes les plus replètes.

D'un autre côté, grâce à leur extrême mobilité, les mains peuvent se porter dans toutes les directions et s'appliquer sur toutes les parties des sujets magnétisés. Instinctivement et sans que nous ayons besoin de prendre aucune mesure, nous avons la conscience de la distance qui les sépare. De même, si nous voulons écarter les doigts à une distance donnée, nous le faisons avec une rapidité et une précision qui nous viennent de la nature, et que l'exercueil perfectionne encore. Toutes ces circonstances réunies font de la main un outil parfait, à l'aide duquel on peut diffuser le magnétisme dans tous les organes, et cela avec une sûreté et une promptitude qui ne laissent absolument rien à désirer.

Ceci posé, pour obtenir une diffusion magnétique facile, abondante et efficace, la première condition à remplir, c'est que les mains soient appliquées sur la peau même de la personne magnétisée. On obtient ainsi une magnétisation à la fois plus prompte et plus puissante, les cellules épidermiques du magnétiseur se trouvant en contact immédiat avec celles du malade, et leur communiquant directement le fluide animal dont elles se trouvent imprégnées. C'est seulement dans les cas légers, qu'on peut renoncer à cet avantage et magnétiser par dessus les vêtements, afin de ménager la pudeur des femmes. Mais, dans les affections graves, on aurait le plus grand tort de se priver volontairement d'une chance quelconque de succès, et il faut alors magnétiser au contact immédiat, et épiderme contre épiderme.

Les lois de la diffusion du magnétisme animal dans l'intérieur du corps sont du reste fort simples. Elles sont exactement les mêmes que pour le magnétisme minéral et on n'en donnera ici que le résumé, renvoyant pour les détails à la *pag*. 115 et suivantes.

1° Pour diffuser le magnétisme, il faut employer plusieurs surfaces magnétisantes distinctes, telles que les deux mains, par exemple, ou les doigts séparés d'une seule main.

2° Le foyer de la diffusion est à égale distance des surfaces magnétisantes, celles-ci étant supposées de même étendue.

3° La profondeur à laquelle s'opère la diffusion est égale à la moitié de l'intervalle existant entre les surfaces magnétisantes. Si, par exemple, celles-ci sont écartées de 10 centimètres, le foyer de la diffusion sera situé à une profondeur de 5 centimètres.

4° Les dimensions des foyers de diffusion sont égales à celles des surfaces magnétisantes elles-mêmes. Si, par exemple, la main du magnétiseur occupe sur la peau du malade, une surface de 1 centimètre, 1 décimètre carré, l'étendue de la diffusion mesurera 1 centimètre cube dans le premier cas et 1 décimètre cube dans le second.

5° La diffusion magnétique est d'autant plus parfaite qu'elle est produite par des surfaces magnétisantes distinctes plus nombreuses. Ainsi en écartant les doigts des mains, on diffuse beaucoup mieux le magnétisme qu'en les réunissant ensemble.

6° Dans tout ce qui précède, on a supposé que les mains formaient sur la peau des surfaces magnétisantes à peu près égales entre elles, mais, lorsqu'il en est autrement, le foyer de la diffusion magnétique se trouve notablement déplacé; il se rapproche des surfaces magnétisantes les moins larges et est en en même temps moins profond que de coutume.

7° Enfin, la diffusion du magnétisme présente une grande différence dans sa manière d'être et dans ses effets, suivant que les mains du magnétiseur se meuvent pendant le temps qu'elles dégagent le fluide animal ou qu'au contraire elles restent immobiles à la surface de la peau. Dans le premier cas, la magnétisation a lieu par PASSES ou FRICTIONS, dans le second elle se fait par POSES. Mais c'est là un sujet nouveau et très important qui mérite d'être traité dans des paragraphes à part.

§ 11

Poses magnétiques

Pour magnétiser par *poses* il faut, avant de mettre les mains sur la peau, bien préciser à quelle profondeur on veut diffuser le magnétisme dans l'intérieur du corps. Ce premier point établi, si la profondeur fixée ne dépasse pas 5 à 7 centimètres, on peut n'employer qu'une seule main. On en écarte les doigts à une distance double de celle à laquelle on désire opérer la diffusion magnétique, et on les applique sur la peau. On tend alors sa volonté et l'on dégage du magnétisme en ayant bien soin de laisser la main parfaitement immobile jusqu'à ce qu'il se soit écoulé une quantité suffisante de fluide. Cela fait, on cesse de dégager du magnétisme, puis l'on retire sa main pour recommencer la même opération un peu plus loin.

Si la profondeur à laquelle on désire diffuser le magnétisme dépasse 5 à 7 centimètres, il faut employer les deux mains. On les écarte alors à une distance double de celle où se trouve situé l'organe à magnétiser, on les applique sur la peau, puis on tend sa volonté et l'on dégage du fluide en ayant soin de tenir les doigts bien immobiles et de ne point faire varier leur écartement. Aussitôt qu'il s'est écoulé une dose suffisante de magnétisme, on cesse d'en produire, puis on éloigne les deux mains de la peau pour les réappliquer un peu plus loin de la même façon.

Enfin, bien souvent, alors même que l'on veut magnétiser à une profondeur moindre que cinq centimètres, il est plus commode d'employer les deux mains qu'une seule et on obtient ainsi une magnétisation plus rapide, plus précise et mieux répartie.

Mais, dans tous les cas, il est absolument indispensable, si l'on veut magnétiser par *poses*, de cesser le dégagement du fluide chaque fois qu'on déplace les mains, car si on laissait écouler du magnétisme pendant que les mains sont en mouvement, ce ne seraient plus des *poses magnétiques* que l'on ferait, mais des *frictions* ou des *passes*.

Quand on magnétise un organe par poses, il est essentiel de n'en oublier aucune partie, et pour atteindre ce but il convient de procéder avec ordre et en suivant une certaine méthode.

Si la partie à magnétiser est superficielle et peu volumineuse, comme l'œil, par exemple, on se sert d'une seule main, dont on écarte légèrement les doigts et qu'on pose 3 à 4 fois sur le milieu et les côtés de l'organe malade, de manière à ce que toutes les cellules se trouvent comprises au moins une fois dans un foyer de diffusion.

Si l'organe à magnétiser est superficiel et peu volumineux, mais d'une grande longueur, comme un nerf par exemple ou un vaisseau, on emploie encore les doigts d'une seule main et l'on applique ceux-ci successivement sur tout le trajet du nerf ou du vaisseau, de manière à ce que toutes les cellules malades soient atteintes par la magnétisation diffuse.

Si l'organe à magnétiser est profond ou volumineux, il faut recourir aux deux mains et employer alors l'un des procédés suivants :

1° *Magnétisation en surface.* — Pour l'obtenir, on éloigne les mains à la distance voulue, puis on les applique sur la peau, et on les y laisse le temps nécessaire. Alors, sans faire varier leur écartement, on les déplace pour les reposer un peu plus loin, et ainsi de suite jusqu'à ce qu'on ait successivement parcouru toute l'étendue des parties malades. L'opération terminée, la diffusion magnétique se trouve former une couche de tissus plus ou moins profonde et plus ou moins épaisse, mais toujours parrallèle à la surface du tégument. Si cette couche magnétisée ne comprend pas toute l'épaisseur de l'organe malade, on écarte les mains un peu plus qu'on avait fait d'abord, de manière à diffuser le magnétisme plus profondément et l'on recommence la même série d'opération.

2° *Magnétisation en profondeur.* — Dans ce procédé, les mains sont encore appliquées immédiatement sur la peau, mais chaque fois qu'on les déplace, on fait varier leur écartement. Il en résulte que les foyers de diffusion forment des tranches perpendiculaires à la peau et qui pénètrent d'autant plus profondément dans l'intérieur du corps que les mains se trouvent plus éloignées l'une de l'autre.

3° *Magnétisation en épaisseur.* — Dans ce procédé, les mains ne sont pas appliquées immédiatement sur la peau, mais elles s'en éloignent ou s'en rapprochent de quelques centimètres, suivant qu'on veut diffuser le magnétisme à une profondeur plus ou moins grande. Ce procédé est très commode lorsqu'on veut magnétiser toute l'épaiseur du tronc, de la tête ou des membres. On place alors les mains de chaque côté du corps, et, en les éloignant ou en les rapprochant tour à tour de la peau, on magnétise sûrement toute l'épaisseur des parties malades.

4° *Procédés mixtes.* — Enfin on peut combiner entre eux les trois procédés qu'on vient d'indiquer; par exemple, laisser une main immobile sur place et déplacer l'autre, soit en l'éloignant du corps, soit en l'écartant de la main restée fixe. En faisant varier ainsi la situation et la distance des mains, on obtient facilement une diffusion magnétique présentant toutes les dimensions et toutes les formes possibles et par conséquent pouvant s'adapter exactement à n'importe quel organe.

Tels sont les divers procédés pour pratiquer des poses magnétiques. Du reste, leur choix importe peu et le seul point essentiel, quand on magnétise un organe, c'est de diffuser le magnétisme dans toute son étendue, sans négliger une seule cellule. Pour y réussir avec certitude, il faut, par la pensée, diviser l'organe malade en tranches horizontales ou verticales que l'on magnétise successivement, en ayant soin d'empiéter un peu sur les tranches voisines, de manière à ce que la magnétisation soit générale et plutôt double qu'incomplète.

Quelle durée doit-on donner à chaque pose et pendant combien de temps doit-on laisser les mains immobiles sur la peau en dégageant du fluide? Cela dépend entièrement de la maladie traitée et de la puissance du magnétiseur. Mais en général chaque pose ne doit pas durer moins de quelques secondes, ni se prolonger au delà de quelques minutes. Du reste, le magnétiseur sent parfaitement quand l'organe malade a absorbé autant de fluide qu'il en peut prendre et quand il devient inutile de prolonger l'opération. Il se produit alors, sous la main magnétisante, comme une plénitude élastique qui repousse les doigts et les force en quelque sorte à se retirer. Avec l'habitude, cette sensation de répulsion devient instinctive, c'est à dire que la main dégageant du fluide magnétique s'éloigne d'elle-même et par un mouvement automatique, aussitôt que les tissus se trouvent saturés de magnétisme et avant qu'on ait pensé à la retirer. C'est signe que la diffusion magnétique a été poussée aussi loin qu'elle peut l'être, et que l'organe malade se trouve pour le moment complétement saturé de fluide. Bien entendu, cette saturation disparait peu à peu, à mesure que le magnétisme diffusé est absorbé par les cellules. Aussi, au bout de quelques jours ou même de quelques heures, est-il nécessaire de recommencer de nouvelles poses, afin de maintenir constamment les tissus malades dans un état magnétique indispensable à leur guérison.

§ 12

Effets curatifs des poses magnétiques

De même que le magnétisme minéral, le magnétisme animal, transmis par diffusion, donne naissance à des courants trop faibles pour exercer aucune action sensible sur les instruments les plus délicats de la physique. Mais on aurait tort pour cela de nier la réalité de la diffusion magnétique, car elle est prouvée par les guérisons obtenues chez les malades, réactifs beaucoup plus impressionnables et plus intelligents que les instruments les plus parfaits des physiciens. Attribuer ces guérisons à l'imagination, c'est se payer d'un mot et, à mon avis, c'est exactement comme si l'on disait que les malades guérissent parce qu'ils ont horreur de la maladie, de même qu'autrefois l'eau montait, disait-on, dans les pompes parce que la nature avait horreur du vide.

Les *poses magnétiques* agissent exactement de la même façon que les applications solides faites sur la peau avec les substances magnétiques minérales. Chacune des cellules épidermiques par où s'écoule le magnétisme animal, représente une molécule magnétique minérale, et les courants magnétiques dégagés dans l'un et l'autre cas se comportent absolument de même une fois qu'ils ont pénétré dans l'intérieur de nos tissus. Ils se propagent en ondulant, ils se coupent à angle droit, ils se diffusent, ils sont absorbés par les cellules dans lesquelles ou auprès desquelles a lieu cette diffusion, puis cette absorption effectuée, ils servent à modifier la nutrition et la texture des éléments microscopiques malades, ils fortifient les courants électriques de ces derniers ou même au besoin les font renaître et, finalement, ils rendent aux tissus magnétisés les propriétés vitales qu'ils avaient perdues. Pour plus de détails, *voy. pag.* 122.

Les poses magnétiques peuvent différer les unes des autres et produire des effets curatifs variés, suivant qu'elles sont plus ou moins énergiques, plus ou moins étendues, plus ou moins prolongées et renouvelées plus ou moins fréquemment.

1° *Énergie des poses.* — Cette énergie dépend uniquement du magnétiseur qui tend sa volonté avec plus ou moins de force et réussit ainsi à dégager du fluide doué d'une puissance plus ou moins grande. Du reste, le magnétiseur a parfaitement conscience du degré d'énergie de son fluide et, suivant qu'il déploie tous les moyens ou qu'il se modère, suivant qu'il est plus ou moins bien disposé, il sent que le fluide dégagé par lui présente de grandes variations dans son intensité. Mais c'est surtout lorsque l'on compare les divers individus entre eux, que ces différences dans la force du magnétisme deviennent évidentes, les uns pouvant à peine fournir un fluide sans vigueur malgré leurs plus grands efforts, tandis que les autres, sans se donner, pour ainsi dire, aucune peine, réussissent à produire du magnétisme doué d'une grande efficacité.

Ceci établi, l'énergie des poses doit être proportionnée à la violence de la maladie traitée ou pour parler plus exactement, elle doit être en rapport avec l'affaiblissement des courants électriques des cellules et l'altération des propriétés vitales. Ainsi, quand les tissus sont le siége d'une inflammation violente, d'une paralysie complète, ou, ce qui est plus grave, lorsqu'ils sont envahis par une nécrobiose commençante, il faut faire les poses avec toute la force magnétique qu'on peut développer. Parfois même, on a beau tendre sa volonté, on ne peut pas dégager du fluide aussi énergique qu'il le faudrait et l'on n'obtient aucun effet. Lorsqu'au contraire, les cellules se trouvent médiocrement atteintes, qu'elles sont plutôt irritées qu'enflammées, plutôt faibles que paralysées, alors les poses faites avec un magnétisme très peu intense suffisent parfaitement pour obtenir la guérison. Ces cas d'inflammations et de paralysies légères sont heureusement de beaucoup les plus fréquents, surtout lorsqu'on a soin de traiter les maladies dès leur début et sans leur laisser faire de progrès. Aussi les personnes n'ayant qu'une puissance magnétique très médiocre sont-elles parfaitement capables de guérir toutes les maladies légères et de prévenir le développement de la plupart des affections graves. Les seuls cas où elles échouent et où il faille recourir à des magnétiseurs mieux doués, c'est quand le mal est très violent, qu'on lui a laissé faire des progrès fâcheux, qu'on l'a aggravé par des médications funestes et que la paralysie des cellules s'ajoutant à leur inflammation, a déterminé le commencement d'une nécrobiose.

2° *Etendue des poses.* — L'étendue des poses a pour effet de faire varier la quantité du magnétisme qui se diffuse dans l'intérieur des tissus. Cela est évident, une surface magnétisante, dégageant, toutes choses égales d'ailleurs, d'autant plus de fluide, qu'elle est elle-même d'une dimension plus considérable.

Ceci posé, il faut donner aux poses magnétiques une surface d'autant plus grande que la maladie traitée est elle-même plus étendue et qu'elle intéresse un plus grand nombre d'éléments microscopiques. Ainsi, quand une affection est causée par l'altération de quelques cellules seulement, alors il suffit, pour la guérir, de faire des poses magnétiques très petites et rien qu'avec l'extrémité des doigts. Lorsque, au contraire, le mal s'étend au loin, qu'il occupe des organes entiers et envahit un très grand nombre de cellules, alors il faut employer des poses magnétiques plus larges, faites avec toute la pulpe des doigts, ou même avec toute la paume des mains.

3° *Durée des poses.* — La durée des poses, la magnétisation étant supposée la même, dépend du temps nécessaire pour saturer les cellules de magnétisme. Or, en général, cette saturation magnétique s'opère d'autant plus promptement que les cellules sont plus grandes et qu'elles contiennent dans leur intérieur moins de noyaux et de granulations moléculaires. Ainsi les cellules de graisse et celles de l'épiderme se saturent très facilement; les cellules des os, des cartillages, des fibres élastiques et conjonctives sont déjà plus difficiles à saturer ; celles du sang, de la lymphe et des glandes le sont encore davantage; enfin, les fibres musculaires et les cellules nerveuses sont celles qui offrent le plus de résistance à la pénétration du magnétisme et qui l'absorbent en plus grande quantité, aussi est-ce dans les maladies de ces tissus, que les poses doivent être prolongées le plus longtemps.

4° *Fréquence des poses.* — Enfin, les poses doivent être renouvelées d'autant plus fréquemment que les cellules atteintes de maladies consomment plus promptement le magnétisme diffusé dans leur intérieur et offrent des variations plus profondes et plus rapides dans les phénomènes dont elles sont le siége. Ainsi, dans les affections aiguës, là où les symptômes du mal changent souvent entièrement d'aspect, non seulement d'un jour à l'autre, mais encore d'heure en heure, il faut répéter fréquemment les poses magnétiques et les recommencer deux ou troisfois par jour, ou même toutes les heures et toutes les demi-heures.

Dans les maladies chroniques, au contraire, là, où le mal a naturellement une marche lente et ne présente pas de modifications visibles, d'une semaine ou d'un mois à l'autre, on peut, sans aucun inconvénient, renouveler les poses beaucoup moins souvent, et seulement tous les deux ou trois jours, ou même toutes les semaines.

§ 13

Frictions et passes magnétiques

Les *frictions* et les *passes* magnétiques diffèrent des *poses* en ceci : c'est que la main du magnétiseur se déplace tout en dégageant du fluide, au lieu de rester immobile comme elle le fait pendant les poses.

Ce qui maintenant distingue les *frictions* des *passes*, c'est que dans les premières, la main magnétisante touche immédiatement la peau qu'elle frotte plus ou moins fort, tandis que dans les passes, cette même main est éloignée du corps et agit à distance. Du reste, passes et frictions ont cela de commun qu'elles doivent toujours être faites les doigts écartés les uns des autres à une distance telle que le magnétisme dégagé se diffuse dans les tissus sur lesquels on veut agir. Les passes et les frictions, qu'on ne l'oublie pas, ne sont que des *poses magnétiques mobiles*, et toutes les règles indiquées dans le paragraphe 11, pour l'exécution des poses, s'appliquent en touts points à celle des frictions et des passes.

I. Frictions magnétiques. — Elles se divisent en plusieurs espèces suivant le sens dans lequel on les fait :

1° *Frictions ascendantes.* — Elles sont dirigées des pieds vers la tête. Pour les faire, on dégage du magnétisme tant que la main frictionne de bas en haut, puis, lorsqu'elle est arrivée au bout de sa course, on cesse de produire du fluide et l'on redescend la main pour recommencer une nouvelle friction.

2° *Frictions descendantes.* — Elles sont dirigées de la tête aux pieds. Pour les obtenir on fait le contraire de tout à l'heure : on dégage du magnétisme tandis que la main se porte de haut en bas et on retient le fluide pendant que la main remonte à son point de départ pour recommencer une nouvelle friction.

3° *Frictions alternatives.* — Elles sont constituées par une suite ininterrompue de frictions ascendantes et descendantes, la main ne cessant pas de dégager du fluide pendant tout le temps qu'elle frictionne et qu'elle se dirige en haut ou en bas.

4° *Frictions circulaires.* — Comme dans les précédentes, la main dégage du magnétisme sans interruption, mais au lieu d'exécuter un mouvement de va et vient, elle décrit des cercles parfaits ou des ovales plus ou moins allongés.

5° *Frictions centrifuges.*—Ces frictions peuvent être faites à la rigueur avec une seule main, mais il est ordinairement plus commode et plus expéditif de les exécuter avec les deux mains à la fois. Pour les obtenir, on procède de la manière suivante. Soit un organe à magnétiser, l'estomac par exemple : on pose les deux mains sur le centre de cet organe, puis on dégage du magnétisme et on les éloigne l'une de l'autre en ligne droite jusqu'à ce qu'on soit arrivé aux bords de l'estomac. Cela fait, on cesse de dégager du magnétisme, on reporte les doigts au centre de l'estomac, on dégage du fluide et on écarte encore les mains, mais dans une autre direction que tout à l'heure, et ainsi de suite jusqu'à ce qu'on ait parcouru, pour ainsi dire, tous les rayons de l'estomac et que toute la surface de cet organe ait été frictionnée.

6° *Frictions centripètes.*—Elles ressemblent aux précédentes, sauf qu'elles sont dirigées en sens opposé et qu'on dégage le magnétisme pendant que la main se porte de la circonférence de l'organe magnétisé vers son centre, retenant au contraire son fluide quand la friction se fait dans la direction opposée.

7° *Frictions mixtes.*—Elles sont constituées par une suite non interrompue de frictions centripètes et centrifuges, la main dégageant du magnétisme d'une façon continue, aussi bien quand elle s'éloigne du centre de l'organe que lorsqu'elle s'en rapproche. Ces frictions s'exécutent habituellement avec une seule main et se confondent dans la pratique avec les frictions alternatives et circulaires.

II. Passes magnétiques. Ce qui caractérise les passes, a-t-on dit, c'est que la main agit à distance de la peau au lieu de la frictionner directement. Elles sont de trois espèces seulement, savoir :

1° *Passes attractives.* — Pour les exécuter, on met la main sur la peau, on lui fait dégager du magnétisme, puis on l'éloigne lentement du corps jusqu'à la distance de 10, 20 ou 30 centimètres. Alors on cesse de produire du fluide, puis on replace les doigts sur un point voisin, pour recommencer la même opération.

2° *Passes répulsives.* — Elles ressemblent exactement aux précédentes, sauf qu'on dégage le magnétime quand la main se rapproche de la peau, et qu'on retient, au contraire, son fluide quand les doigts ont touché la surface du corps et qu'ils s'en éloignent.

3° *Passes alternatives.* — Elles sont constituées par une série continue de passes alternatives et répulsives, les doigts dégageant du fluide sans interruption, soit qu'ils s'éloignent de la peau, soit qu'ils s'en rapprochent.

III. Massages magnétiques. — Enfin, on peut combiner les passes avec les frictions magnétiques. On obtient alors le *massage magnétique*, procédé dans lequel on frictionne fortement la peau en malaxant et en pétrissant, pour ainsi dire, les parties molles placées au dessous. Il en résulte un déplacement des doigts de 1 ou 2 centimètres qui suffit pour produire les effets propres aux passes magnétiques.

§ 14

Effets curatifs des frictions et des passes magnétiques

Les frictions et les passes magnétiques, par cela seul qu'elles sont produites par du magnétisme en mouvement, empruntent à cette particularité une propriéte nouvelle dont les poses et les applications magnétiques minérales se trouvent entièrement dépourvues. Voici en quoi consiste cette propriété :

Le magnétisme animal, lorsqu'il est en mouvement, semblable en cela à l'électricité, entraîne avec lui les liquides où il se diffuse et les déplace dans le même sens que celui où il circule lui-même. Il résulte de là que les passes et les frictions magnétiques agissent peu ou point sur les cellules elles-mêmes, le déplacement continuel du magnétisme l'empêchant de se fixer dans un élément microscopique, d'y être absorbé et de lui rendre ses propriétés vitales. Mais, par contre, les passes et les frictions exercent l'action la plus prononcée sur les liquides contenus dans nos tissus. Elles déplacent ces liquides, elles les transportent dans une direction ou dans une autre et acquièrent ainsi une influence capitale, quoique indirecte, sur la nutrition et la vitalité des cellules. Chacun sait, en effet, que les liquides jouent un rôle extrêmement important dans tous les phénomènes de la vie. Suivant qu'ils sont en quantité trop grande ou trop petite, qu'ils stagnent ou sont renouvelés trop souvent, ils altèrent les propriétés vitales des cellules et causent ou entretiennent la paralysie, l'inflammation, la nécrobiose de nos tissus. Des passes et des frictions magnétiques convenablement appliquées pendant le cours des maladies peuvent donc avoir pour la santé les conséquences les plus heureuses et réaliser des guérisons qu'on n'eût certainement pas obtenues sans leur concours. Cette action curative du magnétisme en mouvement est d'autant plus précieuse, qu'il est seul à la posséder et qu'aucun autre remède ne présente une semblable propriété. Du reste, il est à peine nécessaire de le dire, les frictions et les passes magnétiques déplacent les liquides du corps humain de diverses façons, suivant qu'elles mêmes sont dirigées dans un sens ou dans un autre ; ainsi :

Les *frictions ascendantes* faites sur un organe en chassent les liquides de bas en haut et les font remonter vers la tête.

Les *frictions descendantes* ont une action toute opposée et poussent ces mêmes liquides de haut en bas vers les pieds.

Les *frictions alternatives* et *circulaires* ne chassent pas les liquides contenus dans l'organe magnétisé, mais elles les déplacent rapidement de bas en haut et de haut en bas, elles les font circuler dans les tissus, entrer un instant dans les cellules pour en ressortir aussitôt, toutes choses extrêmement favorables à la bonne nutrition des éléments microscopiques, et au rétablissement de leurs propriétés vitales.

Les *frictions centrifuges* vident l'organe magnétisé des liquides qu'il contient ; elles en expulsent le sang, la sérosité et les humeurs diverses qui s'y trouvent en excès dans un grand nombre de maladies, notamment dans toutes les inflammations. Il en résulte une diminution du gonflement et des douleurs causés par l'afflux exagéré des liquides, et partant une grande amélioration de tous les symptômes présentés par le malade.

Les *frictions centripètes* ont une action toute contraire. Elles font affluer les liquides dans les tissus magnétisés ; par conséquent elle conviennent toutes les fois qu'un organe est atteint d'anémie et ne remplit plus convenablement ses fonctions faute de contenir du sang en quantité suffisante.

Les *frictions mixtes*, c'est à dire alternativement centripètes et centrifuges, ne changent pas la quantité absolue des liquides contenus dans les organes, mais elles renouvellent ces liquides, elles chassent ceux qui s'y trouvaient auparavant en les remplaçant immédiatement par d'autres fluides empruntés aux parties voisines. De plus ces frictions mixtes ont tous les avantages des frictions alternatives et circulaires décrites tout à l'heure. Le sang et les humeurs qu'elles ont renouvelés, elles les font circuler dans l'intérieur des cellules, et partant elles exercent ainsi l'influence la plus heureuse sur la nutrition des tissus et sur leurs propriétés vitales.

Les *passes magnétiques* déplacent également les liquides du corps humain comme le font les frictions. Seulement ce déplacement a lieu ici perpendiculairement à la peau, et des parties profondes vers la surface du corps ou en sens contraire.

Ainsi quand les passes sont àttractives, elles attirent les fluides contenus à l'intérieur du corps et les font affluer dans les parties superficielles, notamment vers la peau.

Lorsqu'au contraire, les passes sont *répulsives*, elles chassent le sang et les humeurs qui se trouvent dans le tégument et les organes voisins et les forcent à se reporter plus profondément dans le corps.

Enfin, quand les passes sont *alternatives*, elles ne

changent pas la quantité absolue des liquides contenus dans l'organe magnétisé, seulement elles remplacent ces liquides par d'autres venus de l'intérieur et les renouvellent ainsi d'une manière complète. De plus, les passes alternatives, par le va-et-vient qu'elles impriment aux liquides des tissus magnétisés, favorisent la nutrition de ces derniers, exactement comme le font les frictions alternatives et circulaires.

Quant aux *massages magnétiques*, ils présentent réunies toutes les propriétés des frictions et des passes. Ils déplacent, dans tous les sens, les liquides des organes massés, ils les renouvellent rapidement, ils les font circuler dans l'intérieur des éléments microscopiques et impriment ainsi une grande activité à tous les phénomènes de la nutrition.

De même que les poses, les frictions et les passes possèdent des propriétés curatives différentes, suivant que leur magnétisme est plus ou moins énergique, qu'elles occupent une plus ou moins grande étendue, qu'elles durent plus ou moins longtemps, et enfin qu'on les répète plus ou moins fréquemment.

Les frictions et les passes magnétiques doivent être douées d'énergie, lorsque les liquides contenus dans les organes magnétisés sont difficiles à déplacer et offrent une grande résistance au fluide magnétique qui tend à les entraîner avec lui. Lorsqu'au contraire les liquides des tissus y sont assez mobiles, et c'est heureusement ce qui a lieu d'ordinaire, des passes et des frictions d'une énergie médiocre suffisent parfaitement pour les transporter dans la direction qu'on désire.

Les passes et les frictions magnétiques doivent être étendues et pratiquées avec de larges surfaces magnétisantes, lorsque les liquides qu'on veut déplacer sont très abondants et infiltrent une grande masse de tissus. Dans le cas contraire, lorsqu'il s'agit de mettre en mouvement une petite quantité de sang ou d'humeur, des frictions et des passes faites avec les extrémités de deux ou trois doigts, suffisent parfaitement pour obtenir le résultat souhaité.

Les frictions et les passes doivent être prolongées longtemps, 5, 10 et 15 minutes, lorsque l'on opère sur des tissus denses, serrés, pauvres en vaisseaux, et dans lesquels le sang et la sérosité se déplacent avec peine. Mais, dans les organes spongieux et vasculaires, là où les liquides circulent librement, des frictions et des passes de quelques minutes seulement sont tout ce qu'il faut, et il est inutile de les faire durer plus longtemps.

Enfin, les frictions et les passes doivent être répétées souvent, deux ou trois fois par jour et même toutes les heures, dans les maladies aiguës, l'effet produit par le magnétisme étant alors peu durable et se trouvant bientôt détruit par la force du mal. Dans les affections chroniques, au contraire, les frictions et les passes peuvent être beaucoup plus rares et faites seulement tous les deux ou trois jours ou même toutes les semaines.

§ 15

Magnétisme et diamagnétisme animal

On a vu déjà, *pag*. 136, que nous avions deux sortes de volonté :

1° La volonté agissante ou volonté proprement dite, siégeant dans les cellules nerveuses situées à l'intérieur de la pulpe cérébrale.

2° La volonté attentive ou attention, localisée, elle, dans les cellules de la surface du cerveau.

En tendant fortement sa volonté ou son attention, on peut donc à son choix dégager du fluide de deux espèces et produire, soit du *magnétisme de mouvement*, soit du *magnétisme de sentiment*.

Ces deux sortes de magnétisme animal correspondent exactement aux deux fluides du magnétisme minéral : le *magnétisme* proprement dit et le *diamagnétisme*. Des expériences aussi concluantes que nombreuses m'ont, en effet, démontré avec la dernière évidence que la volonté proprement dite correspondait au magnétisme minéral, et l'attention au diamagnétisme. Et il ne s'agit pas ici d'une simple analogie, mais bien d'une identité complète. La volonté et le magnétisme d'une part, l'attention et le diamagnétisme de l'autre, donnent absolument les mêmes résultats. Ils réussissent ou échouent dans les mêmes cas, et peuvent se suppléer parfaitement l'un l'autre. Bien souvent dans le traitement d'une maladie, j'ai remplacé le fluide minéral par le fluide animal correspondant, ou au contraire, j'ai cessé celui-ci pour employer le premier, et cela plusieurs fois de suite, sans jamais observer aucun accident fâcheux ni que la guérison fût moins rapide ou moins certaine.

Il y a donc un magnétisme et un diamagnétisme animal, comme il existe un magnétisme et un diamagnétisme minéral. C'est là un fait capital qui relie étroitement le magnétisme animal au minéral, et établit de la manière la plus satisfaisante l'unité de la médecine magnétique. Aussi, à l'avenir emploierons-nous les mots de magnétisme et de diamagnétisme animal pour désigner les fluides dégagés par l'effort de la volonté agissante ou de l'attention.

On sait que le magnétisme et le diamagnétisme ont dans le traitement des maladies des effets entièrement opposés. *Voy. pag.* 127. Dans la pratique il est donc essentiel de pouvoir produire à son gré l'un ou l'autre de ces fluides, et c'est ce qu'on obtiendra facilement en se conformant aux règles suivantes :

Pour magnétiser, il faut tendre sa volonté et la diriger sur les muscles de l'avant-bras et de la main, de manière à ce qu'elle s'écoule par les ongles, l'extrémité des doigts ou la paume des mains. Cependant, en dirigeant sa volonté sur les muscles en question, il faut bien se garder de les contracter énergiquement, car cette contraction, non seulement fatiguerait beaucoup, mais de plus serait nuisible et pourrait même empêcher le dégagement du magnétisme. En effet, celui-ci n'est que l'excès de la volonté qui, ne trouvant pas à s'employer à l'intérieur du corps, se dégage à l'extérieur. Or, si l'on contracte énergiquement les muscles aboutissant aux mains, il est évident que toute la volonté dépensée de cette façon se trouvera complétement perdue pour le magnétisme, puisqu'elle sera absorbée au profit personnel du magnétiseur.

Pour la même raison, le magnétiseur doit ménager sa volonté d'une manière générale, et ne pas l'employer à contracter inutilement les muscles de son corps. Il doit donc opérer assis plutôt que debout et éviter toute position fatigante ou forcée.

Sans doute, les personnes douées d'une volonté très énergique peuvent encore magnétiser, tout en restant debout et en contractant diverses parties du corps. Mais les individus moins heureusement organisés ne sauraient suffire à une si grande dépense de fluide; si elles essaient de le faire, elles sont prises bientôt de crampes dans les mains, de tremblement dans les bras, de fatigue dans tout le corps, et elles deviennent incapables de produire aucun effet magnétique.

Tendre énergiquement sa volonté et la diriger vers les mains, mais sans faire aucun effort, sans contracter énergiquement ses muscles et en laissant écouler à l'extérieur tout le fluide qu'on a degagé, tel est le moyen de magnétiser avec efficacité et sans fatigue, et celui qui ne saurait se conformer à cette règle n'est pas né magnétiseur et probablement ne le deviendra jamais.

Pour *diamagnétiser* il faut, laissant sa volonté de

côté, concentrer toute son attention et la diriger vers les mains, mais en se gardant bien de s'occuper des impressions reçues par ces dernières. Si, en effet, l'attention se trouve employée à percevoir les sensations extérieures, elle ne peut plus être émise au dehors et le diamagnétisme dégagé se trouve complétement nul ou du moins très affaibli. Bien plus, tout le temps de l'opération, il faut autant que possible ne tenir aucun compte des impressions qui frappent les divers sens, car l'attention serait ainsi détournée de son véritable objet qui est, non de percevoir les sensations du magnétiseur, mais de s'échapper de ce dernier et de pénétrer dans le corps du magnétisé pour y être utilisé comme remède.

En résumé, pour magnétiser, il faut vouloir énergiquement sans produire cependant aucun mouvement volontaire.

Pour diamagnétiser, il faut déployer toute l'attention dont on est susceptible, sans cependant faire attention aux sensations qu'on peut éprouver.

Dans les deux cas il faut, non pas agir sans agir, ou sentir sans sentir, ce qui serait contradictoire, mais il faut agir au dehors de soi et non au dedans de soi, sentir au dehors de soi et non au dedans de soi, l'extériorité de la volonté et de l'attention étant en définitive tout le magnétisme animal. Je demande pardon de ces redites, mais la question est tellement importante pour la pratique du magnétisme animal, qu'on ne saurait y insister trop, même au prix de quelques répétitions.

§ 16

Effets curatifs du magnétisme et du diamagnétisme animal

Suivant que le magnétiseur tend sa volonté ou concentre son attention, suivant qu'il dégage du magnétisme ou du diamagnétisme, les poses, les frictions, les passes qu'il fait sont elles-mêmes magnétiques ou diamagnétiques, produisent des effets différents et ne doivent pas être employées dans les mêmes maladies ni contre les mêmes symptômes.

1° *Poses.* — Les poses faites avec le magnétisme animal ont les propriétés curatives des applications pratiquées avec les substances minérales magnétiques. *Voy. pag.* 128. Elles conviennent donc dans les paralysies des cellules, lorsque celles-ci éprouvent un affaiblissement de leur courant électrique direct et présentent un ralentissement ou une cessation complète de leurs fonctions. En se diffusant dans l'intérieur des organes magnétisés, le magnétisme animal est absorbé par les éléments microscopiques malades, il modifie leur texture et leur nutrition, il fortifie leur courant électrique direct et rend ainsi aux tissus les propriétés vitales qu'ils avaient perdues. Quand les poses sont constituées par du diamagnétisme animal, leur action est en tout point comparable à celle des poudres minérales diamagnétiques appliquées sur la peau. Sans aucune utilité contre les paralysies des cellules, elles guérissent les inflammations de ces dernières, et on doit les employer toutes les fois que les éléments microscopiques présentent une surexcitation de leurs phénomènes vitaux. De même que le magnétisme, le diamagnétisme se diffuse dans les tissus et s'y trouve absorbé, mais, au lieu de fortifier le courant direct des cellules, il fortifie leur courant renversé, et combat ainsi tous les accidents inflammatoires produits par la faiblesse de ce dernier courant.

Ainsi donc, les poses magnétiques conviennent dans toutes les maladies de nature paralytique, c'est à dire toutes les fois qu'il y a faiblesse, langueur ou véritable paralysie.

Les poses diamagnétiques doivent, au contraire, être employées dans les maladies de nature inflammatoire, c'est à dire toutes les fois que les organes sont excités, irrités ou véritablement enflammés.

Enfin, lorsqu'il y a nécrobiose des tissus, c'est à dire lorsque les cellules présentent un affaiblissement simultané de leur courant direct et de leur courant renversé, qu'elles ont perdu, en même temps, toutes leurs propriétés vitales, et qu'elles sont en un mot dans un état de mort plus ou moins avancé, alors, il faut pratiquer alternativement des poses magnétiques et diamagnétiques, et diffuser tour à tour dans les tissus malades du magnétisme et du diamagnétisme, afin de fortifier en même temps les deux courants des cellules nécrobiosées et de restituer à celles-ci leur première vitalité.

2° *Frictions et passes.* — De même que les poses, les frictions et les passes peuvent être faites avec du fluide magnétique ou diamagnétique et possèdent, dans les deux cas, une action médicale toute différente.

Les passes et les frictions magnétiques exercent une action mécanique sur les tissus, elles produisent du mouvement et notamment déplacent suivant diverses directions les liquides contenus dans les vaisseaux et dans la trame des organes. Ces sortes de frictions et de passes sont les plus faciles à exécuter, elles n'exigent qu'une faible tension de la volonté et c'est uniquement à elles qu'on a fait allusion, lorsqu'on a décrit, *pag.* 180, les effets médicaux du magnétisme en mouvement.

Les frictions et les passes diamagnétiques sont au contraire d'une exécution assez délicate, parce qu'il faut concentrer fortement son attention en même temps qu'on imprime aux mains des mouvements volontaires, ce qui complique l'émission du diamagnétisme, et peut même parfois y mettre obstacle. Lorsqu'on réussit à les bien faire, ces frictions et ces passes, se diffusant dans les tissus, y donnent naissance, non à des mouvements, mais à des sensations diverses, de compression, de pincement, de plénitude, de tiraillement, de chaleur, de froid, d'odeur, de saveur, de son et de couleur, etc. Bien plus, lorsque ces frictions et ces passes diamagnétiques sont très énergiques et appliquées sur les organes des sens, sur les nerfs, la moelle épinière ou le cerveau, elles peuvent produire tous les effets extraordinaires du magnétisme par ondulation et amener la surexcitation des sens, la lucidité magnétique, les hallucinations, le somnambulisme et l'extase.

Tous ces phénomènes de magnétisme transcendant n'ont aucune utilité médicale, mais il n'en est pas de même des sensations diverses provoquées par les frictions et les passes diamagnétiques d'une intensité ordinaire.

Ces sensations combattent en effet très heureusement certains symptômes des maladies du système nerveux, notamment la douleur des névralgies et la paralysie des organes des sens.

3° *Ondulations magnétiques et diamagnétiques.* — Au lieu d'être appliqués à l'aide de poses, de frictions et de passes, et d'être diffusés localement dans l'intérieur des organes, le magnétisme et le diamagnétisme animal peuvent se propager par ondulations, se répandre dans la totalité du corps, en ébranler toute la substance, l'imbiber en quelque sorte de fluide et plonger ainsi les personnes magnétisées dans deux états bien différents : l'un magnétique, c'est le *somnambulisme*, l'autre diamagnétique, c'est l'*extase*. *Voy. pag.* 151. Mais, de plus et cela rentre tout à fait dans notre cadre, les ondulations magnétiques et diamagnétiques possèdent des propriétés médicales importantes que nous allons indiquer :

Pour magnétiser par ondulation, il faut se placer à 1 ou 2 mètres du malade, de manière à ce que les ondes magnétiques, parties des mains et des yeux, soient sensiblement parallèles et ne se coupent pas à angle droit dans l'intérieur du sujet en expérience. Alors, si ce sont des ondulations magnétiques qu'on désire produire, on tendra sa volonté, on la dirigera sur les muscles des yeux, des avant-bras et des mains, sans cependant contracter ces muscles énergiquement, car ce serait autant de force perdue pour la magnétisation, mais en se bornant à maintenir les yeux fixes, les mains immobiles, sans fatigue, sans raideur ni effort. Les ondulations magnétiques parties du blanc des yeux et de l'extrémité des doigts, se propagent en ligne droite dans l'atmosphère et arrivent sans s'être diffusées jusqu'au malade qu'elles traversent de part en part comme un rayon de lumière traverse un morceau de cristal. Par leur passage continu et en se succédant rapidement les unes aux autres, ces ondulations magnétiques ébranlent toutes les molécules du corps et combattent ainsi très heureusement certains symptômes généraux qui ne sont pas localisés dans un ou plusieurs organes, mais se trouvent occuper en même temps toutes les parties de l'individu. Ces symptômes guéris ou améliorés par le magnétisme ondulant sont : l'inertie, la faiblesse du système nerveux, le ralentissement de la circulation, l'appauvrissement du sang et des humeurs, en un mot, l'allanguissement simultané de toutes les fonctions, allanguissement qui se montrant dans tous les tissus à la fois, ne peut être traité évidemment qu'à l'aide d'une médication générale comme celle constituée par le magnétisme ondulant.

Pour dégager des ondulations diamagnétiques, on s'éloigne, comme tout à l'heure, de 1 à 2 mètres du malade, mais, au lieu de tendre sa volonté, on laisse celle-ci oisive et l'on concentre toute son attention que l'on dirige vers les yeux et les mains. Les ondulations magnétiques parties de la prunelle et de la peau des mains, traversent l'espace en ligne droite sans se briser, et arrivent jusqu'au sujet magnétisé qu'elles pénètrent de part en part, et dont elles ébranlent toute la substance. Il en résulte une modification profonde du corps tout entier, qui combat très heureusement les symptômes généraux de l'inflammation tels que : la fièvre, la chaleur de la peau, l'accélération de la respiration et de la circulation, la surexcitation du système nerveux, les malaises, les indispositions dont on ne saurait préciser le siége, enfin tous ces états d'échauffement, d'irritation ou d'inflammation qui se montrent en même temps dans tous les points du corps, et qu'il serait impossible de traiter avec le magnétisme diffusé, car on ne saurait où faire les poses, les frictions et les passes.

§ 17

Remèdes magnétiques agissant sur la peau

Les procédés employés pour faire les poses magnétiques, *voy. pag.* 166, peuvent servir également pour diffuser le magnétisme animal dans les bains, les cataplasmes, les injections, les tisanes, les boissons, les aliments, etc., et communiquer à ces diverses substances des propriétés curatives.

Tous les corps naturels sont susceptibles d'être magnétisés et conservent plus ou moins longtemps le fluide qu'on y a diffusé; mais les substances provenant d'êtres vivants, et contenant des principes putrescibles et fermentescibles, sont sous ce rapport bien supérieures aux matières minérales. Celles-ci perdent le magnétisme qu'on y a diffusé peu de temps après l'avoir reçu, tandis que les substances animales ou végétales le gardent facilement pendant plusieurs heures ou même un jour ou deux. Cela vient de ce qu'elles contiennent soit de véritables cellules parfaitement organisées, soit des granulations moléculaires provenant de tissus brisés. Or ces granulations, ces cellules, constituent autant de réservoirs où le magnétisme diffusé se concentre et s'emmagasine et peut ensuite, sous cette nouvelle forme, être appliqué sur la surface du corps ou introduit dans son intérieur. De là deux classes de remèdes magnétisés suivant qu'ils agissent sur la peau ou sur les muqueuses.

REMÈDES MAGNÉTIQUES APPLIQUÉS SUR LA PEAU :

1° *Bains magnétiques.* — Le bain le plus facile à magnétiser et qui conserve le plus longtemps le fluide qu'on y a diffusé, c'est le bain de son, chaque pellicule de cette substance formant un petit réceptacle où le magnétisme s'accumule et se conserve.

Cependant les bains de tripes et surtout ceux de sang seraient encore plus faciles à magnétiser que ceux de son. Mais outre que ces sortes de bains sont assez difficiles à se procurer, ils répugnent à grand nombre de personnes et ne peuvent être employés que dans des cas de maladies graves ou rebelles.

Pour magnétiser un bain il faut procéder par poses : on plonge les deux bras nus jusqu'au fond de la baignoire, puis on les porte dans toutes les directions, jusqu'à ce que toute l'eau du bain se trouve magnétisée. Cette opération est longue à cause de la grande masse de liquide sur laquelle il faut agir, mais aussi, si on a eu soin de l'accomplir scrupuleusement, on obtient un bain d'une grande efficacité curative.

Les bains magnétiques doivent être pris à une température tiède et sans qu'on y sente ni chaud ni froid. On y restera vingt minutes environ et bien entendu sans en renouveler l'eau, à moins que le liquide ajouté ne soit lui-même magnétisé.

Malgré tout le bien qu'ils font, il ne faut pas user trop souvent des bains magnétiques, car ils finiraient par affaiblir et énerver les malades et les rendre trop impressionnables au magnétisme. Sauf exceptions, il suffit d'en prendre un tous les quinze jours, ou tout au plus toutes les semaines.

Lavages magnétiques. — On les pratique sur les membres, la poitrine, le ventre, le front, les joues, etc.; ils remplacent très avantageusement les bains, car ayant une action locale, ils fatiguent beaucoup moins et on peut les répéter sans inconvénient plusieurs fois par jour. On les fait avec de l'eau ordinaire, ou additionnée d'alcool, de vinaigre, de sel, etc., et qui suivant les cas, peut être froide, tiède ou chaude. Après avoir magnétisé par poses ces divers liquides, on y plonge une éponge ou un linge également magnétisé et avec lesquels on lave à plusieurs reprises les parties sur lesquelles on désire agir. On obtient ainsi des effets curatifs tenant à la fois du bain et de la friction magnétiques et rendant les plus grands services dans bon nombre de maladies.

Cataplasmes magnétiques. — Ces cataplasmes peuvent être faits avec de la farine de graine de lin, de la fécule de pomme de terre, de la mie de pain, des feuilles de diverses plantes, etc., qu'on cuit au degré convenable, et qu'on enveloppe ensuite soigneusement dans de la gaze. Toutes ces substances se magnétisent très facilement et pour longtemps parce qu'elles sont constituées par des cellules qui diffèrent à peine des nôtres. Chacune de ces cellules, une fois magnétisée, devient en quelque sorte un petit aimant qui agit directement sur les éléments microscopiques du malade et diffuse dans ceux-ci le magnétisme qu'il possède lui-même. Du reste, rien de plus simple que de magnétiser un cataplasme; il suffit pour cela de procéder par poses en le tenant entre les mains écartées à distance convenable et, s'il est trop chaud, en le mettant sur une assiette, où on le magnétise à distance.

Le cataplasme étant imprégné de magnétisme en quantité convenable, on l'applique sur la peau en le fixant aussi solidement que possible, de manière à ce qu'il reste bien en place. Son effet magnétique se fait ordinairement sentir au moins pendant une heure ou deux, et, aussitôt qu'il commence à diminuer, il faut remagnétiser le cataplasme sur place et sans l'enlever. Cependant, en été, il convient de ne pas garder le même cataplasme plus de quatre ou cinq heures, car alors il fermente, s'aigrit et se putréfie et irrite les parties sur lesquelles il se trouve appliqué.

Emplâtres et papiers chimiques magnétisés. — Les emplâtres, le sparadrap, le papier chimique prennent assez bien le magnétisme. On les magnétise par poses avant de les appliquer, puis on les laisse sur la peau tant qu'ils y collent bien, en ayant soin de les remagnétiser de temps en temps lorsque leur effet commence à s'affaiblir. Quand les emplâtres, le papier chimique ne tiennent plus bien, ou qu'ils rougissent et irritent la peau, il faut les enlever, car alors ils n'ont plus aucune utilité ou même produisent un effet nuisible.

Pansements magnétiques. — Les diverses pièces de pansements, les bandes, les compresses, la charpie, la ouate, étant constituées par des cellules végétales, prennent très bien le magnétisme diffus et le conservent longtemps, et il suffit, pour leur communiquer des propriétés curatives précieuses, de les tenir quelque temps entre les doigts, en même temps qu'on dégage du fluide animal en quantité convenable.

Si l'on se servait dans le pansement de cérat ou d'un autre corps gras, il faudrait également les magnétiser, mais seulement lorsqu'ils se trouvent étendus en couche mince sur le linge ou la charpie, leur magnétisation étant alors beaucoup plus facile.

Bandages, literie, habillements magnétiques. — Les divers bandages, les appareils orthopédiques, les bas élastiques, les effets de literie, les draps, les couvertures, les matelas, les oreillers, les traversins, les pièces d'habillement, notamment celles qui touchent la peau, tels que les gilets de flanelle, les caleçons, les bas, les chemises, les bonnets, les chapeaux, les gants, etc., prennent facilement le magnétisme et le conservent très bien. Ils sont, en effet, constitués par des filaments textiles, des crins, des plumes, de la peau, toutes substances faites de cellules et partant très propres à emmagasiner le fluide magnétique.

Du reste, cette magnétisation n'offre aucune difficulté. Elle se fait par *poses* exactement comme pour le corps humain lui-même. Elle est parfois assez laborieuse à cause du volume ou de l'étendue des objets à magnétiser, mais elle produit les meilleurs effets, et c'est une ressource précieuse dont on aurait grand tort de se priver.

§ 18

Remèdes magnétiques agissant sur les muqueuses

1° *Injections magnétiques.* — On les fait avec des décoctions de guimauve ou de graine de lin. On les magnétise par poses, *voy. pag.* 166, soit en y plongeant les doigts, soit en tenant entre les mains le vase qui les contient ; il faut aussi avoir soin de magnétiser d'avance les seringues et les irrigateurs dont on se sert, afin que ces instruments n'absorbent pas inutilement le fluide diffusé dans les injections. Celles-ci du reste s'emploient tièdes, froides ou chaudes. Introduites dans le conduit auditif, les organes génitaux et les trajets fistuleux, elles communiquent leur magnétisme aux membranes muqueuses qu'elles humectent, sans compter qu'elles ont toutes les propriétés détersives des injections ordinaires.

2° *Collyres magnétiques.* — Ils consistent en une décoction d'eau de guimauve ou de graine de lin qu'on magnétise par poses et dont on instille ensuite quelques gouttes dans l'angle externe de l'œil, en ayant soin que celui-ci soit bien baigné par le liquide. On peut aussi employer les collyres magnétisés en les versant dans une *œillère* où l'on fait ensuite baigner l'œil; mais ce procédé ne doit être employé qu'avec réserve, car il est des cas où il pourrait être très nuisible.

3° *Lavements magnétiques.* — On les fait avec des décoctions de racine de guimauve ou de graine de lin, de l'eau de son et d'amidon, de l'eau salée ou même de l'eau ordinaire. On les magnétise par poses, soit en y plongeant les doigts, soit en tenant entre les mains les vases qui les contiennent. Il faut avoir également soin de magnétiser les seringues et les irrigateurs, qui sans cela absorberaient inutilement le fluide diffusé dans les lavements.

Les lavements magnétiques se prennent froids ou tièdes et à la dose de 125, 250, 500 grammes et même davantage. Si l'on veut qu'ils soient réellement utiles et qu'ils transmettent à l'intestin le magnétisme dont ils sont chargés, il faut les garder longtemps et les faire remonter aussi haut qu'il est possible. Pour cela, on les prendra couché sur un lit, et très lentement, en ouvrant très peu le robinet de l'irrigateur, de manière à ce que celui-ci mette 10 ou 20 minutes à se vider. En même temps, ou aura soin de malaxer le ventre et de pousser en haut le liquide du lavement afin que celui-ci pénètre dans tout le gros intestin et arrive jusqu'au *cœcum*, c'est à dire jusque dans le flanc droit. Enfin, s'il survient une colique avant que le lavement soit terminé, on fera tous ses efforts pour y résister et l'on fermera le robinet de l'irrigateur, attendant pour le rouvrir que la douleur ait cessé. En se conformant exactement à toutes ces prescriptions, il est rare qu'on ne réussisse pas à prendre les lavements les plus copieux, à les faire remonter dans le cœcum et à les garder tout le temps nécessaire pour que leur magnétisme se transmette aux parois du gros intestin.

4° *Gargarismes magnétiques.* — Ce sont des décoctions de graine de lin, de racine de guimauve, de dattes, de figues, etc., que l'on magnétise par poses en mettant les doigts à l'intérieur ou à l'extérieur du liquide. On les emploie comme les gargarismes ordinaires, mais en faisant durer la gargarisation le plus longtemps possible, afin que la gorge ait tout le temps nécessaire pour absorber le magnétisme du liquide qui la lave.

5° *Fumigations magnétiques.* — On les obtient en magnétisant par poses une infusion bouillante de violettes dont le malade respire la vapeur ; ou mieux encore en magnétisant directement la vapeur qui se dégage de l'infusion. Ces fumigations introduites dans les poumons par la respiration magnétisent localement les muqueuses des fosses nasales, du larynx et des bronches et rendent ainsi les plus grands services dans toutes les maladies des organes respiratoires, mais de plus on peut les employer à l'extérieur et sur toutes les parties du corps.

6° *Tisanes magnétiques.* — Toutes les tisanes peuvent prendre le magnétisme mais celles à préférer sont :

a. *Tisanes alimentaires.* — L'eau sucrée, miellée ou panée, les décoctions de chiendent, d'orge, de riz, de gruau, de dattes, de figues, de pommes, de raisins secs ;

b. *Tisanes mucilagineuses.* — Celles de gomme, de racine de guimauve et de graine de lin ;

c. *Tisanes acidules.* — La limonade, l'orangeade, les sirops de cerise, de groseille, de limon et de vinaigre ;

d. *Tisanes amères.* — Celles de pensée sauvage, de chicorée, de petite centaurée, de lichen, de feuilles de noyer, de houblon, de gentiane, d'écorce d'oranges amères et de quasia amara ;

e. *Tisanes pectorales.* — Celles de mauve, de violette, de bourrache, de bouillon blanc, de pariétaire, de capillaire ;

f. *Tisanes excitantes.* — Celles de feuilles d'oranger, de tilleul, de sauge, de menthe, de thym, de mélisse, de serpolet, d'hysope, de lavande, de lierre terrestre, de valériane, de camomille et de thé. (Pour plus détails voir l'article tisane de mon *Manuel de médecine physiologique.*)

Toutes ces tisanes se prennent chaudes, tièdes ou froides ; on les magnétise par poses soit en plongeant les doigts dans le liquide même, soit en tenant entre les mains chaque tasse de tisane quelques instants avant de la faire boire.

7° *Boissons et aliments magnétiques.* — Les boissons et les aliments se laissent magnétiser très facilement et empruntent à cette opération des propriétés nouvelles extrêmement précieuses. En effet, les liquides et les solides servant à l'alimentation ne sont pas des matières inertes, mais bien de véritables êtres animés constitués par des cellules ou des granulations moléculaires douées de propriétés vitales plus ou moins caractérisées. C'est seulement lorsque l'aliment s'est corrompu et putréfié que la vie l'abandonne, mais alors il cesse aussi en même temps d'être nutritif. L'argument que certaines substances alibiles ne se gâtent pas lorsqu'elles sont bien desséchées, cet argument ne prouve rien ici, car on sait que les graines mises à l'abri de l'humidité se conservent intactes pendant des siècles, et cependant elles sont tout ce qu'il y a de plus vivant au monde, puisqu'elles peuvent germer et reproduire un nouvel être.

Les boissons et les aliments étant constitués par des cellules vivantes, on comprend sans peine que le magnétisme se diffuse facilement dans leurs éléments microscopiques et qu'il en modifie les propriétés vitales, exactement comme il le fait pour les tissus du corps humain. Du reste, rien de plus simple que de diffuser du magnétisme dans les aliments et les boissons. Il suffit pour cela, au moment où le malade va les prendre, d'en approcher les mains ou même d'y plonger les doigts et de les magnétiser par poses, tout comme s'il s'agissait d'un de nos organes.

Quand les aliments et les boissons sont ainsi magnétisés, non seulement ils se digèrent plus facilement et plus rapidement que s'ils n'étaient pas imprégnés de fluide, mais les produits de cette digestion sont eux-mêmes d'une assimilation plus complète et fournissent aux cellules malades des matériaux réparateurs tout à fait comparables aux liquides magnétiques employés par le magnétisme minéral.

§ 19

Action médicale des remèdes magnétiques

Tous les remèdes magnétiques énumérés dans les deux paragraphes précédents peuvent contenir du magnétisme ou du diamagnétisme, suivant qu'on y a diffusé l'un ou l'autre de ces fluides. Magnétiques, ils excitent les cellules et sont utiles dans les maladies de nature paralytique; diamagnétiques, ils calment l'irritation des tissus et doivent être employés contre les inflammations. Mais, abstraction faite des propriétés spéciales qu'ils empruntent au fluide diffusé dans leur intérieur, les médicaments magnétiques possèdent une action curative particulière qu'il est opportun de faire connaître.

En effet, tous ces remèdes en question contiennent,

il est vrai, du magnétisme diffusé, mais ils n'ont aucun moyen de le faire pénétrer dans la profondeur des tissus. Tout ce qu'ils peuvent faire, c'est de communiquer leur fluide au contact, de proche en proche, et par une sorte d'imbibition lente et progressive, qui ne dépasse pas les couches les plus superficielles des organes magnétisés. Par contre, si l'action des remèdes magnétiques ne se fait sentir qu'à une profondeur de un ou deux centimètres tout au plus, elle est susceptible d'embrasser de vastes surfaces et de modifier la peau et les muqueuses sur une très grande étendue. Or c'est là un résultat que ne sauraient donner les poses, les frictions et les passes dont l'effet est toujours localisé et ne sort pas d'un rayon restreint. Bien plus, quand les remèdes magnétiques sont liquides et absorbables, ils pénètrent dans l'intérieur des vaisseaux et agissent alors sur toute la surface des voies circulatoires, surface immense qui est, pour ainsi dire, en contact immédiat avec toutes les cellules, et grâce à laquelle les substances magnétiques absorbées peuvent aller modifier directement tous les éléments microscopiques du corps.

Les remèdes magnétiques ont aussi un autre effet, qui est d'une grande utilité dans la pratique. Saturant de fluide la peau, les muqueuses et le sang lui-même, ils forment une sorte d'atmosphère magnétique qui entoure les organes magnétisés et s'oppose à la déperdition de leur fluide. Grâce à cette influence, les poses, les frictions et les passes produisent des effets beaucoup plus durables, et l'on peut se dispenser de les répéter aussi souvent et de leur donner autant d'énergie.

En résumé, les remèdes magnétiques agissent localement, comme le font les poses, les frictions et les passes, mais cette action locale s'exerce à la fois sur un très grand nombre de cellules, et produit ainsi des effets généraux ressemblant beaucoup à ceux des ondulations magnétiques. Ils forment donc une sorte de médication mixte qui est à la fois locale et générale, et réunit en même temps les propriétés curatives du magnétisme diffusé et celles du magnétisme ondulant.

Ceci posé, passons en revue les divers remèdes magnétiques, en indiquant leur mode d'action dans les maladies.

Les *bains magnétiques* agissent sur toute la peau, celle de la tête exceptée, et y produisent l'effet des poses magnétiques ou diamagnétiques. Sont-ils chargés de magnétisme, ils excitent le tégument, activent sa circulation, accroissent sa sensibilité, favorisent la transpiration et sont ainsi fort utiles dans toutes les maladies de langueur. Les bains diamagnétiques ont un effet tout opposé; ils calment l'excitation, l'irritation, l'inflammation de la peau, et sont d'un excellent usage dans la plupart des affections cutanées.

Les bains chargés de magnétisme agissent sur les malades d'une manière très énergique, et il faut bien se garder d'un prendre trop souvent, ni d'y rester trop longtemps. En effet, grâce au renouvellement continuel de l'eau qui touche la peau, tout le fluide qu'on y a diffusé finit par être absorbé, ce qui amène une magnétisation excessive et donne naissance aux accidents divers signalés plus bas.

Les *lavages magnétiques* possèdent en même temps les propriétés curatives des poses et celles des frictions. Magnétiques, ils tonifient la peau et déplacent en divers sens les liquides qui y circulent; diamagnétiques, ils calment l'irritation du tégument et y font naître des sensations diverses de froid, de chaleur, etc.

Les *cataplasmes*, les *emplâtres*, les *papiers chimiques*, les *pansements*, les *bandages* produisent, lorsqu'ils sont magnétisés, tous les effets des poses, sauf bien entendu que leur action est toute superficielle et ne saurait se faire sentir dans la profondeur du corps. Chargés du fluide magnétique, ils excitent et vivifient le tégument; imprégnés de diamagnétisme, ils ont une action contraire et combattent l'état inflammatoire des parties sur lesquelles on les a appliqués.

Enfin, la magnétisation des *vêtements* et des *effets de literie* agit exactement comme le font les bains et magnétise ou diamagnétise toute l'étendue de la peau. Seulement les résultats ainsi obtenus sont beaucoup plus favorables encore que ceux donnés par les bains, surtout dans le traitement des maladies chroniques. Cela provient de ce que l'usage des vêtements et des lits magnétisés peut être continué indéfiniment, sans produire aucun accident, tandis que les bains magnétiques deviennent facilement nuisibles, si l'on en prend trop fréquemment, ou si l'on y reste trop longtemps, sans compter que bien souvent, la faiblesse ou la constitution des malades leur interdisent absolument ce genre de traitement.

Les *injections magnétiques* dans l'oreille, les organes génitaux et les trajets fistuleux, les *collyres*, les *gargarismes magnétisés* agissent exactement comme des poses qui seraient faites sur ces mêmes parties, mais qui borneraient la diffusion de leur magnétisme à la superficie des organes. Sont-ils chargés de magnétisme proprement dit, tous cès remèdes excitent les muqueuses qu'ils touchent, ils en activent la circulation, en augmentent la sécrétion et les rendent plus chaudes, plus sensibles, plus humides et plus rosées. Quand ces mêmes remèdes ont été diamagnétisés, ils produisent des effets contraires, ils calment l'irritation des muqueuses, font disparaître leur rougeur et leur tuméfaction, guérissent leurs écoulements et leurs douleurs, et par conséquent sont très utiles dans tous les cas où il existe un état inflammatoire des yeux, des oreilles, de la gorge, de la vessie et des organes génitaux.

Les *lavements magnétiques* proprement dits, lorsqu'ils sont bien administrés, diffusent leur fluide sur toute la surface du gros intestin, ils augmentent la sensibilité de cet organe, excitent ses contractions, favorisent son évacuation et sont ainsi le meilleur des remèdes contre la constipation. Les lavements diamagnétiques ne sont pas moins efficaces ; ils calment les coliques, rendent les selles plus rares et moins liquides, et sont on ne peut plus avantageux dans le traitement de la dyssenterie et de la diarrhée.

Les *fumigations* forment un remède spécial pour les muqueuses des fosses nasales, du larynx, de la gorge et des bronches. Magnétiques, elles excitent ces muqueuses, les rendent plus sensibles et plus humides, et surtout favorisent l'évacuation de leurs mucosités en activant les mouvements des cils de l'épithélium vibratil. *Voy. pag.* 74. Imprégnées de diamagnétisme, les fumigations calment l'irritation des muqueuses respiratoires, modèrent les éternuements et la toux, tarissent la sécrétion du mucus nasal et des crachats, et partant sont très utiles dans toutes les inflammations du nez, de la gorge et de la poitrine.

Tisanes magnétiques. — Elles se divisent en deux espèces. Les unes alimentaires, mucilagineuses ou acidules, sont absorbées assez lentement; elles séjournent donc longtemps dans l'estomac et dans l'intestin grêle et produisent sur ces deux organes tous les effets du magnétisme ou du diamagnétisme, suivant qu'elles contiennent l'un ou l'autre de ces fluides. Les tisanes amères, pectorales et excitantes sont au contraire absorbées très rapidement. Elles agissent peu sur le tube digestif, mais par contre elles pénètrent dans les vaisseaux et se mélangent avec le sang qui les transporte dans toutes les parties du corps. Il suit de là qu'elles magnétisent ou diamagnétisent en même temps un très grand nombre de cellules, et produisent ainsi des effets comparables à ceux des ondulations magnétiques et diamagnétiques, *voy. pag.* 193, sauf qu'ils sont notablement moins intenses.

Enfin, les *boissons* et les *aliments magnétiques* agissent sur l'estomac et l'intestin grèle, qu'ils parcourent dans toute leur étendue, où ils séjournent un certain temps et où ils produisent des effets magnétiques et diamagnétiques, en rapport avec la nature du fluide qu'on y a diffusé. Mais ce n'est pas tout, après avoir été digérés et absorbés, les aliments et les boissons magnétiques conservent encore une partie de leur fluide. Amenés par le sang dans l'intimité des tissus, ils peuvent donc magnétiser ou diamagnétiser les cellules et constituent alors des remèdes aussi prompts qu'efficaces, parce que leur action est essentiellement physiologique et tout à fait conforme aux lois mêmes de la nature.

§ 20

Accidents produits par le magnétisme animal

Le magnétisme animal appliqué d'une manière médicale ne produit aucun effet extraordinaire et surnaturel, et se borne à guérir les maladies contre lesquelles on l'emploie, ou du moins à les soulager et à arrêter leurs progrès.

Le plus souvent, cette guérison, ce soulagement ont lieu sans aucun autre phénomène et même sans que le malade s'aperçoive qu'il est magnétisé, principalement lorsqu'il s'agit des maladies chroniques. Cependant il n'est pas très rare que le traitement magnétique soit signalé par des accidents divers qui compliquent la maladie et même semblent l'aggraver. Ces accidents ne doivent inspirer aucune inquiétude, aucun effroi, et sont simplement des phénomènes physiologiques indispensables au rétablissement des fonctions.

En effet, de même que dans un abcès, il faut que la peau soit malade, qu'elle se perce et qu'elle s'ulcère pour laisser sortir le pus ; de même dans un grand nombre de maladies, il faut qu'il se produise (des vomissements,) des diarrhées, des sueurs, des crachats, des dépôts d'urine, des saignements de nez, des douleurs, de la fièvre, des convulsions, etc. Ce sont là, pour ainsi dire, des tiraillements et des soubresauts sans lesquels la machine humaine, un instant dérangée, ne peut pas reprendre sa marche naturelle. Tous ces accidents, non seulement n'offrent aucun danger, mais de plus, ils sont favorables, en ce sens, que le malheur d'être malade étant arrivé, il serait fâcheux qu'ils ne se produisissent pas.

Et cela se comprend aisément; le magnétisme animal est un agent essentiellement physiologique, c'est la source et le principe même de tous les phénomènes vitaux, et partant quoi qu'on fasse, il ne saurait produire aucun désordre grave. Quand on l'administre avec excès, il donne naissance, il est vrai, à des accidents regrettables, tels que la fatigue, la somnolence, la catalepsie, les douleurs dans la tête et dans les membres, l'insomnie, la fièvre, l'agitation, le délire, les convulsions, etc. Mais, je le répète, tous ces phénomènes n'ont rien de dangereux ;

ce sont en quelque sorte des indigestions magnétiques comparables aux indigestions ordinaires. Une fois que le magnétisme absorbé en excès se trouve dégagé, le corps humain reprend son équilibre naturel et n'a rien perdu de sa santé primitive.

Sous ce rapport, le magnétisme animal diffère profondément de la médecine ordinaire. Les accidents qu'il provoque sont rares, ils peuvent être évités, presqu'à coup sûr, à l'aide d'une magnétisation intelligente et modérée, et jamais ils n'ont de conséquence funeste, alors même qu'ils se produisent sous leurs formes les plus effrayantes, telles que : convulsions d'une violence inouïe, cessation de tous les mouvements, anéantissement de l'intelligence, abolition complète de la sensibilité, etc., des personnes qui semblaient mourantes, revenant à elles au bout de quelques heures, et recouvrant toutes leurs facultés, à la grande surprise des assistants.

Peut-on en dire autant des remèdes employés par la médecine officielle? Évidemment non. Les plus innocents d'entre eux, alors même qu'ils ne produisent aucun phénomène apparent, au moment de leur administration, laissent toujours dans les éléments microscopiques, la trace indélébile de leur funeste passage. Fidèle au caractère que la nature lui a imprimé en le créant, le poison conserve toujours ses propriétés délétères, qu'on l'administre à fortes ou à faibles doses, à titre de remède ou sous son véritable nom. Arrivé dans l'intérieur des cellules, toujours il y détruit la vie, ou du moins il l'affaiblit notablement, et cause ainsi fatalement soit des maladies aigües ou chroniques, soit une mort immédiate.

§ 21

Comparaison du magnétisme animal avec le minéral et conclusion

Bien que les magnétismes animal et minéral soient au fond exactement de la même nature, cependant, ils présentent chacun des inconvénients et des avantages particuliers qu'il est bon de signaler.

Le magnétisme animal est plus prompt et plus varié dans ses effets que le minéral et s'adapte mieux à la mobilité et à la marche rapide des maladies aiguës. Comme il est placé sous l'influence directe de la volonté, il suffit de le vouloir pour produire à l'instant du fluide magnétique ayant juste l'intensité, l'abondance, la nature et le mode de propagation qui conviennent au cas traité. Si l'état du malade change, s'il survient la plus légère variation dans quelques symptômes, immédiatement, par un seul acte de son cerveau, le magnétiseur peut modifier le traitement et dégager son fluide dans de nouvelles conditions.

Le magnétisme minéral n'a pas cette merveilleuse docilité. Les substances qu'il emploie ont des propriétés magnétiques et diamagnétiques fixes ; il faut les prendre telles qu'elles sont, et il est impossible de les ajuster exactement à toutes les variétés des maladies, variétés si nombreuses, qu'il n'existe pas deux cas exactement semblables. Mais cette infériorité très réelle, le magnétisme minéral la rachète par un avantage d'une utilité pratique incontestable. C'est qu'il agit d'une façon continue et sans qu'on ait à s'en occuper. Une fois appliquées sur la peau, les substances magnétiques y produisent leur effet sans s'arrêter un seul instant et pendant toutes les heures du jour et de la nuit. Évidemment le magnétisme animal ne saurait en faire autant. Le magnétiseur ne peut pas dégager toujours du fluide, il faut qu'il se repose de temps en temps; de plus il lui est impossible de rester toujours auprès du même malade, et le pût-il, qu'il faudrait encore interrompre la magnétisation pendant les heures de sommeil.

Mais, si les deux magnétismes ont chacun leurs avantages propres, rien n'empêche de combiner les deux médications et d'obtenir ainsi une méthode mixte ayant à la fois la continuité d'action de la magnétisation minérale et la variété féconde du magnétisme animal.

En résumé le magnétisme animal et le magnétisme minéral constituent une seule et même méthode de traitement qui est la médecine magnétique. Cette médecine est encore bien récente et ne compte pas un siècle d'existence; ses progrès ont été lents; à peine acceptée par le public, elle est niée ou tournée en ridicule par les Médecins, et pourtant, on peut déjà lui prédire avec certitude qu'elle finira par remplacer tous les systèmes rivaux et qu'elle sera la médecine de l'avenir, car elle a pour elle la grande force des temps modernes, la science. Tandis que les autres systèmes médicaux, *voy. l'Introduction*, la Superstition, l'Empirisme les Médecines d'Hippocrate, de Galien, de Paracelse et d'Hahnemann reposent sur des théories imaginaires ou des expériences mal faites, seule la Médecine magnétique s'appuie sur des faits scientifiques positifs et incontestables, sur l'existence des cellules dans tous les êtres vivants et sur les propriétés magnétiques de la matière brute ou animée. Si les autres systèmes médicaux qui se partagent aujourd'hui la confiance du public, subsistent encore côte à côte après tant d'années de lutte et sans qu'aucun d'eux ait pu renverser les autres, c'est qu'ils sont tous également faux et également incertains, et si le Magnétisme doit un jour les remplacer tous, c'est que seul il repose sur la science et que seul il possède la vérité.

DEUXIÈME PARTIE

—

AVERTISSEMENT

§ 1

Observations pratiques sur l'emploi du magnétisme animal

Dans toutes les maladies, graves ou légères, qui n'attaquent pas la volonté et lui laissent son énergie naturelle, on peut à la rigueur se traiter soi-même et être son propre magnétiseur. Cependant, il est toujours préférable de recourir à un autre pour se faire soigner; d'abord parce qu'on n'est pas toujours certain d'avoir conservé une puissance magnétique suffisante, les malades, les poitrinaires notamment, se faisant sur leur état réel les illusions les plus étranges, et ensuite, parce que le plus souvent on se magnétise soi-même d'une manière très imparfaite, alors même qu'on possède la volonté la plus énergique.

En effet, un malade, si bon observateur qu'il soit pour les autres, observe toujours mal quand il s'agit de lui-même. Il est toujours juge et partie; il ne peut pas apprécier froidement l'ensemble de son état, mais il s'attache malgré lui à certains détails qui attirent forcément son attention parce qu'il en souffre davantage. Aussi, tout individu qui essaie de se soigner lui-même tombe-t-il généralement dans l'un des extrêmes suivants : ou il s'imagine avoir à la fois toutes les maladies, et commence tour à tour une multitude de traitements sans en continuer un seul; ou bien il se résigne à son mal, il se croit incurable et laisse sa maladie s'enraciner tout à l'aise sans rien faire pour l'arrêter.

Sauf exceptions, les malades feront donc bien de ne pas chercher à se magnétiser eux-mêmes et de se faire toujours soigner par un autre, leur mari, leur femme, leurs parents, leurs amis ou leurs voisins. Pour peu qu'on s'en donne la peine, on trouvera certainement dans son entourage une personne, sans instruction peut-être ou même sans grande intelligence, mais douée d'une volonté énergique et partant très apte à dégager du magnétisme animal. En s'occupant plus spécialement des maladies et de leur traitement, ces personnes acquerront bientôt une certaine expérience médicale et elles deviendront ainsi des espèces de médecins domestiques qu'on aura toujours auprès de soi et qui rendront les plus grands services. C'est qu'en effet, il est bien peu de maladies, même parmi les plus graves, qu'on ne puisse guérir facilement lorsqu'on les prend à leur début. Aujourd'hui, le plus souvent, on laisse aggraver son mal parce qu'on hésite à se déranger et à aller consulter un médecin pour de simples indispositions. Mais, si l'on avait à sa porte une personne qui pût vous guérir immédiatement, il est clair qu'on aurait recours à elle dès qu'on se sentirait mal portant et qu'on préviendrait ainsi bien des maladies.

Cette démocratisation de la médecine est d'autant plus facile que le magnétisme animal, tout en étant beaucoup plus efficace que les autres traitements, a l'inestimable avantage de ne produire jamais aucun accident sérieux, alors même qu'il est appliqué d'une manière inopportune. Les personnes qui n'ont pas de connaissances médicales peuvent donc, lorsqu'elles soignent un malade, procéder par tâtonnement et essayer successivement plusieurs sortes de traitements, pour s'arrêter ensuite à celui qui a donné les meilleurs résultats. Avec du zèle, de la patience et un peu d'habitude, tout individu organisé de manière à dégager du magnétisme pourra facilement utiliser ce don naturel et rendre service à l'humanité. C'est pour favoriser cette vulgarisation du magnétisme animal que j'ai écrit ce traité élémentaire et je suis convaincu qu'avec son seül secours toute personne douée de pouvoir magnétique pourra entreprendre de soigner la plupart des maladies et réussir parfaitement à les guérir.

Pour ceux qui n'ont pas fait d'études médicales, une grande difficulté qu'offre la pratique du magnétisme animal, c'est de diffuser le fluide juste dans les points où est le siége du mal. Pour opérer cette diffusion avec précision, il faut en effet posséder des connaissances anatomiques que rien ne peut suppléer.

J'aurais pu, il est vrai, indiquer ici en centimètres la profondeur et la situation où se trouvent les divers organes. Mais les nombres qu'on donnerait ainsi, malgré leur apparente exactitude, seraient essentiellement faux et induiraient constamment en erreur, la profondeur et les dimensions des organes différant avec la taille de chaque individu, son embonpoint et surtout son âge, et toute moyenne étant forcément trompeuse vu qu'elle ne s'applique jamais exactement à la personne qu'on a sous les yeux.

Le plus simple et le plus sûr pour les individus étrangers à la médecine, c'est donc d'acquérir les connaissances anatomiques les plus exactes qu'ils pourront, en consultant d'abord les trois figures ci-dessous, puis en étudiant dans les atlas et les musées

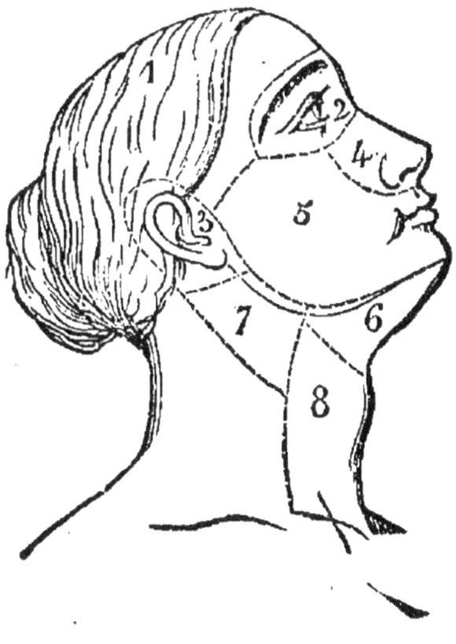

Fig. 45. — 1. Région du cerveau; 2. région de l'œil; 3. région de l'oreille; 4. région du nez; 5. région de la joue; 6. région du menton; 7. région de la gorge; 8. région du larynx.

d'anatomie la structure détaillée des parties qui les intéresseront plus spécialement. Avec de l'intelligence et de l'attention, et en tenant compte de l'em-

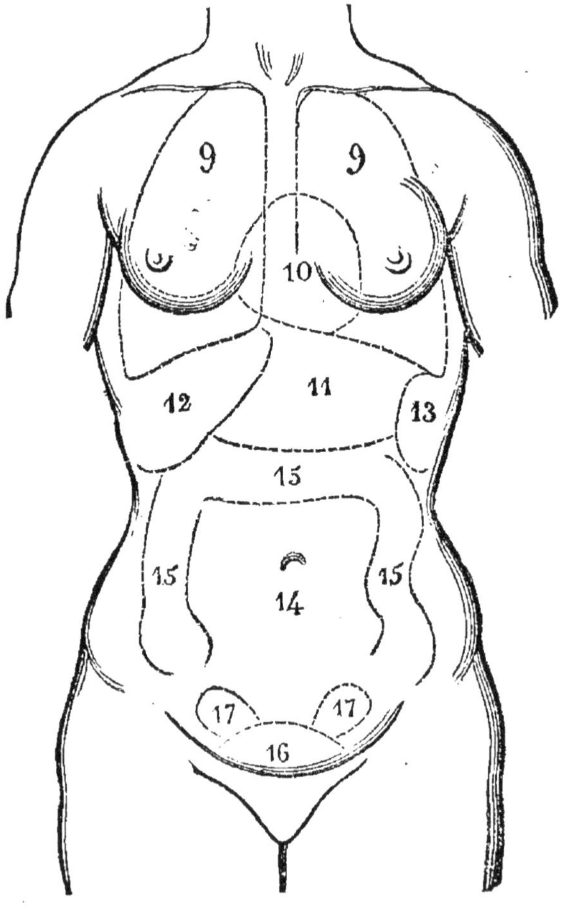

Fig. 46. — 9. Région du poumon ; 10. région du cœur ; 11. région de l'estomac; 12. région du foie; 13. région de la rate; 14. région de l'intestin grêle ; 15. région du gros intestin ; 16. région de la vessie et de l'utérus ; 17. région des ovaires.

bonpoint et de l'âge des malades, ils parviendront facilement à connaître assez bien la situation et les dimensions de nos principaux organes. D'ailleurs, et c'est là un point capital pour la pratique, la diffusion du magnétisme animal s'opère toujours dans un

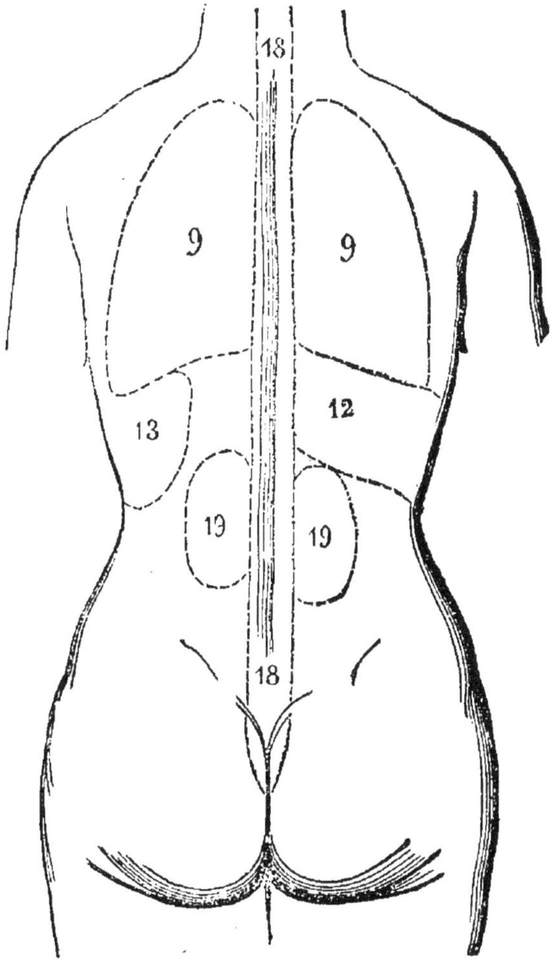

Fig. 47. — 9. Région du poumon; 12. région du foie; 13. région de la rate; 18. région de la moelle épinière; 19. région des reins.

assez vaste rayon. En tâtonnant et en s'y prenant à plusieurs reprises, on est donc toujours certain de magnétiser les éléments microscopiques où réside la maladie. Aussi, dans le magnétisme animal, le difficile n'est pas de diriger son fluide, mais c'est de le dégager avec une abondance et une énergie suffisante pour produire un effet utile, et celui qui possédera à un haut degré cette faculté précieuse obtiendra à coup sûr de nombreuses guérisons, alors même qu'il ignorerait complétement la structure du corps humain.

Avant de commencer un traitement magnétique, il est absolument indispensable de renoncer à toute autre médication. Il faut donc, dès qu'on se fait magnétiser, supprimer immédiatement tous les remèdes quel qu'ils soient et alors même qu'on en userait depuis des années, comme les vieux vésicatoires, les purgations, les eaux minérales, etc.

Cependant, dans cette suppression générale de tous les traitements étrangers au magnétisme animal, il y en a deux qu'il faut excepter, parce que bien loin de nuire à la médication magnétique, ils lui sont tout à fait indispensables. Ce sont les traitements *parasiticide* et *chirurgical.*

Le premier consiste à détruire à l'aide de poisons faibles les êtres animés qui vivent à la surface de la peau ou dans l'intérieur du corps et y produisent de nombreuses maladies. *Voy. Introduction pag.* 48. Or on comprend sans peine que les poisons, si nuisibles lorsqu'ils altèrent les propriétés vitales de nos propres cellules, soient au contraire extrêmement utiles lorsqu'ils détruisent ces mêmes propriétés vitales dans les cellules des insectes ou des plantes parasitaires. Toute la question est donc de choisir des poisons tels qu'ils nous fassent très peu de mal, tout en étant très dangereux pour nos parasites. Les médicaments vermifuges et antiparasitaires sont précisément dans ce cas, et l'expérience a prouvé que leur usage, même chez les jeunes enfants, ne pouvait pas faire beaucoup de mal.

Le traitement chirurgical est plus utile encore que le précédent et surtout d'une application plus fréquente, puisqu'il comprend tous les moyens employés par la chirurgie, depuis la simple application d'un bandage, l'ouverture d'un abcès et les accouchements, jusqu'aux opérations les plus graves qui mettent, il est vrai, la vie en danger, mais aussi arrachent le malade à une mort certaine. Il est inutile, je pense, de faire ici l'éloge de la chirurgie, et comme celle-ci est aujourd'hui une branche à part de l'art de guérir, entièrement distincte de la médecine proprement dite, et qu'elle n'a d'ailleurs rien de contraire au magnétisme, il faut bien se garder de se priver de ses secours toutes les fois qu'ils sont nécessaires.

Comme ce traité élémentaire est exclusivement consacré au magnétisme, je ne m'y suis point occupé du traitement chirurgical ou parasiticide des maladies. Pour les mêmes raisons, j'ai laissé de côté toutes les questions d'hygiène publique ou privée. Si donc on avait besoin d'un conseil hygiénique ou qu'on fût atteint d'une maladie parasitaire ou chirurgicale, il faudrait s'adresser à un médecin ordinaire, ou plus simplement consulter mon *Manuel de médecine physiologique.*

Quant au traitement magnétique des maladies, il a déjà été indiqué dans la Première Partie de cet ouvrage, mais j'ai pensé qu'il ne serait pas inutile d'en donner ici un résumé beaucoup plus court et tout à fait pratique.

On a vu (*pag.* 90) que les cellules n'avaient au fond que trois maladies différentes : l'*inflammation* la *paralysie* et la *nécrobiose.* Or nos organes, étant en définitive composés uniquement par des cellules, ne sauraient présenter d'autres affections que celles de nos éléments microscopiques.

Eux aussi ne peuvent donc être malades que de trois façons, et le traitement d'une maladie quelconque, doit être nécessairement celui de l'inflammation, de la paralysie ou de la nécrobiose. C'est pourquoi nous allons donner ici les tableaux complets de ces trois traitements, tableaux qu'il faudra consulter pour toutes les maladies et auxquels notre dictionnaire fera de continuels renvois.

§ 2

Traitement de l'inflammation des cellules

Ce traitement comprend huit espèces de moyens qui sont :

1° Poses (*voy. pag.* 166) diamagnétiques (*voy. pag.* 185).

Concentrer son *attention*, la diriger vers la peau

des mains et faire sur les organes malades des poses diamagnétiques exécutées de manière à diffuser le fluide dans l'intérieur même des cellules enflammées. Grâce à sa diffusion et à son absorption, le diamagnétisme fortifie le courant électrique renversé des cellules, il lui rend son énergie naturelle et fait ainsi disparaître tous les phénomènes d'excitation, d'irritation ou d'inflammation proprement dite. Chaque pose sera prolongée plus ou moins longtemps, suivant la puissance du magnétiseur et la densité des tissus malades ; mais en général, il suffit de quelques secondes ou d'une minute tout au plus, pour que la saturation soit complète et que les cellules diamagnétisées aient reçu autant de fluide qu'elles peuvent en absorber. On répétera ces poses en faisant varier l'écartement et la situation des doigts, jusqu'à ce qu'on ait diffusé du diamagnétisme dans l'intérieur de toutes les cellules enflammées ; on s'arrêtera alors pour laisser au fluide le temps de s'absorber et de produire tout son effet curatif.

On recommencera ces séances de poses d'autant plus souvent que la maladie sera plus aiguë et aura une marche plus rapide. Ainsi dans les affections chroniques, on peut ne les faire que tous les deux ou trois jours, ou toutes les semaines seulement. Dans les maladies aiguës, il faut, au contraire, les répéter beaucoup plus souvent, deux ou trois fois par jour, ou même toutes les heures et toutes les demi-heures.

2° Frictions et Passes (*voy. pag.* 176) magnétiques (*voy. pag.* 185).

Aussitôt après avoir fait les poses, tendre sa *volonté*, la faire écouler par les ongles, et l'extrémité des doigts et exécuter sur les organes malades des frictions centrifuges (*pag.* 177) et des passes répulsives (*pag.* 179). Ces frictions et ces passes doivent être dirigées bien exactement sur les cellules affectées et être pratiquées de façon à chasser le sang et les humeurs qui engorgent les tissus enflammés. Sous l'influence du magnétisme en mouvement, les liquides qui affluaient dans les parties malades se trouvent reportés sur les organes restés sains et l'on a enlevé ainsi à l'inflammation un de ses principaux éléments. Ces frictions et ces passes doivent être prolongées chaque fois, pendant 1 à 5 minutes, suivant que les tissus malades sont plus ou moins congestionnés et il faut, en général, les recommencer après chaque séance de poses, par conséquent aussi souvent que ces dernières.

3° Remèdes magnétiques agissant sur la peau, (*voy. pag.* 194). — *Bains*, *lavages*, *cataplasmes*, *emplâtres*, *papier chimique*, *pansements*, *bandages*, *literie et habillements diamagnétiques.*

Concentrer son *attention*, la diriger sur la peau des mains, puis diamagnétiser par poses et immédiatement avant de s'en servir, les divers objets ci-dessus. Ces remèdes sont un complément extrêmement utile des poses diamagnétiques. Saturant de fluide la surface du corps, ils entourent les organes malades d'une sorte d'atmosphère diamagnétique, qui concentre et emprisonne le diamagnétisme diffusé dans les cellules, et en retarde la déperdition en même temps qu'il en rend l'effet plus certain et plus durable.

4° REMÈDES MAGNÉTIQUES AGISSANT SUR LES MUQUEUSES (*voy. pag.* 199).—*Injections* dans les oreilles, les organes-génitaux et les trajets fistuleux, *collyres. lavements*, *gargarismes et fumigations diamagnétiques.*

Concentrer son *attention*, la diriger sur la peau des mains et diamagnétiser par poses, immédiatement avant de les employer, les divers remèdes en question. Ces remèdes agissent exactement comme les précédents. Ils saturent de diamagnétisme la surface des muqueuses et aident ainsi très efficacement à l'action des poses diamagnétiques, qu'au besoin ils peuvent remplacer.

5° REMÈDES MAGNÉTIQUES AGISSANT SUR LA MUQUEUSE DIGESTIVE ET PÉNÉTRANT DANS LE SANG (*voy. pag.* 202). — *Tisanes*, *lavements*, *boissons*, *aliments diamagnétiques.*

Concentrer son *attention*, la diriger vers la peau des mains et diamagnétiser par poses, immédiatement avant de les faire absorber, les liquides ou solides ci-dessus. Ces remèdes agissent d'abord localement sur la surface de l'estomac et de l'intestin dont ils calment l'inflammation. De plus, pénétrant dans le sang, ils communiquent à ce liquide leurs propriétés curatives et vont porter ainsi le diamagnétisme dans l'intimité des tissus et jusque dans l'intérieur des cellules elles-mêmes.

6° FRICTIONS ET PASSES DIAMAGNÉTIQUES DESCENDANTES (*voy. pag.* 191).

Concentrer son *attention*, la diriger vers la peau des mains et faire sur les nerfs des parties enflammées des frictions et des passes descendantes, c'est à dire dirigées le long des nerfs depuis leur origine dans la moelle épinière jusqu'à leur terminaison dans les organes. Ces frictions et ces passes diamagnétiques doivent être faites toutes les fois qu'il existe dans les tissus enflammés de la douleur, de la chaleur, de la pesanteur, de la tension, des élancements, des tiraillements et autres sensations analogues. Bien exécutées, elles ont la propriété de faire disparaître toutes les sensations pénibles ou du moins de diminuer beaucoup leur intensité et de les rendre bien plus supportables. On les continuera jusqu'à ce qu'on en ait obtenu quelque soulagement, et on les répétera aussi souvent que les poses diamagnétiques, ou même plus fréquemment si cela est nécessaire.

7° FRICTIONS ET PASSES MAGNÉTIQUES ASCENDANTES (*voy. pag.* 179).

Concentrer sa *volonté*, la faire écouler par les ongles et les extrémités des doigts, et exécuter sur les nerfs des parties malades des frictions et des passes magnétiques ascendantes, c'est à dire remontant le long des nerfs depuis leur terminaison dans les organes jusqu'à leur origine dans les centres nerveux. Ces sortes de frictions et de passes seront employées toutes les fois qu'il existera dans les parties malades des *convulsions* localisées, des *spasmes*, des *crampes*, des *tics*, des *contractures* et autres mouvements anormaux. Bien faites et suffisamment prolongées, elles calment immédiatement la surexcitation des muscles et des nerfs, et en les répétant à plusieurs reprises on obtiendra la guérison définitive de ces sortes d'accidents.

8° ONDULATIONS DIAMAGNÉTIQUES (*voy. pag.* 192). Concentrer son *attention*, la diriger vers les yeux et la paume des mains, se placer à un ou deux mètres du malade et le diamagnétiser par ondulation, de manière à ce que tout son corps se trouve modifié et ébranlé par le passage du fluide.

Ces ondulations diamagnétiques doivent être employées toutes les fois qu'il existe une inflammation générale du sang ou du système nerveux, autrement dit, lorsqu'il y a de la *fièvre*, du *malaise*, de l'*agitation*, des *spasmes* et des *convulsions* affectant simultanément la totalité du corps.

La durée à donner aux séances d'ondulations diamagnétiques dépend de la puissance du magnétiseur ainsi que de la violence de la fièvre et de l'agitation qu'il s'agit de calmer. Il est rare qu'elle doive dépasser cinq à dix minutes. On répétera ces séances deux ou trois fois par jour, ou même plus souvent si cela est nécessaire. Cependant, c'est là un mode de traitement dont il ne faut pas abuser, car il peut fatiguer les malades et produire divers accidents magnétiques toujours bons à éviter, bien que sans danger réel.

§ 3

Traitement de la paralysie des cellules

Ce traitement, comme celui de l'inflammation, comprend huit espèces de moyens qui sont :

1° Poses (*voy. pag.* 166) magnétiques (*voy. pag.* 185). Concentrer sa *volonté*, la faire écouler par les ongles et l'extrémité des doigts, et exécuter sur les organes malades des poses, dirigées de manière à diffuser le magnétisme dans l'intérieur même des cellules paralysées. Le fluide ainsi diffusé est immédiatement absorbé et sert à fortifier le courant électrique direct des éléments microscopiques, ce qui amène d'abord la diminution, puis la guérison complète de tous les phénomènes de paralysie. La durée à donner à chaque pose dépend de la puissance du magnétiseur et de la nature du mal; en général, il suffit d'une demi-seconde ou d'une minute, pour saturer les tissus de magnétisme et y introduire tout le fluide qu'ils peuvent absorber. On répétera ces poses magnétiques en déplaçant les doigts et en faisant varier leur écartement jusqu'à ce qu'on ait magnétisé toutes les parties paralysées, puis on s'arrêtera afin de laisser au magnétisme le temps de s'absorber et de produire son effet. Enfin, on recommencera ces séances de magnétisation plus ou moins fréquemment, suivant les cas, tous les deux ou trois jours, ou seulement toutes les semaines, si c'est une maladie chronique, ou, au contraire, une, deux, trois fois par jour, et plus souvent encore, si l'on traite une paralysie aiguë.

2° Frictions magnétiques *centripètes* ou *circulaires* (*voy. pag.* 176). Passes magnétiques *attractives* ou *alternatives* (*voy. pag.* 179).

Concentrer sa *volonté*, la faire écouler par les ongles et l'extrémité des doigts et exécuter sur les parties malades les frictions et les passes indiquées ci-dessus, en ayant soin que la diffusion du fluide s'opère toujours bien exactement dans l'intérieur des tissus paralysés. Le magnétisme, grâce au mouvement qu'il possède, entraîne avec lui le sang et les liquides, et les fait affluer là où ils manquaient, il les renouvelle, il les fait circuler plus vivement au milieu des cellules et donne ainsi un plus grande activité à la nutrition et à toutes les autres fonctions. Ces passes et ces frictions doivent être continuées le temps nécessaire pour obtenir un déplacement notable du sang et des humeurs, c'est à dire, pendant une durée de une à cinq minutes environ. On les recommencera aussi souvent que les poses magnétiques, dont elles forment l'indispensable complément.

3° Remèdes magnétiques agissant sur la peau, (*voy. pag.* 194). — *Bains*, *lavages*, *cataplasmes*, *emplâtres*, *papier chimique*, *pansements*, *bandages*, *literie* et *habillements* magnétiques.

Tendre sa *volonté*, la faire écouler par les ongles et l'extrémité des doigts, et magnétiser par poses, immédiatement avant le moment de s'en servir, les divers objets ci-dessus. Ceux-ci forment alors des remèdes extrêmement utiles, qui aident beaucoup à l'action des poses et la rendent plus durable. Saturant de magnétisme la surface du corps, ils entourent les organes malades d'une couche de fluide qui retient dans les cellules le magnétisme qu'on y a diffusé et en rend ainsi l'absorption plus certaine et plus complète.

4° Remèdes magnétiques agissant sur les muqueuses (*voy. pag.* 199). — *Injections* dans les oreilles, les organes génitaux et les trajets fistuleux, *collyres*, *lavements*, *gargarismes*, et *fumigations magnétiques*.

Tendre sa *volonté*, la faire écouler par les ongles et l'extrémité des doigts et magnétiser par poses, immédiatement avant de les employer, les divers remèdes ci-dessus. Ces remèdes se comportent exactement comme les précédents. Ils saturent de magnétisme la surface des muqueuses sur lesquelles on les applique, ils augmentent, ils prolongent ainsi l'efficacité curative des poses magnétiques et peuvent même suppléer à celles-ci dans bien des cas.

5° Remèdes magnétiques agissant sur la muqueuse digestive et pénétrant dans le sang (*voy. pag.* 202). — *Tisanes*, *lavements*, *boissons et aliments magnétiques*.

Tendre sa *volonté*, la faire écouler par les ongles et les extrémités des doigts et magnétiser par poses, immédiatement avant de les faire absorber, les liquides ou solides ci-dessus. Ces remèdes commencent par magnétiser localement la muqueuse de l'estomac et de l'intestin, ce qui guérit les paralysies de ces organes. Mais de plus, ils sont absorbés, ils pénètrent dans le sang, ils communiquent à ce liquide leur puissance curative et portent ainsi le magnétisme dans l'intimité des tissus et dans tous les points où circule le sang lui-même.

6° Frictions et passes diamagnétiques ascendantes (*voy. pag.* 176 et 191).

Concentrer son *attention*, la diriger vers la peau des mains et faire sur les nerfs des organes paralysés, des frictions et des passes ascendantes, c'est à dire, remontant le trajet des nerfs, depuis leur terminaison jusqu'à leur origine dans les centres nerveux. Ces frictions et ces passes doivent être employées toutes les fois qu'il existe une paralysie des nerfs de sentiment et que la sensibilité de nos organes se trouve diminuée ou abolie. On les fera durer de une à cinq minutes, et on les recommencera plusieurs fois par semaine ou par jour, suivant que la paralysie se montrera dans le cours d'une maladie aiguë ou chronique.

7° Frictions et passes magnétiques descendantes (*voy. pag.* 176).

Tendre sa *volonté*, la faire écouler par les ongles et l'extrémité des doigts, et exécuter sur les nerfs des parties paralysées des frictions et des passes descendantes, c'est à dire suivant le trajet des nerfs, depuis leur origine dans la moelle jusqu'à leur terminaison dans les organes. Ces sortes de frictions et de passes doivent être pratiquées toutes les fois qu'il y a paralysie des nerfs moteurs et affaiblissement, tremblement ou perte complète des mouvements. On fera durer chaque friction, en moyenne, de une à cinq minutes, et on les recommencera, comme les précédentes, plusieurs fois par semaine ou par jour.

8° ONDULATIONS MAGNÉTIQUES (*voy. pag.* 192).

Tendre sa *volonté*, la faire écouler par les yeux, les ongles et les extrémités des doigts, se placer à un ou deux mètres du malade et le magnétiser par ondulation, de manière à ce que toute sa substance se trouve modifiée par le passage du fluide. Ces ondulations magnétiques doivent être employées lorsqu'il existe une paralysie généralisée du sang ou du système nerveux, autrement dit, lorsqu'il y a de l'anémie, de la faiblesse, de l'abattement, de la prostration, de l'adynamie, des syncopes, etc.

La durée à donner aux séances d'ondulations magnétiques dépend de la puissance du magnétiseur et du degré de la faiblesse qu'il s'agit de combattre. Elle doit varier, en moyenne, de cinq à dix minutes. On répétera ces séances deux ou trois fois par semaine, ou par jour, suivant les cas. Cependant il ne faudrait pas en user trop souvent, car on fatiguerait alors le malade, bien loin de le soulager, et l'on produirait des phénomènes de haut magnétisme, n'ayant absolument aucune utilité médicale, ou même nuisibles à la santé.

§ 4

Traitement de la nécrobiose des cellules

Combiner le traitement de l'inflammation (*voy. pag.* 225), avec celui de la paralysie (*voy. pag.* 231), employant tour à tour le premier ou le second, suivant que la nécrobiose se présente avec une forme inflammatoire ou paralytique. Ce traitement comprend, comme les précédents, huit sortes de moyens qui sont :

1° Poses alternativement diamagnétiques et magnétiques.

Avoir recours aux premières lorsque les organes nécrobiosés présentent des symptômes d'inflammation, qu'ils sont rouges, sensibles, douloureux, qu'ils saignent abondamment, qu'ils secrètent une grande quantité de pus et de crachats, etc. Appliquer, au contraire, des poses magnétiques lorsque les tissus atteints de nécrobiose offrent des signes de paralysie, qu'ils sont pâles, exsangues, diminués de volume, que leurs fonctions languissent, qu'ils maigrissent et ont de la tendance à s'ulcérer. Enfin, si les parties malades présentent en même temps des phénomènes inflammatoires et paralytiques, si, par exemple, on y observe simultanément des douleurs vives et l'allanguissement des fonctions, de la congestion et de la tendance à s'ulcérer, de la tuméfaction et du ramollissement, etc., employer à la fois le magnétisme et le diamagnétisme, non seulement dans la même journée et la même séance, mais encore dans chaque pose, de manière à diffuser les deux fluides dans les cellules malades, à fortifier en même temps leurs courants électriques direct et renversé, et à rendre ainsi aux tissus nécrobiosés toutes les propriétés vitales qu'ils ont perdues. Si l'on ne réussit pas toujours à sauver les cellules profondément atteintes, du moins on pourra rendre le mal stationnaire, prévenir son extension aux parties voisines et prolonger ainsi la durée de la vie ou même obtenir de véritables guérisons. Du reste, les règles pour faire les poses dans la nécrobiose sont exactement les mêmes que s'il s'agissait d'une inflammation ou d'une paralysie. La seule différence c'est qu'on emploie alternativement le magnétisme et le diamagnétisme, et qu'on dégage tour à tour les deux fluides à chaque séance et même à chaque pose. Dans ce dernier cas, le magnétiseur peut, à la rigueur, simplifier le traitement et le rendre plus rapide en tendant à la fois sa *volonté* et son *attention*, et en dégageant en même temps du fluide magnétique et diamagnétique. Mais cette pratique, souvent indispensable dans les expériences de haut magnétisme, n'offre aucun avantage au point de vue médical, et comme elle est infiniment plus fatigante pour le magnétiseur, il vaut autant y renoncer.

2° Frictions magnétiques *centrifuges*, *centripètes* ou *circulaires;* — Passes magnétiques *répulsives*, *attractives* ou *alternatives.*

Dans le traitement de la nécrobiose, on emploiera les frictions magnétiques centrifuges, les passes magnétiques répulsives, toutes les fois qu'il y aura de l'inflammation, que les tissus malades seront tuméfiés, douloureux, gorgés de sang ou d'humeur, qu'il existera des hémorrhagies, des sécrétions abondantes de crachats ou de pus, etc. On aura recours, au contraire, à des frictions magnétiques centripètes ou circulaires, à des passes magnétiques attractives ou alternatives, lorsque les organes nécrobiosés paraîtront manquer de sang et de vitalité, que leurs fonctions seront languissantes, qu'ils deviendront plus mous, plus maigres et surtout qu'ils s'ulcéreront et se gangréneront. Avec un sage emploi de passes et de frictions magnétiques bien dirigées, on pourra combattre tour à tour les deux tendances du mal vers l'inflammation et la paralysie, tendances qui, bien loin de se contrarier, s'unissent pour anéantir toutes les propriétés vitales et amener la destruction de nos organes.

3° Remèdes magnétiques appliqués sur la peau (*voy. pag.* 194). — *Bains, lavages, cataplasmes, emplâtres, papier chimique, pansements, bandages, literie et habillements*, tout à tour *magnétiques* et *diamagnétiques*.

Ces divers remèdes servent à augmenter l'efficacité des poses, à prolonger la durée de leur action, et on doit toujours leur donner le même fluide qu'aux poses elles-mêmes. Si celles-ci sont diamagnétiques, les bains, lavages, etc., seront de même diamagnétisés. Si, au contraire, les poses ont été faites avec le magnétisme, c'est ce fluide qu'on diffusera dans les remèdes appliqués extérieurement sur la peau. Enfin, si l'on a trouvé utile, vu la nature de la nécrobiose, de faire des poses simultanément magnétiques et diamagnétiques, les bains, lavages, cataplasmes, etc., seront imprégnés à la fois et dans la même proportion de magnétisme et de diamagnétisme, de manière à ce qu'il y ait toujours accord parfait entre les poses et les remèdes placés à la surface du corps.

4° Remèdes magnétiques agissant sur les muqueuses (*voy. pag.* 199). — *Injections* dans les oreilles, les organes génitaux et les trajets fistuleux ; *collyres*, *lavements*, *gargarismes*, *fumigations*, tour à tour *magnétiques* et *diamagnétiques*.

De même que les précédents, ces remèdes doivent toujours posséder le même fluide que les poses, et, être imprégnés de magnétisme seul, de diamagnétisme seul, ou de ces deux fluides en même temps, suivant que les poses faites sur le malade sont magnétiques, diamagnétiques ou les deux choses à la fois.

5° Remèdes magnétiques agissant sur la muqueuse digestive et pénétrant dans le sang (*voy. pag.* 202). — *Tisanes*, *lavements*, *boissons* et *aliments*, tour à tour *magnétiques* ou *diamagnétiques*.

De même que les précédents, ces remèdes doivent être mis en harmonie avec les poses et comme celles-ci se trouver imprégnés soit de magnétisme, soit de diamagnétisme, soit de ces deux fluides à la fois.

6° Frictions et passes diamagnétiques ascendantes et descendantes.

Ces frictions et passes se font comme il a été indiqué (*pag.* 234 et 229). Elles doivent être employées dans les nécrobioses du cerveau, de la moelle épinière et des nerfs, lorsqu'il y a en même temps inflammation et paralysie des cellules nerveuses, et que les malades ressentent simultanément des douleurs vives et un affaiblissement de la sensibilité. Suivant que le premier ou le second de ces symptômes sera prédominant, on aura recours aux frictions et passes magnétiques descendantes ou ascendantes, et, si la douleur et la paralysie étaient également prononcées, on pratiquerait des frictions circulaires et des passes alternatives.

7° Frictions et passes magnétiques ascendantes et descendantes.

Pratiquer ces frictions et ces passes comme il a été indiqué (*pag.* 229 et 234). On les emploie dans les nécrobioses du cerveau, de la moelle épinière et des nerfs lorsqu'il y a en même temps excitation et paralysie du mouvement, lorsque, par exemple, les malades ne peuvent pas accomplir les mouvements qu'ils désirent et en font au contraire d'autres qu'ils ne voudraient pas. Ici encore il faut s'inspirer de l'état du patient pour pratiquer les frictions et les passes magnétiques convenables, et faire celles-ci ascendantes, descendantes, circulaires ou alternatives, suivant que les mouvements se montrent successivement ou simultanément, excités ou paralysés.

8° ONDULATIONS MAGNÉTIQUES ET DIAMAGNÉTIQUES.

Ces ondulations se pratiquent comme il a été indiqué (*pag.* 230 et 235). On y a recours soit successivement dans une même séance, soit dans des séances différentes et plus ou moins rapprochées. Les ondulations simultanées de magnétisme ou de diamagnétisme doivent être employées toutes les fois qu'il y a à la fois inflammation et paralysie du sang, excitation et abattement du système nerveux, lorsque, par exemple, il existe de la fièvre compliquée d'anémie, de la cachexie, de la fièvre hectique, du marasme, ou encore, lorsque se montrent en même temps de l'ataxie et de l'adynamie, des convulsions généralisées et l'abolition de l'intelligence, la paralysie des mouvements et la surexcitation de la sensibilité, etc. Dans tous ces cas, des ondulations alternativement magnétiques et diamagnétiques pratiquées à quelques jours, à quelques heures d'intervalle, ou, au contraire, coup sur coup, activent ou ralentissent la circulation, excitent ou calment le système nerveux et sont ainsi extrêmement utiles dans le traitement des fièvres graves, des névroses et des nécrobioses.

Tels sont les trois traitements qui constituent, à eux seuls, toute la pratique du magnétisme animal, et qui, même à la rigueur, peuvent se réduire à deux, le traitement de la nécrobiose n'étant au fond que la combinaison des remèdes employés contre l'inflammation et contre la paralysie. Pour traiter magnétiquement une maladie quelconque, il suffit donc de connaître son siége, de préciser l'organe ou les portions d'organe qu'elle intéresse, puis d'appliquer sur les parties malades les remèdes recommandés contre l'inflammation, la paralysie ou la nécrobiose, suivant que les cellules souffrantes sont elles-mêmes enflammées, paralysées ou nécrobiosées.

Bien entendu, s'il existe en même temps plusieurs maladies distinctes, affectant des organes différents et ayant ou n'ayant pas la même nature, on peut les traiter simultanément et chacune de son côté, exactement comme si elles s'étaient produites isolément Cependant, le plus souvent, surtout dans les affections graves, il importe de faire un choix et de ne traiter qu'une ou deux maladies à la fois, négligeant les autres provisoirement et les laissant suivre leur cours naturel. La raison, c'est que ces maladies accessoires sont souvent fort utiles. Ce sont des espèces de remèdes physiologiques que la nature emploie pour résister au mal et se tirer toute seule d'affaire. Ainsi, pour n'en citer qu'un exemple, les sueurs sont souvent excellentes dans la fièvre; elles débarrassent le sang d'un excès d'eau, elles abaissent sa température, modèrent son inflammation et l'on aurait grand tort de chercher à les arrêter. Il en est de même pour les abcès, les crachats, les diarrhées, les douleurs, les éruptions et un grand nombre d'autres symptômes. Souvent ce sont là des phases indispensables de la maladie par lesquelles on doit nécessairement passer pour arriver à la guérison et, bien loin de les combattre, il faut les respecter ou même les favoriser.

DESCRIPTION ET TRAITEMENT DES MALADIES

—

ABRÉVIATIONS

m	magnétique.
d	diamagnétique.
frict	frictions.
pass	passes.

—

ANÉMIE

Chlorose, pâles couleurs, leucémie, leucocytose, hydrémie, appauvrissement du sang, cachexie.

PARALYSIE DU SANG dont les globules ne se reproduisent plus en quantité suffisante, en même temps qu'ils cessent de remplir convenablement leurs fonctions.

Symptômes. — Pâleur, teinte verte ou jaune de la peau, décoloration des lèvres, petitesse des veines, jambes enflées le soir, froid continuel aux pieds, essoufflement, palpitations, soif, perte de l'appétit, maux d'estomac, constipation, règles supprimées, peu abondantes ou venant sans régularité, le sang en est pâle et forme sur le linge des taches rosées, flueurs blanches, douleurs dans toutes les parties du corps notamment à la tête, à l'estomac, dans le dos et le côté, vertiges, éblouissements, bourdonnements d'oreilles, sommeil lourd et prolongé, amaigrissement, faiblesse générale, indolence extrême pouvant aller jusqu'à la paralysie ou au contraire excitabilité plus grande du système nerveux, boule remontant vers le gosier, attaques de nerfs et dérangement des facultés mentales.

Lorsque l'anémie n'est pas trop prononcée elle se borne à détruire la santé et permet de vivre encore assez longtemps; mais, lorsqu'elle atteint son dernier degré et que le sang n'est plus, pour ainsi dire, que de l'eau, elle amène la mort soit directement par une syncope, soit indirectement en favorisant le développement de la phthisie pulmonaire.

Traitement. (*V. pag.* 231.) — Magnétiser le malade par ondulation. Poses m., frict. m. centripètes et circulaires, pass. m. attractives et alternatives sur les principaux organes, notamment le cœur, le poumon, le foie, la rate, l'estomac, l'intestin, le cerveau et la moelle épinière; lavages m., massages m. sur la poitrine et les membres, bains m., tisane m. amère ou alimentaire, boissons m., aliments m., lait de la nourrice m., vêtements et lit magnétiques; enfin traiter magnétiquement toutes les maladies qui compliquent l'anémie ou sont, au contraire, compliquées par elle.

MALADIES DE L'ANUS

1° Inflammations de l'anus :

Hémorrhoïdes, fissures, fistules à l'anus

Symptômes. — Pesanteur, douleur, sensation de brûlure à l'anus, surtout lorsqu'on va à la selle et après y avoir été. Tumeurs molles, violacées, devenant plus saillantes et plus dures pendant la défécation. Au printemps, à l'automne, après les grandes fatigues ou les excès de table, ces tumeurs s'enflamment, elles se gonflent, proéminent à l'extérieur, empêchent de marcher et de s'asseoir et finissent par se rompre en produisant un flux de sang. Écorchure, éraillure à l'anus, plaie vive continuellement distendue et salie par le passage des matières fécales, ce qui la rend horriblement douloureuse et l'empêche de se cicatriser. Abcès, fistules remontant profondément vers le rectum et d'où suintent continuellement du pus et des mucosités qui tachent le linge, et maintiennent l'anus dans une humidité permanente, nouvel obstacle à la guérison.

Traitement. (*V. pag.* 225.) — Poses d., frictions m. centrifuges, pass. m. répulsives, lavages d., cataplasmes d., compresses humides d., pansements d., mèches d. sur la région de l'anus ou dans l'intérieur du rectum. Lavements m. contre la constipation; bains d. entiers ou de siége ; fumigations d. faites en s'asseyant sur un vase rempli d'une infusion bouillante; frict. d., pass. d. descendantes s'il y a de vives douleurs; frict.

m. ascendantes en cas de ténesme et de contracture à l'anus ; enfin, s'il existe de la fièvre ou de l'agitation, diamagnétiser le malade par ondulation.

2° Paralysies de l'anus :

Incontinence, évacuation involontaire des matières. (*Voy.* maladies de la moelle épinière, *pag.* 279.)

3° Nécrobioses de l'anus :

Cancer de l'anus et du rectum. (*V.* maladies de l'intestin, *p.* 274.)

MALADIES DES ARTICULATIONS

1° Inflamations des articulations :

Arthrite aiguë et chronique, entorse, luxation, rhumatisme articulaire aigu et chronique, goutte (1), **hydarthrose, hygroma, ankylose.**

Symptômes. — Gêne, douleurs plus ou moins aiguës dans les articulations malades. Ordinairement, ces douleurs sont sourdes et faciles à supporter quand on reste immobile, mais elles deviennent intolérables dès qu'on fait le moindre mouvement. D'autres fois, dans les entorses et les rhumatismes chroniques, la douleur s'échauffe et se dissipe par l'exercice, mais c'est pour reparaître plus violente dans le repos, surtout pendant la nuit. Gonflement, déformation, rougeur des articulations qui sont remplies d'eau ou

(1) Voy. mes *Leçons de médecine physiologique*, pag. 143.

présentent des nodosités goutteuses. Gêne, raideur des mouvements qui sont douloureux, limités ou même complétement impossibles. Enfin, dans le rhumatisme articulaire aigu, fièvre violente, sueurs abondantes, palpitations, oppression et insomnie.

Traitement. (*V. pag.* 225.) — Poses d., frict. m. centrifuges, pass. m. répulsives, cataplasmes d., lavages d., fumigations d., ouate d., flanelle d., fourrures d. sur les articulations malades; bains d. locaux, de siége ou entiers. En cas de douleurs vives, pass. d., frictions d. descendantes sur les nerfs des articulations souffrantes. S'il y a de la fièvre et des sueurs, tisane pectorale d., linge de corps et lit d., et diamagnétiser le malade par ondulation.

2° Paralysies des articulations :

Raideur, sécheresse, craquements des articulations, qui ne peuvent pas se mouvoir aussi rapidement que de coutume, ou même deviennent incapables d'exécuter aucun mouvement.

Traitement. (*V. pag.* 231.) — Poses m., frict. m. centripètes ou circulaires, pass. m. attractives ou alternatives, massages m., cataplasmes m., fumigations m., lavages m., flanelle m., emplâtres m., papier chimique m., fourrures m. sur les articulations paralysées; bains m. locaux et généraux.

3° Nécrobioses des articulations :

Tumeurs blanches, coxalgie, mal de Pott, mal Vertébral, abcès froids et par congestion.

Symptômes. — Gonflement, raideur, ankylose, déformation des jointures, bosse dans le dos, rétraction de la cuisse sur la hanche, ploiement permanent du genoux et du coude, rigidité du poignet, des doigts et du pied; carie des os, formation d'abcès froids qui fusent au loin et donnent naissance à des fistules intarissables, d'où s'écoule un pus fétide et séreux; enfin, épuisement progressif des malades par les douleurs et l'abondance de la suppuration et mort après de longues souffrances.

Traitement. (*V. pag.* 236.) — Combiner le traitement de l'inflammation des articulations avec celui de leur paralysie. De plus, pansements m. ou d., injections m. ou d. dans les trajets fistuleux; enfin, magnétiser le malade par ondulation, lorsqu'il y a de l'anémie et traiter celle-ci magnétiquement.

MALADIES DE LA BOUCHE

1° Inflammations de la bouche :

Stomatite, gingivite, salivation, aphthes, muguet, gangrène de la bouche, éruption des dents, rage de dents, fluxion dentaire.

Symptômes. — Rougeur et gonflement des gencives qui sont chaudes et douloureuses ; petites ulcérations à l'intérieur des joues, sous la langue ou sur ses bords; langue blanche, gonflée, gardant l'empreinte des dents, crachement continuel et involontaire; formation, sur la muqueuse buccale, de pellicules fibrineuses ou d'enduits crêmeux; saveur métallique de la bouche, fétidité de l'haleine, impossibilité de mâcher et même de manger; douleurs violentes dans les dents et dans tout un côté de la mâchoire; inflammation, gonflement, teinte noire de la joue qui se mortifie dans toute son épaisseur et se détruit en laissant une plaie hideuse, ordinairement funeste ; soif, fièvre, éruption sur les fesses et le ventre, diarrhée, vomissements, convulsions, délire, amaigrissement général, amenant chez les nouveau-nés une mort rapide.

Traitement. (*V. pag.* 225.) — Poses d., frict. m. centrifuges, pass. m. répulsives sur les gencives, les dents, la langue et l'intérieur des joues. Cataplasmes d., compresses humides d., lavages d., ouate d., mentonnière d., fumigations d., emplâtre d., papier chimique d. sur la joue du côté malade. Gargarisme d. pour se rincer la bouche. S'il y a de vives douleurs, pass. d. et frict. d. descendantes sur les nerfs dentaires ; s'il existe de l'agitation ou de la fièvre, tisane pectorale d. et diamagnétiser le malade par ondulation.

2° PARALYSIES DE LA BOUCHE :

Scorbut, fongosité, putridité des gencives

Symptômes. — Tuméfaction, ramollissement, ulcération, putridité des gencives qui sont spongieuses, d'un rouge foncé et saignent au moindre contact ; déchaussement, ébranlement et chute des dents bien qu'elles ne soient nullement gâtées, fétidité de l'haleine, enfin anémie atteignant facilement ses dernières limites et amenant alors la cachexie scorbutique et la mort.

Traitement. (*V. pag.* 231.) — Poses m., frict. m. centripètes ou circulaires, pass. m. attractives ou alternatives sur les gencives, les dents, la langue et l'intérieur des joues ; cataplasmes m., compresses humectées m., lavages m., ouate m., mentonnière m., fumigations m., emplâtres m., papier chimique m. sur les joues ou le menton; tisane acidule m. pour se rincer la bouche; magnétiser le malade par ondulation et traiter magnétiquement l'anémie.

3° Nécrobioses de la bouche :

Carie des dents, cancer de la langue, cancer et carie des os de la mâchoire.

Symptômes. — Teinte noire, ramollissement, mauvaise odeur, perforation, destruction des dents, qui causent de violentes névralgies dentaires. Gonflement, empâtement de la machoire qui présente des fistules d'où s'écoule un pus fétide. Tumeur dure, inégale, bosselée de la langue ou de la mâchoire, donnant naissance à des douleurs vives et finissant par présenter l'ulcération caractéristique du cancer et amener la cachexie cancéreuse.

Traitement. (*V. pag.* 236.) — Combiner le traitement de l'inflammation de la bouche avec celui de sa paralysie.

MALADIES DU CERVEAU

1° Inflammations du cerveau :

Mal de tête, céphalalgie, céphalée, migraine, cérébrite, méningite aiguë et chronique, convulsions.

Symptômes. — Pesanteur, douleurs, élancements violents dans la tête; visage gonflé, congestionné, cramoisi ou au contraire extrêmement pâle, tout le sang étant porté vers le cerveau, yeux rouges, larmoyants, sensibles à la lumière, impossibilité de se livrer au travail ou même de suivre une conversation, sommeil mauvais, fatigue sans raison, tremblement des mains et de la langue, marche incertaine comme si l'on était ivre, mouvements convulsifs des yeux qui sont hagards, tournés en haut et ne montrent que le blanc, figure grimaçante exprimant la fureur ou l'anxiété, convulsions, raideurs des membres, agitation, loquacité, délire ; enfin très souvent, troubles sympathiques des autres fonctions, perte d'appétit, vomissements, constipation opiniâtre, fièvre, embarras de la circulation et de la respiration et mort par syncope ou à la suite d'une courte agonie.

Traitement. (*V. pag.* 225.) — Poses d., frict. m. centrifuges, pass. m. répulsives dirigées sur les diverses régions du cerveau et du cervelet, sur leur surface ou sur leurs parties centrales, sur leur moitié gauche ou droite, etc.; compresses humides d., lavages d., cataplasmes d., bandeaux d., fumigations d. sur le front, les tempes, le côté, le haut ou le derrière de la tête; bonnets d.; s'il y a des douleurs vives, frict. d., pass. d. sur les nerfs douloureux ou sur le cerveau lui-même; s'il survient des convulsions, frict. m., pass. m. ascendantes sur les nerfs des organes convulsés ; bains d. ; lavements m. contre la constipation. S'il existe de la fièvre et de l'agitation, tisane pectorale d. et diamagnétiser le malade par ondulation.

2° Paralysies du cerveau :

Congestion cérébrale, coup de sang, apoplexie, hémorrhagie cérébrale, hémiplégie, tumeurs comprimant le cerveau, hydrocéphale.

Symptômes. — Lourdeur de tête, surtout lorsqu'on

a chaud, somnolence après le dîner, affaiblissement de la mémoire, sensation de fatigue et d'engourdissement dans un côté du corps, principalement le matin en se réveillant, bluettes dans les yeux, bourdonnements d'oreilles, étourdissements, perte de connaissance et chute du malade, qui tombe comme foudroyé, paralysé d'une moitié latérale du corps; respiration lente, profonde, soulevant la lèvre avec bruit comme quand on fume la pipe, face pourpre, bleuâtre, ou, au contraire, naturelle, suivant que la respiration est ou non gênée, crachement de sang par la bouche et le nez, évacuation involontaire d'urine et de matières fécales. Souvent les malades meurent dans cet état et sans avoir repris connaissance. D'autres fois, dans les apoplexies plus légères, ils reviennent à eux au bout de quelques heures ou de quelques jours, mais il leur reste une paralysie de la moitié du corps et un affaiblissement de la mémoire et de l'intelligence qui persistent longtemps ou même ne guérissent jamais.

Traitement. (*Voy. pag.* 231.) — Au moment de l'attaque, frict. m. centrifuge, pass. m. répulsives sur le cerveau pour y diminuer l'afflux du sang, frict. d., pass. d. ascendantes sur les nerfs des bras, de la poitrine et des organes des sens, magnétiser le malade par ondulation pour rappeler le sentiment. Plus tard, déterminer le siége exact de la paralysie cérébrale et faire sur ce point des poses m., des frict. m. circulaires et des pass. m. alternatives; lavages m., cataplasmes m., compresses humides m., bandeaux m., bonnets m., emplâtres m., fumigations m. sur le front, les tempes, les côtés, le haut ou le derrière du crâne, frict. m., pass. m. descendantes sur les nerfs des membres privés de mouvement, bains m., lavages m., massages m. sur la peau et les muscles des parties atteintes de paralysie.

3° Nécrobioses du cerveau :

Ramollissement du cerveau, folie, démence, idiotie, tubercules, cancer du cerveau.

Symptômes. — Altération des facultés cérébrales, paresse de l'intelligence, affaiblissement du caractère ou entêtement inaccoutumé, perte de la mémoire, radotage, idées orgueilleuses, faiblesse des membres souvent plus prononcée d'un côté, impuissance prématurée, constipation, paresse des urines. Cet état peut persister longtemps sans changement, mais, tôt ou tard, il se trouve subitement aggravé par une attaque d'apoplexie. Celle-ci paraît d'abord assez légère; elle est moins foudroyante que celle causée par l'hémorrhagie cérébrale, souvent même elle ne fait pas perdre connaissance, et cependant, elle est en réalité très grave, parce qu'elle guérit mal et qu'elle accélère la marche du ramollissement. A partir de ce moment, les malades présentent, en effet, un affaiblissement chaque jour plus grand de leur intelligence; ils rient et pleurent sans motif, cherchent leurs mots, parlent en bavant et comme s'ils avaient de la bouillie dans la bouche, perdent le goût et l'odorat, deviennent aveugles et sourds, vont sous eux et végètent dans un état d'enfance jusqu'à ce qu'ils soient emportés par une attaque d'apoplexie, une fluxion de poitrine ou une gangrène de la peau.

Traitement. (*Voy. pag.* 236.) — Combiner le traitement de l'inflammation du cerveau avec celui de sa paralysie.

CHOLÉRA

Empoisonnement causé par l'absorption d'un miasme contagieux.

Symptômes. — Borborygmes et gargouillements dans le ventre, diarrhée sans coliques, mais abondante et fréquente, les matières rendues sont d'abord bilieuses, puis blanchâtres et semblables à de l'eau de riz, nausées, vomissements répétés, douleur vive à l'estomac, soif inextinguible, urines supprimées, crampes dans les mollets, refroidissement général du corps qui devient violacé, traits tirés, nez effilé, yeux cernés, voix cassée, angoisse extrême et mort de faiblesse et de froid, le malade ayant conservé sa connaissance jusqu'au dernier moment. Si cependant le cholérique réussit à se réchauffer, arrêt de la diarrhée et des vomissements, mais fièvre assez semblable à la fièvre typhoïde et mettant comme celle-ci la vie en grand danger.

Traitement. (*Voy. pag.* 225 *et* 231.) — Contre la diarrhée et les vomissements, poses d., frict. m. centrifuges, pass. m. répulsives sur l'estomac et l'intestin. Cataplasmes d., lavages d. sur le ventre, tisane d. acidule froide ou glacée, lavements d.; contre l'oppression et la douleur d'estomac, frict. d., pass. d. descendantes sur les nerfs de l'estomac; contre les crampes, massages d., lavages d. sur les mollets, frict. m., pass. m. ascendantes sur les nerfs des muscles contractés, frict. d., pass. d. descendantes sur ces mêmes nerfs; contre la cyanose, tisane m. excitante et chaude, frict. d. circulaires, pass. d. alternatives sur la peau des parties les plus refroidies, magnétiser le malade par ondulation; enfin, si la réaction se déclare et que la fièvre soit violente, faire le traitement de la fièvre. (*Voy. pag.* 261.)

MALADIES DU CŒUR ET DE L'AORTE.

1° INFLAMMATIONS DU CŒUR ET DE L'AORTE.

Péricardite, endorcadite, aortite, névralgie du cœur, palpitations, battements de l'aorte, angine de poitrine.

Symptômes. — Gêne, pesanteur, douleurs plus ou moins vives à la région du cœur; dans l'angine de poitrine, ces douleurs sont extrêmement violentes, elles s'irradient dans toute la poitrine et vers le bras gauche, causent une angoisse insupportable et font croire au malade qu'il va mourir subitement, ce qui arrive en effet quelquefois. Palpitations, battements du cœur et de l'aorte tumultueux, irréguliers, beaucoup plus forts que d'ordinaire et soulevant la poitrine et l'estomac, ce qui les rend visibles à l'extérieur; pouls accéléré et irrégulier, respiration haletante, oppression, suffocation, impossibilité de marcher un peu vite ou de faire un effort; enfin, dans le cas d'endocardite ou de péricardite aiguë, fièvre violente et anxiété extrême, se terminant souvent par la mort.

Traitement. (*Voy. pag.* 225.) — Faire sur le cœur des poses d., des frict. m. centrifuges et des pass. m. répulsives; contre l'oppression, la suffocation et les douleurs névralgiques de l'angine de poitrine, frict. d., pass. d. descendantes sur les nerfs du bras gauche et du cœur; contre les palpitations, frict. m., pass. m.

ascendantes sur les nerfs du cœur; contre la fièvre et l'agitation, tisane d. pectorale et chaude, linge de corps d., lit d. et diamagnétiser le malade par ondulation.

2° Paralysies du cœur et de l'aorte.

Ralentissement de la circulation, syncope.

Symptômes. — Faiblesse des battements du cœur, ralentissement du cours du sang, décoloration de la face, lèvres blanches, extrémités froides et insensibles, vertiges, perte de connaissance, faiblesse des jambes qui se dérobent sous le corps, chute, mort apparente, yeux éteints ne sentant plus le contact des doigts, arrêt des battements du cœur et de la respiration, et mort réelle si l'on ne parvient à rétablir la circulation.

Traitement. (*Voy. pag.* 231.)—Faire sur le cœur des poses m., des frict. m. centripètes, des pass. m. attractives; frict. m., pass. m. descendantes sur les nerfs du poumon, du cœur et de la poitrine; frict. d., pass. d. ascendantes sur les membres, la poitrine et la figure, tisane m. excitante, vin m., liqueur m.; faire respirer du vinaigre m., magnétiser le malade par ondulation jusqu'à ce qu'il ait repris connaissance.

3° Nécrobioses du cœur et de l'aorte.

Anévrismes du cœur et de l'aorte, rétrécissement, insuffisance des valvules du cœur, hypertrophie, dégénérescence graisseuse du cœur.

Symptômes. — Palpitations continuelles, s'exagérant dès qu'on fait un effort; saillie de la région du cœur qui est soulevée à chaque battement et animée d'un mouvement vibratoire; tumeur anévrysmatique de la poitrine, battant avec énergie et finissant par s'ouvrir, ce qui cause une hémorrhagie mortelle; pouls faible, petit, irrégulier, mou, bondissant, inégal aux deux bras; gêne de la respiration, essoufflement, toux continuelle, sèche ou humide, crachement de sang; face bouffie, yeux brillants, saillants, injectés de sang, joues violacées, lèvres bleuâtres, gonflement des veines du cou et de la figure, impossibilité de dormir autrement qu'assis dans son lit ou un fauteuil, enflure des jambes et du ventre, amaigrissement du corps, appauvrissement du sang, faiblesse générale, obscurcissement de l'intelligence, délire tranquille, somnolence et enfin mort, après des mois de souffrance et une agonie de plusieurs jours.

Traitement. (*Voy. pag.* 236.) — Combiner le traitement de l'inflammation du cœur avec celui de sa paralysie. De plus, contre la toux, l'oppression et les crachats, poses d. sur le poumon et les muscles de la poitrine, pass. d., frict. d. descendantes sur les nerfs de ces organes, pass. m., frict. m. remontant le long de la trachée pour favoriser l'expectoration des crachats; contre l'enflure des jambes et du ventre, cataplasmes d., lavages d. sur ces organes, pass. m., frict. m., massages m. dirigés de bas en haut sur les parties malades afin de faire rentrer la sérosité dans le sang d'où elle sortira ensuite par la respiration, la sueur, les urines ou les selles.

MALADIES DE L'ESTOMAC.

1° INFLAMMATIONS DE L'ESTOMAC.

Indigestion, gastrite, aigreurs, crudités de l'estomac, pyrosis, vomissements d'aliments, de glaires ou de bile, gastralgie, crampes d'estomac. fringale, boulymie, envies, gaz, vapeurs dans l'estomac, éructations.

Symptômes. — Douleurs plus ou moins vives dans l'estomac, sensation d'aigreur, d'ardeur, de brûlure atroce, de fer chaud, rapports aigres et nidoreux, nausées, vomissements d'aliments, de bile ou de glaires. Douleurs névralgiques, crampes, tiraillements, tortillements, spasmes, mouvements vermiculaires semblables à ceux d'un reptile et remontant vers la gorge ou descendant dans le ventre; gonflement, distension de l'estomac par des gaz que le malade essaie en vain d'evacuer; dégoût pour les aliments ou au contraire appétit exagéré, fringales, envies de manger des mets grossiers ou des substances répugnantes; pendant les crises, abattement, bâillements, fatigue dans les jarrets et les poignets, paresse de l'intelligence, somnolence ou, au contraire, agitation et gémissement des malades qui se tordent sur leur siége ou se roulent par terre.

Traitement. (*Voy. pag.* 225.) — Faire sur l'estomac, sur ses parois antérieure et postérieure, des poses d. des frict. m. centrifuges, et des pass. m. répulsives ; cataplasmes d., lavages d., emplâtres d. sur l'estomac. Contre les douleurs gastralgiques, frict. d., pass. d. descendantes sur les nerfs pneumogastriques;

contre les spasmes et les crampes, frict. m., pass. m. descendantes sur les mêmes nerfs, frict. m., pass. m. ascendantes, massages m. sur l'œsophage et le long du dos, pour favoriser l'évacuation des gaz par en haut ; mêmes moyens sur l'estomac, mais dirigés en bas pour faire passer les susdits gaz dans l'intestin ; tisanes d. pectorale ou alimentaire, boissons d., aliments d.; enfin, s'il y a de l'agitation nerveuse et un état spasmodique, diamagnétiser le malade par ondulation.

2° Paralysies de l'estomac.

Embarras gastrique, état saburral, pesanteur à l'estomac, lenteur des digestions. dyspepsie.

Symptômes. — Manque d'appétit ou même dégoût pour les aliments, bouche amère, langue large, blanche, couverte d'un enduit épais, odeur aigre de l'haleine. Quand les malades mangent, et ils ne le font que par raison, les aliments pèsent longtemps sur l'estomac ; on sent que ce viscère est paralysé, qu'il ne se contracte pas, qu'il ne secrète pas de suc gastrique, qu'il reste pendant des heures tout rempli de substances non digérées ; de plus, il existe ordinairement une constipation opiniâtre, un mal de tête persistant qui devient plus douloureux dès qu'on se remue et empêche de se livrer à aucune occupation ; enfin, quand la paralysie de l'estomac se prolonge, le sang s'appauvrit par suite des mauvaises digestions et l'on observe tous les symptômes de l'anémie. (*Voy. ce mot pag.* 243.)

Traitement. (*Voy. pag.* 231.) — Faire sur l'estomac, sur ses parois antérieure et postérieure, des poses m., de frict. m. centripètes ou circulaires, des pass. m attractives ou alternatives; cataplasmes m., emplâtres m., lavages m. sur l'estomac; tisane m. acidule avec laquelle on se rincera souvent la bouche, boissons m., aliments m.; contre le mal de tête, poses d. frict. m. centrifuges, pass. m. répulsives, compresses humides d. sur le front; enfin, lavements m. contre la constipation.

3° Nécrobioses de l'estomac.

Cancer, squirrhe, ulcère de l'estomac, méléna, hématémèse, vomissement de sang.

Symptômes. — D'abord signes d'inflammation et de paralysie de l'estomac persistant pendant plusieurs mois ou plusieurs années, puis vomissements de sang rarement rouge, mais noir, semblable à du sang cuit, de la bile ou du marc de café. Tumeur à l'épigastre formant un relief peu apparent, mais donnant lieu, dès qu'on la presse, à des douleurs vives et prolongées; enfin cachexie cancéreuse, teinte jaune paille de la peau, amaigrissement, fièvre hectique et mort dans le dernier degré de marasme.

Traitement. (*Voy pag.* 236.) — Combiner le traitement de l'inflammation de l'estomac avec celui de sa paralysie.

FIÈVRES (1)

Inflammation du sang qui se montre seule ou complique l'inflammation des autres organes.

Symptômes. — Sensibilité au froid, frissons, claquement de dents, puis chaleur brûlante de la peau

(1) Voy. mes *Leçons de médecine physiologique*, pag. 37 et suivantes.

qui est sèche ou couverte de sueurs; accélération du pouls, qui au lieu de ses 75 pulsations normales, en compte 80, 90, 100, 110 et même 120 par minutes; accélération de la respiration qui se fait 1/4 ou 1/3 plus vite qu'à l'ordinaire; sécheresse de la langue et de la gorge, soif vive que rien ne peut étancher, langue blanche couverte d'un enduit épais, perte d'appétit, indigestion, vomissements et diarrhée si l'on essaie de manger; urine rare, colorée, claire d'abord, puis chargée de dépôts ; impossibilité de se livrer à aucun travail, lassitude générale qui oblige de se mettre au lit, mal de tête, insomnie, cauchemars, agitation, délire, convulsions ou, au contraire, abattement, somnolence et torpeur.

1° FIÈVRE INFLAMMATOIRE.

C'est la fièvre qui complique les inflammations aiguës des divers organes, de la gorge, du poumon, des articulations, etc.

Traitement. (*Voy. pag.* 225.)—Traiter l'inflammation cause de la fièvre par des poses d., des frict. m. centrifuges, des pass. m. répulsives, des bains d., des cataplasmes d., des injections d., etc. Contre la fièvre elle-même, diamagnétiser le malade par ondulations, poses d., frict. m. centrifuges, pass. m. répulsives sur le cœur et les organes les plus congestionnés, le foie, la rate, la peau, etc, tisane pectorale chaude d., bouillons d., aliments légers d.; contre les frissons et les claquements de dents, pass. d., frict. d. ascendantes sur les parties frissonnantes; contre la chaleur excessive, pass. d., frict. d. descendantes, compresses humectées d. sur les organes les plus chauds; contre les sueurs trop abondantes et débilitantes, linge de corps d., lit d.; contre la faiblesse, la prostration, l'anémie qui succèdent aux fièvres graves et annoncent la convalescence, magnétiser le malade par ondulation et faire le traitement magnétique de l'anémie. (*Voy. pag.* 244.)

2° FIÈVRE INTERMITTENTE.

Elle est produite par une inflammation de la rate causée elle-même par l'absorption de miasmes marécageux. Elle est caractérisée par des accès de fièvre qui reviennent périodiquement aux mêmes heures tous les jours, tous les deux ou tous les trois jours. Chaque accès fébrile est ordinairement constitué par trois périodes : la première de frisson, la deuxième de chaleur brûlante et sèche, la troisième de sueurs abondantes. Quand la fièvre intermittente est mal soignée et que les malades restent exposés à l'influence miasmatique, elle donne naissance à l'anémie et la cachexie paludéennes et se termine souvent par la mort.

Traitement. — Faire celui de la fièvre, mais en combattant spécialement l'inflammation de la rate cause de la maladie par des poses d., des frict. m. centrifuges, des pass. m. répulsives, et des cataplasmes d. sur la rate.

3° FIÈVRES ÉRUPTIVES.

Fièvres contagieuses, caractérisées par une éruption générale sur la peau qui se déclare vers le deuxième ou troisième jour de la maladie. Elles sont au nombre de trois : la VARIOLE, qui s'annonce par des maux de tête et de reins et où l'éruption est constituée par des boutons qui suppurent et laissent des cicatrices indélébiles; la ROUGEOLE, qui débute par de l'enchifrènement, du larmoiement, de la toux et où l'éruption est formée de simples taches rouges; enfin la SCARLATINE, qui commence par un mal de gorge et où l'éruption ressemble à celle de la rougeole, mais est plus rouge et pointillée. De plus cette dernière se complique fréquemment d'albuminurie, ce qui n'arrive pas pour les autres fièvres éruptives.

Traitement. — Faire celui de la fièvre, mais en combattant spécialement l'inflammation de la peau, des yeux, du nez, de la gorge et des bronches par des poses d., des frict. m. centrifuges, des pass. m. répulsives, des lavages d. sur le corps et les membres, des collyres d., des gargarismes d. et des fumigations diamagnétiques.

4° FIÈVRE TYPHOIDE, FIÈVRE CÉRÉBRALE, MUQUEUSE, ADYNAMIQUE, CONTINUE, PUTRIDE, GASTRIQUE ET SYNOQUE, TYPHUS DES CAMPS ET DES PRISONS.

Maladie contagieuse causée par l'absorption d'un miasme. Au début, malaise, fatigue, mal de tête, saignement de nez, diarrhée, vertiges et marche comme si l'on était ivre, puis fièvre obligeant de se mettre au lit, pouls rebondissant à 100 ou 110 pulsations, langue humide, blanche au centre, rouge sur les bords et plus tard sèche et dure comme du bois, elle tremble quand le malade la tire, et, dans les cas graves, elle se couvre ainsi que les dents de mucosités noires et visqueuses. Éruption sur le ventre et la poitrine de taches rosées, grandes comme des lentilles; ventre gonflé, plein de gaz, selles liquides et bilieuses, toux, bronches remplies de mucosités, surdité, hébétude, somnolence, paralysie de la vessie, faiblesse extrême des malades qui restent immobiles, couchés sur le dos ou, au contraire, agitation, délire et convulsions.

Traitement. — Faire celui de la fièvre, mais en combattant spécialement l'inflammation de l'intestin, du foie, de la rate, du poumon, et l'excitation du système nerveux par des poses d., des frict. m. centrifuges, des pass. m. répulsives, des lavages d., des cataplasmes d., des fumigations d., des compresses humectées d., des lavements d. sur le ventre, la rate, le foie, la poitrine, la moelle épinière et le cerveau. S'il y a de l'adynamie, de la paralysie du système nerveux, de la surdité, de la rétention d'urine, etc., poses m., frict. m. centripètes et circulaires, pass. m. attractives et alternatives, frict. et pass. d. ascendantes, frict. et pass. m. descendantes, cataplasmes m., lavages m. sur le cerveau, la moelle épinière, la vessie et les membres.

5° Fièvre puerpérale.

Maladie contagieuse produite par l'absorption d'un miasme chez les femmes récemment accouchées.

Symptômes. — Quelques heures ou quelques jours après l'accouchement, frisson violent suivi de fièvre, ventre gonflé extrêmement douloureux, vomissements de bile, constipation ou diarrhée fétide, montée du lait arrêtée brusquement, lochies supprimées ou, si elles persistent, elles sont putrides, décomposées, face grippée, yeux cernés, angoisse extrême, délire, prostration et mort après quelques jours de maladie.

Traitement. — Faire celui de la fièvre, mais en traitant tout spécialement l'inflammation du péritoine et de l'utérus par des poses d., des frict. m. centrifuges, des pass. m. répulsives, des cataplasmes d., des lavages d., des pass. d., des frict. d. ascendantes sur le ventre et le bas-ventre.

6° Fièvre purulente, infection purulente.

Maladie produite par l'absorption d'un miasme qui se dégage de certaines plaies suppurantes.

Symptômes. — Frissons violents, accès de fièvre et sueurs abondantes qui reviennent à quelques jours d'intervalle et ressemblent assez à des accès de fièvre intermittente ; bientôt fièvre continuelle, teinte jaune et terreuse de la peau, formation d'abcès non douloureux dans les jointures, sous la peau, dans le foie et le poumon, amaigrissement, affaiblissement rapide et mort après huit à quinze jours de maladie.

Traitement. — Faire celui de la fièvre, mais en combattant spécialement l'inflammation du poumon, de la rate, du foie, des articulations là où se forment les abcès, par des poses d., des frict. m. centrifuges, des pass. m. répulsives, des cataplasmes d., des lavages d. et des fumigations diamagnétiques.

7° Fièvre hectique.

C'est la fièvre des maladies chroniques. Elle se produit à la fin des nécrobioses, notamment dans la phthisie pulmonaire, les caries et les cancers. C'est elle qui donne le coup de grâce aux malades et quand elle se déclare, ceux-ci peuvent être considérés comme perdus.

Symptômes. — Accès de fièvre avec frisson, chaleur et sueurs revenant tous les soirs et se prolongeant pendant la nuit; pommettes rouges, yeux brillants, agitation fébrile, soif, perte d'appétit, diarrhée continuelle impossible à arrêter, teinte terreuse de la peau, amaigrissement du corps allant jusqu'au marasme, syncope et mort de faiblesse, le malade ayant conservé sa connaissance jusqu'à son dernier moment.

Traitement. — Combiner le traitement de la fièvre avec celui de l'anémie. Traiter de plus magnétiquement les diverses nécrobioses causes de la fièvre hectique.

MALADIES DU FOIE.

1° Inflammations du foie :

Hépatite, congestion, abcès du foie, état bilieux, vomissements de bile, diarrhée bilieuse, fièvre jaune, ictère grave, névralgie du foie, colique hépatique.

Symptômes. — Pesanteur, gêne, douleurs sourdes ou au contraire extrêmement violentes dans la région du foie d'où elles remontent souvent vers l'épaule et le bras droit, augmentation du volume du foie, tumeur formée par cet organe, nausées, hoquets, vomissements de bile ou de sang, diarrhée bilieuse ou sanglante, perte de l'appétit, bouche amère, soif, malaise, fièvre, courbature, prostration, somnolence et mort à la suite d'une syncope ou d'une courte agonie.

Traitement. (*Voy. pag.* 225.)—Poses d., frict. m. centrifuges, pass. m. répulsives, cataplasmes d., emplâtres d., flanelle d., fourrures d. sur la région du foie. Contre les douleurs hépatiques, pass. d. et frict. d. descendantes sur les nerfs du foie et du bras droit, tisane pectorale d., bain d., diamagnétiser le malade par ondulation.

2° PARALYSIES DU FOIE :

Ictère spasmodique, jaunisse, calculs biliaires

Symptômes. — Coloration jaune ou verdâtre du blanc des yeux, de la peau et des urines qui tachent le linge ; démangeaisons vives et parfois petites éruptions, perte d'appétit, bouche sèche, amère et pâteuse, digestions lentes et difficiles, nausées, selles décolorées, grisâtres, semblables à du plâtre gâché, faiblesse des membres, cauchemars, insomnie, irritabilité du caractère, tristesse et dégoût du travail.

Traitement. (*Voy. pag.* 231.)—Poses m., frict. m. centripètes ou circulaires, pass. m. attractives ou alternatives, lavages m., cataplasmes m., fourrures m., flanelle m. sur le foie; frict. m. et pass. m. suivant le cours des voies biliaires pour favoriser l'évacuation de la bile, tisane acidule magnétisée.

3° NÉCROBIOSES DU FOIE :

Cirrhose, obstruction, cancer, tumeurs du foie

Symptômes. — Signes d'inflammation et de paralysie du foie, de plus, gêne de la circulation de la veine porte, développement des veines de la peau du flanc droit, hydropysie du ventre, enflure des jambes, amaigrissement, fièvre hectique et mort après de longues souffrances.

Traitement. — Combiner le traitement de l'inflammation du foie avec celui de sa paralysie. De plus, frict. m. et pass. m. sur le ventre, suivant le trajet de la veine porte, afin d'y accélérer le cours du sang et de déterminer la résorption de l'épanchement.

MALADIES DES FOSSES NASALES (1).

1° INFLAMMATIONS DES FOSSES NASALES :

Saignement de nez, épistaxis, hémorrhagie nasale, coryza aigu et chronique, rhume de cerveau, enchifrènement, coryza pseudo-membraneux, polypes du nez.

Symptômes. — Tête lourde, joues rouges, yeux brillants avant le saignement de nez et, si celui-ci est abondant, ou se répète souvent, faiblesse, syncope et anémie. Éternuements fréquents, enchifrènement, difficulté de respirer, nez bouché par du mucus ou un polype, nasonnement de la voix, dureté de l'oreille, perte de l'odorat, rougeur du nez, écoulement d'une sérosité âcre, de mucus gluant à odeur fade, contenant du sang ou des fausses membranes, perte de l'appétit, mal de tête, engourdissement de l'intelligence, malaise, sensibilité au froid, courbature et fièvre.

Traitement. (*Voy. pag.* 225.)—Poses d., frict. m. centrifuges, pass. m. répulsives sur les fosses nasales; lavages d., compresses humectées d. sur le front et les joues; fumigations d., reniflement d., tisane pectorale d. En cas de fièvre, diamagnétiser le malade par ondulation.

(1) Voy. mes *Maladies des voies respiratoires*, pag. 3 et suivantes.

2° PARALYSIE DES FOSSES NASALES :

Symptômes. — Perte de l'odorat, sécheresse des narines, absence du mucus nasal.

Traitement. (*Voy. pag.* 231.) — Poses m., attractives sur les fosses nasales ; frict. d., pass. d. ascendantes sur le nerf olfactif, fumigations m. et reniflement magnétique.

3° NÉCROBIOSES DES FOSSES NASALES :

Carie des os du nez, coryza ulcéreux, syphilitique, ozène, nez punais, cancer, tumeurs des fosses nasales.

Symptômes. — Signes de coryza, de plus ulcère et carie des fosses nasales, perforation de leur cloison, odeur infecte de l'haleine, déformation du nez qui s'aplatit ou au contraire augmente de volume, gonflement de la joue, sortie de l'œil hors de son orbite, enfin, dans le cas de cancer, écoulement d'une sanie putride que le malade avale en partie, et qui amène rapidement la cachexie et la mort.

Traitement, (*voy. pag.* 236.)—Combiner le traitement de l'inflammation des fosses nasales avec celui de leur paralysie.

MALADIES DE LA GORGE (1) ET DE L'ŒSOPHAGE.

1° Inflammations de la gorge et de l'œsophage :

Mal de gorge, angine, pharyngite, amygdalite aiguës et chroniques, angine maligne, couenneuse, diphthéritique, angine ulcéreuse et syphilitique, esquinancie.

Symptômes. — Gêne, puis douleur dans le gosier où l'on sent comme un corps étranger qu'on cherche vainement à avaler. Difficulté ou impossibilité de la déglutition, rejet des boissons par le nez, respiration bruyante et ronflante surtout pendant le sommeil, nasonnement de la voix, dureté de l'ouïe, odeur aigre ou fétide de l'haleine, tuméfaction douloureuse du cou empêchant d'ouvrir la bouche; inflammation du gosier et surtout des amygdales qui sont rouges, sensibles, doublées ou triplées de volume, occupent tout le fond de la gorge, et, suivant les cas, sont couvertes de mucosités, de fausses membranes, saignent au moindre contact, s'abcèdent, s'ulcèrent ou se gangrènent. Gêne de la respiration, oppression, suffocation, asphyxie, bouche mauvaise, perte d'appétit, soif, constipation, mal de tête, malaise général, fièvre, abattement, teinte terreuse de la peau et dépérissement progressif se terminant par la mort.

(1) Voy. mon traité des *Maladies des voies respiratoires*, pag. 34.

Traitement. (*Voy. pag.* 225.)—Poses d., frict. m. centrifuges, pass. m. répulsives sur les amygdales, le voile du palais et le gosier. Cataplasmes d., ouate d., mentonnière d. sur les côtés du cou, gargarismes d., fumigations d., tisane pectorale d. En cas d'oppression, de douleurs violentes, frict. d., pass. d. descendantes sur les nerfs de la gorge et du poumon; s'il y a de la fièvre, diamagnétiser le malade par ondulation.

2° Paralysies de la gorge et de l'œsophage :

Nasonnement de la voix, dysphagie

Symptômes. — Voix nasonnée surtout après les émotions morales et les accès de colère, rejet des boissons par le nez, déglutition difficile des aliments qui restent dans le gosier et, lorsqu'ils sont liquides, font *glou-glou* en tombant dans l'estomac. Les malades passent des heures à leur repas et cela, sans pouvoir satisfaire leur appétit, aussi maigrissent-ils rapidement et finissent-ils par mourir de faim.

Traitement. (*Voy. pag.* 231.)—Poses m., frict. m. centripètes et circulaires, pass. m. attractives et alternatives sur les côtés du cou et sur l'œsophage, le long de la colonne vertébrale; cataplasmes m., cravate m., flanelle m., emplâtres m. sur les mêmes régions, tisane mucilagineuse m., boissons et aliments magnétiques.

3° Nécrobioses de la gorge et de l'œsophage :

Cancer du gosier, cancer et rétrécissement de l'œsophage

Symptômes. — Au début, signes d'inflammation et de paralysie tels que rougeur et douleur du gosier, nasonnement de la voix, gêne de la déglutition, rejet des boissons par le nez, etc.; plus tard, induration, ulcération, végétations du gosier, fétidité de l'haleine, hémorrhagies de la gorge, production de matières putrides que le malade avale malgré lui et qui l'empoisonnent, cachexie cancéreuse aggravée encore par l'inanition, et mort après quelques mois d'atroces souffrances.

Traitement. (*Voy. pag.* 236.) — Combiner le traitement de l'inflammation de la gorge avec celui de sa paralysie.

MALADIES DE L'INTESTIN.

1° Inflammations de l'intestin :

Entérite, typhlite, colite, dyssenterie, diarrhée, dévoiement, dérangement de corps, névralgie de l'intestin, entéralgie, coliques, crampes dans le ventre, spasmes, borborygmes, ballonnement, tympanite, flatuosités.

Symptômes. — Gêne, plénitude, douleur dans les diverses parties du ventre surtout lorsque l'on presse celui-ci, gonflement du ventre qui est rempli de gaz et de liquide et produit un bruit de *glou-glou* spontanément ou quand on le malaxe; crampes d'intestin, borborygmes, tranchées, coliques douloureuses amenant des selles plus abondantes et plus fréquentes que de coutume. Ces selles sont liquides, semi-liquides, écumeuses, et contiennent des mucosités, du sang, de la bile, des débris d'aliments non digérés ou des vers intestinaux. En même temps, soif, diminution ou exagération de l'appétit, fièvre, sommeil mauvais, figure pâle, fatiguée, yeux cernés, irritabilité du caractère, amaigrissement, faiblesse générale et *anémie* causée par le mauvais état de la digestion.

Traitement. (*Voy. pag.* 225.) — Faire sur les diverses parties de l'intestin, le duodénum, le jéjunum, l'iléon, le cœcum, le colon, le rectum, des poses d., des frict. m. centrifuges, des pass. m. répulsives. Dans les coliques vives, pass. d. et frict. d. descendantes sur les nerfs de l'intestin. Tisane d. mucilagineuse ou alimentaire, lavements d., cataplasmes d., lavages sur le ventre, boissons et aliments diamagnétiques.

2° Paralysies de l'intestin :

Lientérie, échauffement, constipation, engouement intestinal, hernie étranglée, volvulus, invagination, rétrécissement de l'intestin, passion iliaque, colique de miserere, tumeurs du ventre comprimant l'intestin.

Symptômes. — Défaut de digestion des aliments, particulièrement des légumes et des fruits qui sont rendus intacts et peuvent être reconnus dans les selles. Constipation, garde-robes rares, n'arrivant que tous les trois ou quatre jours ou même moins souvent encore, toutes les semaines, tous les quinze jours, tous les mois. Selles noires, dures, arrondies en petites boules, expulsées après de longs efforts. Rétention des matières fécales, besoin d'aller à la selle qu'on ne peut satisfaire, tuméfaction du ventre, accumulation des matières dans le flanc gauche où elles forment une tumeur, perte de l'appétit, digestion difficile, rougeurs de la figure, lourdeur de tête, étourdissements et malaise général tant que l'intestin n'a pas été vidé. Si cependant la constipation persiste, comme dans le cas d'étranglement, douleur vive au niveau du point étranglé, tuméfaction du ventre, nausées, hoquets, éructations, vomissements, de bile d'abord, puis de matières fécales, fétidité de la respiration, face décomposée, anxiété extrême, puis calme subit et mort après quelques heures d'un mieux apparent.

Traitement. (*Voy. pag.* 231.)—Poses m., frict. m. centripètes et circulaires, pass. m. attractives et alternatives sur les parties de l'intestin siége de la paralysie ; tisane m. mucilagineuse et alimentaire, lavements m., cataplasmes m., lavages m. sur le ventre, pass. m., frict. m., massages m. descendant le cours de l'intestin pour favoriser l'expulsion des matières, bains et demi-bains m., boissons et aliments m., enfin magnétiser le malade par ondulation.

3e NÉCROBIOSES DE L'INTESTIN :

Carreau, entérite, péritonite tuberculeuse, cancers, tumeurs diverses de l'intestin, cancer du rectum.

Symptômes. — Signes d'inflammation et de paralysie de l'intestin, alternatives de diarrhée et de constipation, selles fétides contenant du sang noir putréfié et des traînées de mucus; tumeur dans le ventre, induration, rétrécissement du rectum, cachexie cancéreuse et mort après de cruelles souffrances.

Traitement. (*Voy. pag.* 236.) — Combiner le traitement de l'inflammation de l'intestin avec celui de sa paralysie.

MALADIES DU LARYNX (1).

1° INFLAMMATIONS DU LARYNX :

Rhume, enrouement, laryngite aiguë, chronique, suffocante, striduleuse, couenneuse, pseudo-membraneux, croup et faux croup.

Symptômes. — Gêne ou douleur au niveau du larynx provoquant des quintes d'une toux fréquente et fatigante; altération de la voix qui est dure, rauque, râpeuse, stridente, criarde ou au contraire étranglee, sourde, éteinte; expectoration de crachats blancs, muqueux, et, dans le cas de croup, de fausses membranes caractéristiques, gêne de la respiration, oppression, suffocation, asphyxie, diminution ou perte de l'appétit, malaise, fièvre, prostration et mort par asphyxie quand le larynx est oblitéré par une fausse membrane.

Traitement. (*Voy. pag.* 225.)—Poses d., frict. m. centrifuges, pass. m. répulsives sur la région du cou; cataplasmes d., emplâtres d., cravate d., flanelle d., ruban de velours et collier d. autour du cou, fumigations d., tisane pectorale d. En cas d'oppression et d'étranglement, frict. d. et pass. d. descendantes sur les nerfs du larynx et du poumon; en cas de fièvre, diamagnétiser le malade par ondulation.

2° PARALYSIE DU LARYNX :

Aphonie

Symptômes. — Faiblesse de la voix qui est basse, sourde ou même fait complétement défaut, soit pen-

(1) Voy. mon traité des *Maladies des voies respiratoires*, pag. 63.

dant quelques instants seulement, soit d'une façon permanente.

Traitement. (*Voy. pag.* 231.)—Poses m., frict. m. centripètes et circulaires, pass. m. attractives et alternatives sur le larynx; cataplasmes m., emplâtres m., cravate m., flanelle m., collier m. autour du cou, fumigations m., tisane pectorale m., frict. m. et pass. m. descendantes sur les nerfs du larynx; en cas de névrose, magnétiser le malade par ondulation.

3° NÉCROBIOSES DU LARYNX :

Phthisie laryngée, œdême de la glotte

Symptômes. — Ulcération des cordes vocales, toux continuelle, voix d'abord rauque, discordante, éraillée, puis sourde et éteinte, crachats épais, opaques, mélangés de sang ou de matière tuberculeuse, enfin amaigrissement, fièvre hectique et mort dus à la phthisie pulmonaire qui complique la tuberculisation du larynx.

Traitement. (*Voy. pag.* 236.) — Combiner le traitement de l'inflammation du larynx avec celui de sa paralysie, traiter magnétiquement la phthisie pulmonaire (*voy. Poumon, pag.* 301.)

MALADIES DES GLANDES ET DES VAISSEAUX LYMPHATIQUES.

1° INFLAMMATIONS DES GLANDES ET DES VAISSEAUX LYMPHATIQUES :

Lymphangite, adénite aiguë et chronique, engorgement des glandes, goître.

Symptômes. — Traînées rosées sur la peau suivant

le trajet des vaisseaux enflammés, tuméfaction des glandes lymphatiques qui sont dures, douloureuses, puis se ramollissent et forment un abcès, enfin malaise et fièvre en rapport avec la violence de l'inflammation.

Traitement. (*Voy. pag.* 225)—Poses d., frict. m. centrifuges, pass. m. répulsives, pansements d., cataplasmes d. sur les glandes engorgées; diamagnétiser par ondulation s'il y a de la fièvre.

2° Paralysies des glandes et des vaisseaux lymphatiques :

Empâtement, callosité des tissus, éléphantiasis

Symptômes. — Ralentissement de la circulation lymphatique, engorgement des parties malades qui deviennent plus épaisses, plus dures, plus volumineuses; c'est notamment là la cause des grosses lèvres et des grosses narines qui donnent à la figure des scrofuleux une expression si caractéristique.

Traitement. (*V. pag.* 231.)—Poses m., frict. m. centripètes ou circulaires, pass. m. attractives ou alternatives, cataplasmes m., emplâtre m., papier chimique m. sur les glandes paralysées, frict. m. et pass. m. ascendantes sur les parties engorgées afin d'y activer la circulation de la lymphe.

3° Nécrobioses des glandes et des vaisseaux lymphatiques :

Tubercules des glandes lymphatiques, scrofule, carreau, écrouelles, humeurs froides, cancers, tumeurs des glandes lymphatiques.

Symptômes. — Engorgement des glandes lymphatiques comme dans l'inflammation, seulement les glandes malades sont plus dures, plus volumineuses et contiennent dans leur intérieur du tubercule ou du cancer. Par suite des progrès de la nécrobiose, ces glandes se ramollissent et s'ulcèrent et forment alors sur les côtés du cou, aux aisselles, ou dans d'autres régions, des plaies fongueuses, violacées qui guérissent lentement et laissent après elles des cicatrices couturées indélébiles.

Traitement. (*Voy. pag.* 236.) — Combiner le traitement de l'inflammation des glandes lymphatiques avec celui de leur paralysie.

MALADIES DE LA MOELLE ÉPINIÈRE.

1° INFLAMMATIONS DE LA MOELLE ÉPINIÈRE :

Excitation, irritation de la moelle épinière, méningite spinale, myélite aiguë et chronique.

Symptômes. — Douleurs plus ou moins vives siégeant le long de la colonne vertébrale, à la nuque, entre les épaules ou dans les reins ; agitation, agacement général, inquiétudes dans les membres, sensibilité plus grande de la peau qui parfois est tellement irritable que le moindre contact fait pousser des cris ; accélération de la respiration et de la circulation, oppression, palpitations, mouvements involontaires dans les membres, convulsions, crampes, contracture, tétanos.

Traitement. (*Voy. pag.* 225.)—Poses d., frict. m. centrifuges, pass. m. répulsives, cataplasmes d., lavages d., emplâtres d., papier chimique d., flanelle d., fourrure d. sur les diverses parties de la moelle épinière, au cou, dans le dos, aux reins, bains d., frict. d., pass. d. descendantes sur les points siége de vives douleurs, frict. m., pass. m. ascendantes sur les parties du corps atteintes de convulsions. En cas d'agitation ou de fièvre, diamagnétiser le malade par ondulation et faire le traitement de la fièvre.

2° Paralysies de la moelle épinière :

Hémorrhagie, apoplexie, paralysie de la moelle, paraplégie

Symptômes. — Fourmillements, engourdissement dans les membres qui perdent leur sensibilité et ne peuvent plus distinguer nettement la température des objets; faiblesse des jambes qui tremblent, fléchissent et semblent de plomb, tant elles ont de peine à se détacher du sol; faiblesse des mains qui ne peuvent plus serrer les objets et les laissent tomber involontairement; paralysie des organes intérieurs, inertie du rectum et constipation opiniâtre, paresse de la vessie qui se vide incomplétement, impuissance, paralysie des muscles de la poitrine et du diaphragme qui deviennent trop faibles pour dilater le poumon, ce qui donne la sensation d'une ceinture de fer comprimant la poitrine, comme dans un carcan, et empêchant de respirer. Cependant, la paralysie faisant des progrès, les malades perdent tout à fait l'usage des jambes, ils font sous eux, n'urinent plus qu'avec la sonde et meurent bientôt par suite d'une gangrène du dos ou étouffés par la paralysie de la poitrine.

Traitement. (*V. pag.* 231.) — Poses m., frict. m. centripètes ou circulaires, pass. m. attractives ou alternatives, cataplasmes m., lavages m., emplâtres m., papier chimique m., flanelle m., fourrure m. sur les diverses régions de la moelle épinière, à la nuque, entre les épaules, au dos et aux reins ; bains m., lavements m., frict. d., pass. d. ascendantes sur les nerfs des parties insensibles, notamment sur ceux des jambes, frict. m., pass. m. descendantes sur les nerfs des parties paralysées du mouvement, les membres, la vessie, l'intestin, les organes génitaux et les muscles de la poitrine ; s'il y a langueur générale du système nerveux, magnétiser le malade par ondulation.

3° Nécrobioses de la moelle épinière :

Ramollissement de la moelle épinière, ataxie locomotrice

Symptômes. — Douleurs névralgiques extrêmement violentes dans toutes les parties du corps, mais passant avec la rapidité de l'éclair ; mouvements incertains, saccadés, sautillants, incohérents ; les bras et les jambes, atteints, pour ainsi dire, de folie, se lancent dans toutes les directions de la manière la plus désordonnée et sans que la volonté puisse diriger leurs contractions. Cette incohérence des mouvements se montre encore plus prononcée quand le malade est dans l'obscurité ou qu'il ferme les yeux, et il lui devient alors tout à fait impossible de marcher.

Cependant, avec les progrès de la nécrobiose, les douleurs névralgiques et les mouvements convulsifs disparaissent pour faire place à l'insensibilité et à la paralysie, et les malades présentent alors le même état que celui décrit dans le paragraphe précédent.

Traitement. — Combiner le traitement de l'inflammation de la moelle épinière avec celui de sa paralysie.

MALADIES DES MUSCLES ET DES TENDONS.

1° Inflammations des muscles et des tendons :

Courbature, rupture des muscles et des tendons, coup de fouet, ahi douloureux, douleurs musculaires rhumatismales, convulsions, crampes, contracture, crampe des écrivains, strabisme convulsif, pied-bot, main-bot.

Symptômes. — Douleurs contusives et sourdes devenant plus vives dès qu'on contracte le muscle malade; craquement, frottement des tendons dans leur gaîne, gonflement du muscle malade, formation d'un ecchymose, d'un abcès, de nodosités goutteuses; crampes, rétraction, convulsions, contracture des parties affectées; déviations, déformations des organes animés par les muscles malades, strabisme, pied-bot, main-bot, etc.

Traitement. (*V. pag.* 225.) — Poses d., frict. d. centrifuges, pass. d. répulsives, massages d., cataplasmes d., lavages d., compresses humectées d., bandages d., bas et genouillères élastiques d., appareils orthopédiques d. sur les muscles enflammés; bains locaux ou généraux; frict. m., pass. m. ascendantes sur les nerfs des muscles convulsés; frict. d., pass. d. descendantes sur les mêmes nerfs, s'il y a de vives douleurs; en cas de fièvre, tisane pectorale d. et diamagnétiser le malade.

2° Paralysies des muscles et des tendons :

Faiblesse des muscles, tremblement des membres, strabisme paralytique.

Symptômes. — Mollesse, relâchement des muscles

affectés, faiblesse ou suppression complète des mouvements exécutés par les parties malades, déviation, immobilité, raideur, flexion permanente des organes paralysés, strabisme, pied-bot, main-bot paralytiques, etc.

Traitement. (*V. pag.* 231.) — Poses m., frict. m. centripètes ou circulaires, pass. m. attractives ou alternatives, massages m., cataplasmes m., lavages m., compresses humectées m., bandages m., bas et genouillères élastiques m., appareils orthopédiques m. sur les muscles malades ; bains m. locaux ou généraux ; frict. m., pass. m. descendantes sur les nerfs des parties paralysées.

3° Nécrobioses des muscles et des tendons :

Dégénérescence graisseuse, fibreuse et amyloïde des muscles, atrophie musculaire progressive, paralysie et rupture du cœur.

Symptômes. — Affaiblissement et amaigrissement progressifs des muscles qui finissent par disparaître complétement en laissant un vide à leur place. Cette maladie commence d'ordinaire par les organes qui ont le plus fatigué, les mains, les bras, les jambes ; elle va toujours envahissant de nouveaux muscles et finit par gagner la poitrine, ce qui met obstacle à la respiration et termine la vie. Très souvent, la nécrobiose musculaire affecte le cœur, cet organe se paralyse, il cesse de pousser le sang dans les vaisseaux avec une force suffisante, ce qui amène l'agonie, ou bien il se ramollit et se rompt, causant alors une mort subite.

Traitement. — Combiner le traitement de l'inflammation des muscles avec celui de leur paralysie.

MALADIES DES NERFS.

1° Inflammations des nerfs de sentiment :

Névrite, névrôme, névralgie, douleurs, rhumatismes, douleurs rhumatismales, névralgie faciale, mal de dent, odontalgie, torticolis, pleurodynie lumbago, sciatique, dermalgie.

Symptômes. — Douleurs très vives, sensations d'élancement, de pincement, de tiraillement, d'arrachement, de brûlure, etc., suivant le trajet du nerf malade et s'étendant à toutes les parties voisines où elles causent un endolorissement général insupportable, enlevant le sommeil, et faisant pousser des cris ou verser des larmes, aux natures les plus courageuses. Ces douleurs ne sont pas continues, mais elles viennent par accès, par crises, qui parfois passent comme un éclair, mais se répètent coup sur coup. Lés douleurs névralgiques peuvent se produire dans toutes les parties du corps, cependant, elles siégent le plus souvent à la tête, *névralgie faciale*, *mal de dents;* — au cou, *torticolis ;* — à l'épaule; — dans le côté, *pleurodynie ;* — aux reins, *lumbago ;* — à la fesse, à la cuisse et à la jambe, *sciatique;* — à la peau, *dermalgie;* — et dans les viscères intérieurs, au cerveau, *migraine;* — au cœur et au poumon, *angine de poitrine;* — à l'estomac, *gastralgie;* — à l'intestin, *entéralgie;* — au foie, *colique hépatique;* — aux reins, *colique néphrétique*; — à la vessie; — à l'anus; — aux glandes spermatiques; — au col de l'utérus, etc.

Traitement. (*V. pag.* 225.) — Frict. d., pass. d. descendantes sur le trajet des nerfs douloureux; poses d., frict. m. centrifuges, pass. m. répulsives, cataplasmes d., lavages d., compresses humides d., ouate d., flanelle d., mentonnière d., fourrures d., effets d'habillement d. sur les parties douloureuses; bains d. locaux et généraux, fumigations d., injections d., lavements d. ; enfin, en cas de fièvre et d'agitation, diamagnétiser le malade par ondulation.

2° Paralysies des nerfs de sentiment :

Analgésie, anesthésie, insensibilité de la peau

Symptômes. — Émoussement de la sensibilité, engourdissements, fourmillements, sensation de vent coulis, de froid intense bien que les parties malades soient réellement très chaudes, enfin disparition complète de la faculté de sentir à tel point qu'on peut piquer, pincer, couper la peau sans que le malade éprouve la moindre douleur ou même en ait conscience.

Traitement. (*V. pag.* 231.) — Frict. d., pass. d. ascendantes sur les nerfs privés de sentiment, poses m., frict. m. centripètes ou circulaires, pass. m. attractives ou alternatives, cataplasmes m., lavages m., massages m., compresses humectées m., ouate m., flanelle m., fourrures m., effets d'habillement m. sur les parties paralysées; bains m. locaux et généraux; s'il y a de la langueur, de l'anémie, magnétiser le malade par ondulation et traiter l'anémie.

3° Nécrobioses des nerfs de sentiment :

Névralgies avec vice de nutrition

Symptômes. Douleurs névralgiques ordinairement

très douloureuses, mais de plus, trouble plus ou moins prononcé dans la nutrition des tissus malades. Il en résulte des engorgements, des fongosités, des ulcérations, des gangrènes, des caries, des ramollissements et autres lésions si fréquentes dans tous les organes atteints de nécrobiose.

Traitement. — Combiner le traitement de l'inflammation des nerfs de sentiment avec celui de leur paralysie.

1° Inflammations des nerfs moteurs :

Convulsions, tics, crampes

Symptômes. — Les *tics* sont de petites contractions involontaires qui ne durent qu'un instant, mais se répètent continuellement; ils siégent ordinairement à la figure et d'un seul côté où ils produisent les grimaces les plus singulières.

Les *crampes* occupent habituellement les pieds, les mollets ou les mains; elles consistent en une contraction involontaire qui se prolonge quelque temps et raidit les parties qu'elle intéresse, en comprimant violemment les nerfs et en produisant ainsi des douleurs très vives. Les tics au contraire ne sont que très rarement douloureux.

Traitement. (*V. pag.* 225.) — Poses d., frict. m. centrifuges, pass. m. répulsives, cataplasmes d., compresses humectées d., lavages d., ouate d., flanelle d., fourrures d., effets d'habillement d. sur les nerfs malades; massages d. sur les muscles convulsés, bains d. locaux et généraux; frict. m., pass. m. ascendantes sur les nerfs paralysés; frict. d., pass. d. descendantes,

’il y a des douleurs vives ; en cas d’agitation et de convulsions générales, diamagnétiser le malade par ondulation.

2° Paralysie des nerfs moteurs :

Symptômes. — Pesanteur, gêne, difficulté des mouvements qui sont faibles, incertains, tremblés, de courte durée ; puis, le mal augmentant, toutes les parties paralysées tombent dans une immobilité complète, maigrissent faute d’exercice et s’infiltrent de sérosité.

Les paralysies des nerfs moteurs peuvent occuper tous les points du corps, mais elles se montrent le plus souvent dans les organes suivants : aux yeux, chute de la paupière et strabisme ; — à la face, ouverture permanente de l’œil et immobilité des traits sur la moitié de la figure ; — aux membres, perte de leurs mouvements ; — au larynx, *aphonie ;* — à la gorge, nasonnement de la voix ; — au poumon, *asthme*, suffocation ; — au cœur, *syncope ;* — à l’estomac, *dyspepsie ;* — à l’intestin, constipation ; — à la vessie, rétention d’urine ; — au foie, jaunisse ; — aux organes génitaux, impuissance et stérilité.

Traitement. (*V. pag.* 231.) — Poses m., frict. m. centripètes ou circulaires, pass. m. attractives ou alternatives, cataplasmes m., compresses humectées m., lavages m., ouate m., flanelle m., fourrures m., effets d’habillement m. sur les nerfs paralysés du mouvement, bains m. locaux et généraux, lavements m. ; frict. m., pass. m. descendantes sur les nerfs des organes privés de mouvement, les yeux, la face, la gorge, la poitrine, la vessie, les membres, etc., massages m. sur les muscles paralysés.

3° Nécrobiose des nerfs moteurs :

Atrophie musculaire progressive

Symptômes. — Pas de douleur, mais trouble dans la nutrition des muscles qui maigrissent et se réduisent à rien. Cette nécrobiose des nerfs moteurs est la cause ordinaire de l'atrophie musculaire progressive décrite, *pag.* 282.

Traitement. — Combiner le traitement de l'inflammation des nerfs moteurs avec celui de leur paralysie.

NÉVROSES.

Maladies nerveuses qui ne sont pas localisées dans le cerveau, la moelle épinière ou les nerfs, mais qui intéressent à la fois la totalité du système nerveux.

1° Névroses par inflammation du système nerveux :

Chorée, tétanos, convulsions, hystérie, attaques de nerfs

1° *Chorée.*—Mouvements involontaires de la figure et des membres, grimaces, marche sautillante, les malades se heurtent continuellement à tous les objets ou même sont obligés de garder le lit, impossibilité de boire dans un verre sans en renverser le contenu, gêne de la parole, de la déglutition et de la respiration, enfin, dans les cas graves, mort de faim ou par asphyxie lente.

2° *Tétanos.* — Raideur des mâchoires qui ne peuvent se desserrer pour parler ou pour manger, raideur des membres et du tronc, et, si le mal gagne la poitrine, ce qui arrive ordinairement, arrêt de la respiration et mort par asphyxie.

3° *Convulsions.* — (*Voy. Cerveau, pag.* 250.)

4° *Hystérie.* — Ne se montre guère que chez la femme, changement du caractère, irritabilité, inquié quiétude, fourmillements dans les membres, envies de bâiller, d'étendre les bras, rires et pleurs sans motifs, appétit exagéré, diminué ou perverti, chaleur brûlante ou froid glacial à la peau ou dans l'intérieur du corps, sensations diverses, spasmes, boules, vers, bêtes, partant du ventre, de l'estomac ou des membres et remontant vers le gosier ou le cerveau; mal de tête au front ou dans le derrière du crâne; convulsions des membres, de la tête et du tronc souvent si violentes que plusieurs hommes robustes ne suffisent pas à maintenir les malades, accélération de la respiration et de la circulation, face rouge, animée, inondée de sueurs, délire gai ou furieux, cris, sanglots, gémissements, soupirs, larmes, émission involontaire des urines, tous phénomènes annonçant la terminaison de l'attaque, enfin courbature, brisement des membres et anéantissement général en rapport avec la violence des convulsions éprouvées.

Traitement. (*V. pag.* 225.) — Poses d., frict. m. centrifuges, pass. m. répulsives sur les diverses parties du système nerveux, la surface ou les parties centrales du cerveau ou du cervelet, les cordons antérieurs, postérieurs ou le centre de la moelle épinière, les nerfs, les divers ganglions et les filets nerveux du grand sympathique. Cataplasmes d., lavages d., compresses humectées d., emplâtres d., papier chimique d., flanelle d., linge de corps et effets d'habillements d. sur le dos, la tête et les parties les plus agitées; frict. m., pass. m. ascendantes sur les nerfs des organes convulsés ; pass. d., frict. d. descendantes sur les mêmes nerfs; bains d. ; diamagnétiser les malades par ondulation.

2° Névroses par paralysie du système nerveux :

Tremblement nerveux, mal de mer, épilepsie, éclampsie, catalepsie.

Parmi ces névroses, il en est deux, l'*eclampsie* et l'*épilepsie*, qui s'accompagnent de convulsions violentes, d'agitation prononcée et partant semblent n'avoir rien de paralytique. Telle est cependant positivement la nature de ces maladies, les mouvements convulsifs qu'on y observe n'étant que la conséquence de la syncope et de l'asphyxie provoquées par la paralysie du système nerveux.

1° *Tremblement nerveux.* — Tremblement de toutes les parties du corps, mais particulièrement des membres et de la tête. Il s'exagère à la suite des émotions et de la fatigue et peut alors être porté si loin qu'il empêche de marcher et de parler.

2° *Mal de mer.* — Il est produit non seulement par les voyages en mer, mais encore par le mouvement des voitures, des balançoires et de la valse. Ses symptômes sont : malaise, vertiges, nausées, vomissements, et dans les cas violents, prostration générale et anéantissement de toutes les facultés du cerveau.

3° *Épilepsie*, *éclampsie*. — Sensation de froid, de serrement, de pesanteur qui part de divers points du corps, mais ordinairement de l'estomac, et se porte rapidement au cerveau ; vertige, faiblesse des jambes, perte de connaissance, chute du malade qui tombe comme foudroyé en poussant un cri et en tournant sur lui-même ; raideur et immobilité du corps, arrêt de la respiration, gonflement de la figure qui est violacée, hideuse, cadavérique, fixité et hébétude des regards, lèvres entr'ouvertes laissant échapper une salive écumeuse et sanglante, convulsions des membres ordinairement plus fortes dans un côté, évacuations involontaires d'urine et de matières fécales, respiration ronflante, torpeur d'où le malade sort lentement à mesure que la sensibilité et l'intelligence lui reviennent et sans qu'il conserve le moindre souvenir de son attaque. Dans certains cas, les épileptiques retrouvent leurs forces et l'usage de leur sens, avant que la raison leur soit revenue ; c'est alors qu'ils se livrent à des actes insensés, qu'ils se déshabillent dans la rue, se jettent par la fenêtre, battent les assistants ou même commettent des assassinats.

4° *Catalepsie*. — Abolition de l'intelligence, perte de la sensibilité, immobilité du corps qui conserve machinalement les positions où on le met, alors même que celles-ci sont des plus gênantes, ralentissement de la respiration et de la circulation, refroidissement des membres, mort apparente pouvant amener des inhumations précipitées, et enfin mort véritable si cet état se prolonge.

Traitement. (*V. pag.* 231.) — Poses m., frict. m. centripètes ou circulaires, pass. m. attractives ou alternatives sur les diverses parties du système nerveux, la surface ou l'intérieur du cerveau, du cervelet, de la moelle épinière, les ganglions du grand sympathique et les nerfs. Cataplasmes m., lavages m., compresses humectées m., emplâtres m., papier chimique m., flanelle m., linge de corps et effets d'habillement m. sur le front, le crâne, la nuque, le dos et les parties frappées plus spécialement de paralysie; frict. m., pass. m. descendantes sur les nerfs des membres et de la poitrine; frict. d., pass. d. ascendantes sur les mêmes nerfs; bains m.; magnétiser le malade par ondulation jusqu'à ce qu'il ait repris connaissance.

3° Névroses par nécrobiose du système nerveux :

Paralysie générale progressive, paralysie des aliénés

Symptômes. — Signes de ramollissement du cerveau réunis à ceux du ramollissement de la moelle épinière (*voy. Cerveau, pag.* 253, et *Moelle épinière, pag.* 280).

MALADIES DE L'OREILLE.

1° Inflammations de l'oreille :

Otite aigüe et chronique, catarrhe de l'oreille et de la trompe d'Eustache, polypes du conduit auditif, écoulements d'oreille.

Symptômes. — Rougeur du conduit auditif qui est gonflé, obturé et devient le siége de douleurs parfois si vives qu'elles causent des convulsions et du délire; écoulement d'une humeur purulente ordinairement très fétide, perforation, destruction du tympan, sensation de vent traversant l'oreille quand on souffle avec force, bourdonnements, tintements d'oreille, faiblesse ou perte de l'ouïe, bien que le nerf auditif ait conservé sa sensibilité et qu'on entende encore le *tic-tac* d'une montre placée contre l'oreille ou entre les dents.

Traitement. (*V. pag.* 225.) — Poses d., frict. m. centrifuges, pass. m. répulsives, fumigations d., insufflation d'air d., cataplasmes d., lavages d., coton d., charpie d., compresses humectées d., mentonnière d. sur l'oreille enflammée; injections d. dans le trou auditif; en cas de violentes douleurs, frict. d., pass. d. descendantes sur les nerfs de l'oreille ; s'il y a fièvre ou agitation, diamagnétiser le malade par ondulation.

2° Paralysies de l'oreille :

Bourdonnements, tintements d'oreille, surdité nerveuse

Symptômes. — Affaiblissement ou perte de l'ouïe, soit parce que celle-ci est réellement émoussée, soit parce que les bourdonnements d'oreille sont si violents qu'ils couvrent tous les autres bruits et empêchent de rien entendre; oreille saine mais paralysie du nerf auditif qui ne distingue plus aussi nettement que de coutume le *tic-tac* d'une montre placée contre la tempe ou entre les dents.

Traitement. (*V. pag.* 231.) — Poses m., frict. m. centripètes ou circulaires, pass. m. attractives ou alternatives, fumigations m., insufflation d'air m., cataplasmes m. , lavages m., coton m., charpie m., mentonnière m., compresses humectées m. sur l'oreille paralysée ; injection m. dans le trou auditif ; frict. d.

et pass. d. ascendantes sur le nerf de l'ouïe pour lui rendre sa sensibilité perdue.

3° Nécrobiose de l'oreille :

Carie du rocher

Symptômes. — Réunion des signes de l'inflammation et de la paralysie de l'oreille; de plus, écoulement d'un pus fétide, sanieux et fréquemment mélangé de sang.

Traitement. (*V. pag.* 236.) — Combiner le traitement de l'inflammation de l'oreille avec celui de sa paralysie.

MALADIES DES OS.

1° Inflammations des os :

Fractures, ostéite, périostite, exostose

Symptômes. — Crépitation, mobilité anormale, déformation des parties fracturées qui deviennent incapables de remplir leurs fonctions, gonflement de l'os malade et des tissus voisins, douleurs sourdes ou extrêmement aiguës se réveillant au moindre mouvement et revenant surtout pendant la nuit, inégalités ou véritables tumeurs à la surface des os, formation d'abcès et de fistules au niveau du point malade et sortie de fragments d'os nécrosés, enfin fièvre proportionnée à l'étendue et à la violence de l'inflammation.

Traitement. (*V. pag.* 225.) — Poses d., frict. m. centrifuges, pass. m. répulsives, cataplasmes d., emplâtres d., pansements d., bandages d., appareils d. sur les os malades, injections d. dans les trajets fistuleux, frict. d. et pass. d. descendantes en cas de vives douleurs ; s'il y a fièvre, tisane pectorale d., boissons d., aliments d. et diamagnétiser le malade par ondulation.

2° PARALYSIES DES OS :

Rachitisme, enfants noués, déviation, déformation de la taille, gibbosités, jambes torses et cagneuses, pieds plats.

Symptômes. — Éruption tardive des dents, retard dans la soudure des fontanelles, faiblesse des enfants qui ne peuvent se tenir sur leurs jambes ou même cessent de marcher, alors qu'ils avaient déjà commencé de le faire. Gonflement, ramollissement, flexibilité des os qui se tuméfient principalement aux poignets, aux genoux, aux chevilles, en même temps qu'ils se contournent et donnent naissance à des difformités variées : les déviations de la taille, l'inégalité des épaules, les gibbosités dans le dos et la poitrine, les jambes arquées, les bras tords, les genoux cagneux, les pieds plats et les déformations du bassin qui plus tard rendront l'accouchement impossible ; enfin trouble général de la santé, manque d'appétit, mauvaises digestions, ventre gros, diarrhées fréquentes, sueurs abondantes et maigreur du corps.

Traitement. (*V. pag.* 231.) — Poses m., frict. m. centripètes ou circulaires, pass. m. attractives ou alternatives, cataplasmes m., emplâtres m., papier chimique m., flanelle m., bandages m., appareils orthopédiques m. sur les os paralysés. Tisane amère m., lait m., aliments m., boissons m., vêtements m., lit m.; enfin magnétiser le malade par ondulation et faire le traitement de l'anémie.

3° Nécrobioses des os :

Carie, nécrose, abcès froids, tumeurs blanches, coxalgie, mal de Pott, mal vertébral, tubercules et cancer des os.

Symptômes. — Douleurs sourdes, gonflement, empâtement au niveau de l'os malade; formation d'un abcès froid ou d'une fistule d'où sort un pus clair, séreux, fétide, contenant du sang altéré ou de petits fragments osseux; cicatrices enfoncées, adhérentes aux os et autour desquelles se forment de nouvelles fistules; ramollissement et destruction des os, déformation des parties malades, bosse dans le dos, immobilité des jointures, épuisement par l'abondance et la durée de la suppuration, anémie et fièvre hectique amenant la mort.

Traitement. (*V. pag.* 236.) — Combiner le traitement de l'inflammation des os avec celui de leur paralysie.

MALADIES DE LA PEAU.

1° Inflammations de la peau :

Brûlures, engelures, ampoules, coups, meurtrissures, ecchymoses, gerçures, coupures et plaies ; — érésypèle, érythème, exanthème, urticaire, furoncle, clou, anthrax, tourniole, panaris, abcès de la peau ; — boutons, herpès, acné, couperose, loupes et zona ; — dartres sèches et humides, gourme, impétigo, croutes de lait, eczèma, pemphigus, lichen, prurigo, psoriasis, pityriasis ; — gale, teigne, sycosis, mentagre ; — varices, ulcères variqueux.

Symptômes. — Division, érosion de la peau qui saigne plus ou moins abondamment; extravasation du sang dans les parties contuses qui prennent une coloration rouge, bleue, noire, verte et jaune, douleurs plus ou moins vives et ayant souvent le caractère de démangeaisons, rougeur uniforme s'étendant sur une vaste surface, élevures et boutons tantôt rouges, enflammés, pointus et suppurant, ou bien pâles, blancs, comme des piqûres d'ortie; altération de la peau qui est rugueuse, inégale, fendillée, épaissie ou, au contraire, mince, rose, luisante et semblable à une pellicule; soulèvement de l'épiderme par de la sérosité ou du pus formant des vésicules ou des pustules; excoriation du derme qui reste à vif et présente un suintement continuel de sérosité, concrétion de cette sérosité en croûtes jaunâtres ou grisâtres; altération des cellules épidermiques qui se multiplient plus que de coutume et s'enlèvent en larges lambeaux, en lamelles argentées ou en petites pellicules, altération des cheveux qui sont cassants, ternes, décolorés, amincis, frisés comme de la laine, ou bien cessent de pousser, et restent à l'état de duvet; sécrétion exagérée de la matière sébacée qui forme des espèces de petits vers blancs en s'accumulant dans la peau ou même donne naissance à des loupes; suppuration de la peau, formation dans son épaisseur ou au dessous d'elle, d'abcès très douloureux; enfin quelquefois fièvre plus ou moins violente mais le plus souvent, parfait état de la santé.

Traitement. (*V. pag.* 225.) Poses d., frict. m. centrifuges, pass. m. répulsives, cataplasmes d., lavages d., fumigations d., compresses humectées d., pansements d. sur les points de la peau siége de l'inflammation; bains d. locaux et généraux; s'il y a des douleurs vives, frict. d. et pass. d. descendantes sur les nerfs des parties douloureuses; tisane amère ou pectorale d.; diamagnétiser le malade par ondulation en cas de fièvre ou d'agitation.

2° Paralysies de la peau :

Anesthésie, analgésie, sécheresse, pâleur, état parcheminé de la peau, calvitie.

Symptômes. — Diminution ou perte de la sensibilité cutanée, amincissement de la peau qui est pâle, froide, sèche, terreuse, ce qui tient à la suppression de la sueur et de la sécrétion sébacée; aspect terne des cheveux qui tombent et ne repoussent plus; enfin anémie s'ajoutant à tous ces symptômes dont elle est la cause ordinaire.

Traitement. (*V. pag.* 231.) — Poses m., frict. m. centripètes et circulaires, pass. m. attractives et alternatives, lavages m., flanelle m., massages m. sur la peau du tronc et des membres; tisane amère m., boissons m., aliments m.; frictions et pass. d. descendantes sur les parties insensibles de la peau, bains m., linge de corps, lit et vêtements m.; enfin, magnétiser le malade par ondulation.

3° Nécrobioses de la peau :

Ulcères syphilitiques et scrofuleux, lupus, lèpre, éléphantiasis, cancer de la peau, cancroïde, épithélioma.

Symptômes. — Tuméfaction, induration de la peau qui est rouge obscur, sillonnée de petites veines, jaunâtre, cuivrée, bronzée; douleurs médiocres ou même perte de la sensibilité; ulcération de mauvais aspect, à fond grisâtre, à bords calleux ou fongueux, saignant facilement et laissant suinter un liquide sanieux et fétide; extension du mal aux parties profondes, plaie hideuse qui ronge les lèvres, le nez, les yeux, et finit par amener la mort.

Traitement. (*V. pag.* 236.) — Combiner le traitement de l'inflammation de la peau avec celui de sa paralysie.

MALADIES DU POUMON, DE LA TRACHÉE ET DES BRONCHES (1)

1° INFLAMMATIONS DU POUMON, DE LA TRACHÉE ET DES BRONCHES :

Rhume de poitrine, grippe, trachéite, bronchite aiguë, chronique, couenneuse et pseudo-membraneuse, catarrhe pulmonaire, pneumonie, fluxion de poitrine, pleurésie aiguë et chronique, épanchement pleurétique, empyème.

Symptômes. — Gêne, douleurs sourdes, ou au contraire très vives, dans toute la poitrine, mais particulièrement à son milieu et dans un des côtés ; toux plus ou moins fréquente, sonore, sifflante, rauque, étouffée, se produisant par quintes, qui reviennent de préférence le matin et le soir, et exaspèrent les douleurs ressenties dans la poitrine ; crachats d'aspect extrêmement varié, épais, visqueux, filants, liquides, mousseux, blanchâtres, jaunâtres, noirâtres, contenant du sang ou des fausses membranes ; épanchement dans la plèvre de sérosité, de sang ou de pus qui comprime le poumon et l'empêche de se développer ; accélération de la respiration, sensibilité au froid, frisson violent, fièvre intense, mal de tête, soif, perte d'appétit, vomissements bilieux, constipation, urine rouge, agitation, délire, torpeur et mort après quelques jours de maladie.

(1) Voy. mon *Traité des maladies des voies respiratoires*, pag. 110 et suivantes.

Traitement. (*V. pag.* 225.) — Poses d., frict. m. centrifuges, pass. m. répulsives sur les diverses parties du poumon, sur le devant de la poitrine, dans le dos, sur les épaules, sous les aisselles, sous les clavicules, suivant le siége du mal ; cataplasmes d., emplâtres d., papier chimique d., flanelle d., fourrure d., lavages d. sur les points malades; fumigations d., tisane pectorale d. chaude ou tiède; en cas de douleurs vives, de points de côté, d'oppression, de toux fréquente et fatigante, frict. d. et pass. d. descendantes sur les nerfs du poumon et suivant le trajet des bronches ; s'il y a de la fièvre, lit d., linge de corps d. et diamagnétiser le malade par ondulation.

2° PARALYSIES DU POUMON, DE LA TRACHÉE ET DES BRONCHES :

Oppression, dyspnée, suffocation, asphyxie, bronchite capillaire ou suffocante, dilatation des bronches et des vésicules pulmonaires, emphysème pulmonaire, asthme.

Symptômes. — Gêne de la respiration, essoufflement, oppression, besoin impérieux de respirer de l'air frais, sortie difficile des crachats qui ne veulent pas se détacher des bronches et remplissent le poumon, où ils s'opposent à la pénétration de l'air dans l'intérieur des vésicules pulmonaires; toux violente, accès de suffocation et asphyxie pouvant amener une mort subite; mais, le plus souvent, à force de tousser, le malade réussit à désobstruer ses bronches ; il rend alors une abondante quantité de crachats visqueux et tenaces, semblables à du pus ou à du blanc d'œuf, puis, une fois le poumon débarrassé, l'oppression disparait, la toux se calme et le malade reste assez tranquille, jusqu'à ce qu'il survienne un nouvel accès de suffocation.

Traitement. (*V. pag.* 231.) — Poses m., frict. m. centripètes et circulaires, pass. m. attractives et alternatives sur les parties du poumon où siége le mal ; cataplasmes m., lavages m., emplâtres m., papier chimique m., flanelle m., ouate m., fourrure m. sur les points malades ; fumigations m., tisane pectorale m. ; frict. m. et pass. m. remontant le trajet des bronches, pour favoriser l'expectoration des crachats ; frict. m., pass. m. descendantes sur les nerfs des muscles de la poitrine et du diaphragme pour fortifier les mouvements respiratoires ; bains tièdes m. ; enfin, en cas de mort imminente par asphyxie, magnétiser le malade par ondulation.

3° Nécrobioses du poumon, de la trachée et des bronches.

Bronchite tuberculeuse, tubercules du poumon phthisie pulmonaire, phymie, consomption, étisie, maladie de poitrine, rhume négligé, apoplexie et cancer du poumon.

Symptômes. — C'est la plus fréquente des maladies graves. Elle se divise en trois périodes :

Au début, pâleur, mauvaise mine, diminution de l'appétit, fatigue dans les membres, douleurs à l'estomac et dans le dos entre les épaules, toux sèche matin et soir, haleine courte, palpitations.

Plus tard, crachement de sang, toux plus fréquente, plus quinteuse, suivie d'une expectoration de crachats liquides ou muqueux, douleurs vives dans la poitrine, au dessous des clavicules ou dans les côtés, essoufflement, oppression plus prononcée qu'auparavant, appétit capricieux, digestion difficile, sommeil mauvais ne reposant pas, amaigrissement et affaiblissement faisant chaque jour des progrès.

Enfin, dans la troisième période, toux continuelle revenant par quintes prolongées et provoquant le vomissement, crachats abondants, liquides ou en purée, soif inextinguible, perte de l'appétit, dérangement des digestions, diminution, puis suppression des règles, amaigrissement du corps et de la figure, yeux brillants, pommettes rouges et saillantes, fièvre revenant tous les soirs et finissant le matin par des sueurs abondantes, diarrhée impossible à arrêter, faiblesse et marasme faisant chaque jour des progrès et se terminant ordinairement par une syncope qui emporte le malade sans agonie, et au moment où l'on s'y attendait le moins.

Traitement. (*V. pag.* 236.) — Combiner le traitement de la paralysie du poumon avec celui de son inflammation. De plus, traiter magnétiquement l'anémie et la fièvre hectique lorsqu'elles surviennent. (*V. ces mots, pag.* 243 *et* 265.)

MALADIES DES REINS ET DES URETÈRES.

1° INFLAMMATIONS DES REINS ET DES URETÈRES :

Néphrite aiguë et chronique, albuminurie, névralgie des reins, colique néphrétique.

Symptômes. — Gêne, pesanteur, douleurs dans la région des reins; ces douleurs sont généralement sourdes, sauf cependant dans la colique néphrétique où elles se montrent extrêmement violentes et causent une angoisse inexprimable; urines altérées, peu abondantes, épaisses, colorées, putréfiées, contenant du sang, du pus, du mucus ou de l'albumine; abcès du rein, ulcération, fonte purulente de cet organe, empoisonnement putride du sang et des humeurs, amaigrissement, fièvre hectique et mort après de longues souffrances.

Traitement. (*V. pag.* 225.) — Poses d., frict. m. centrifuges, pass. m. répulsives, cataplasmes d., emplâtres d., lavages d., ouate d., ceinture d., sur la région des reins ; bains d. de siége et entiers ; en cas de douleurs violentes, frict. d. et pass. d. descendantes sur les nerfs des reins ; tisane pectorale d. ; en cas de fièvre, diamagnétiser le malade par ondulation.

2° Paralysie des reins et des uretères :

Gravelle, calculs rénaux

Symptômes. — Altération de l'urine, qui forme des dépôts rouges abondants et contient de petites concrétions solides d'*acide urique* constituant la gravelle. Lorsque ces concrétions sont peu volumineuses, elles ne causent aucun accident ; mais lorsqu'elles sont plus grosses ou munies d'aspérités, elles irritent les reins et les uretères et amènent des *néphrites* et des *coliques néphrétiques*. De plus, en séjournant dans la vessie, elles se soudent parfois entre elles ; devenues alors trop considérables pour sortir par l'urètre, elles augmentent chaque jour de volume et donnent naissance à des *pierres*.

Traitement. (*V. pag.* 231.) — Poses m., frict. m. centripètes et circulaires, pass. m. attractives et alternatives, cataplasmes m., lavages m., flanelle m., ceinture m. sur la région des reins ;

bains m. de siége et entiers; tisane m. excitante, boissons et aliments magnétiques.

3° Nécrobioses des reins et des uretères :

Maladie de Brigth, albuminurie, cancers, tumeurs des reins

Symptômes. — Destruction des cellules du rein qui n'accomplissent plus leurs fonctions et notamment laissent passer dans l'urine les matériaux du sang. Altération des urines qui sont aqueuses, décolorées, ne possèdent plus leurs principes normaux et contiennent de l'albumine et même des globules sanguins; appauvrissement du sang, hydropisie générale, gonflement des jambes, du ventre, des mains, de la figure; infiltration séreuse du cerveau produisant des attaques d'apoplexie et d'éclampsie; amaigrissement, cachexie, marasme et mort par faiblesse ou à la suite de convulsions.

Traitement. (*Voy. pag.* 236.) — Combiner le traitement de l'inflammation des reins avec celui de leur paralysie; en cas d'hydropisie, frict. m., pass. m., massages m. dirigées dans le sens des veines afin de faire rentrer la sérosité dans le sang, d'où elle sortira ensuite par les urines, la sueur, les selles ou la respiration.

MALADIES DU SANG.

1° INFLAMMATION DU SANG :

Fièvres (*voy. ce mot, pag.* 260).

2° PARALYSIE DU SANG :

Anémie (*voy. ce mot, pag.* 243).

3° NÉCROBIOSES DU SANG :

a. **Tubercules** (*voy. Lymphatiques, pag.* 277 ; *Cerveau, pag.* 253; *Intestin, pag.* 274, *et Poumon, pag.* 301).

b. **Fièvre hectique, cachexie** (*voy. Fièvres, pag.* 265).

c. **Diabète.**

Le *diabète* est une altération du sang qui ne détruit plus le sucre et se trouve contenir alors une trop grande proportion de ce principe. Il en résulte une maladie grave dont les principaux symptômes sont : urines abondantes et sucrées, sécheresse de la bouche, soif continuelle, appétit vorace, amaigrissement, perte des forces, cataracte, et phthisie pulmonaire amenant la mort.

Traitement. — Le même que celui de l'anémie et de la fièvre hectique.

MALADIES DES SEINS.

1° Inflammations des seins :

Engorgement laiteux. abcès, phlegmon névralgie, hypertrophie, tumeurs adénoïdes du sein.

Symptômes. — Pesanteur, rougeur, tuméfaction des seins, douleurs sourdes ou au contraire très vives augmentées par la moindre pression et les variations barométriques ; formation d'un ou plusieurs abcès situés sous la peau ou dans les profondeurs de la mamelle et ayant besoin, le plus souvent, d'être ouverts avec le bistouri ; malaise, agitation, fièvre au moment ou le pus se forme, enfin engorgement chronique du sein produisant des tumeurs plus ou moins volumineuses.

Traitement. (*Voy. pag.* 225.)—Poses d., frict. m. centripètes, pass. m. répulsives, cataplasmes d., lavages d., pansements d., ouate d., flanelle d. sur les seins malades ; bains d.; s'il existe des douleurs vives, frict. d. et pass. d. descendantes sur les nerfs des seins ; s'il y a de la fièvre, de l'agitation, diamagnétiser la malade par ondulation.

2° Paralysie des seins :

Absence, petite quantité, ou mauvaise qualité du lait chez la nourrice.

Symptômes. — Petitesse, mollesse de la mamelle qui contient peu de lait et se trouve vidée dès que l'enfant a tété quelque temps ; lait aqueux, séreux, pauvre en globules; enfin, et c'est là le meilleur signe, dépérissement du nourrisson qui ne profite pas, a la diarrhée, crie continuellement et finit par mourir si on ne lui fournit pas un lait plus riche ou plus abondant.

Traitement. (*Voy. pag.* 231.)—Poses m., frict. m. centripètes et circulaires, pass. m. attractives et alternatives, cataplasme m., ouate m., flanelle m., lavages m. sur les seins; tisane alimentaire m., boissons m., aliments m.; magnétiser la malade par ondulation pour combattre l'anémie.

3° Nécrobioses des seins :

Cancer, squirrhe, tumeurs malignes du sein

Symptômes. — Au début, pas de douleurs, mais induration partielle de la glande, qui présente des bosselures irrégulières, un effacement du mamelon, une rétraction, un froncement de la peau comme si celle-ci était attirée en dedans par son adhérence à la tumeur; plus tard, compression des nerfs par le cancer et douleurs cruelles, surtout quand on a contusionné ou malaxé le sein; ramollissement de la tumeur qui s'ulcère à sa surface, tandis qu'elle gagne en profondeur et qu'elle envahit la totalité du sein, les parois de la poitrine et les glandes lymphatiques de l'aisselle; progrès rapides de l'ulcération, d'où s'écoule une sanie putride et infecte et qui est souvent le siége d'hémorrhagies difficiles à arrêter; formation de tumeurs cancéreuses dans l'autre sein ou dans les organes intérieurs; épuisement du malade par les douleurs, la privation de sommeil, les hémorrhagies et la suppuration de l'ulcère; teinte jaune de la peau, amaigrissement, perte d'appétit, diarrhée continuelle, et enfin mort de la malade qui, jusqu'à son dernier moment, conserve sa connaissance et éprouve d'atroces souffrances.

Traitement. (*Voy. pag.* 236.) — Combiner le traitement de l'inflammation du sein avec celui de sa paralysie.

MALADIES DES GLANDES ET DES VOIES SPERMATIQUES.

1° INFLAMMATIONS DES GLANDES ET DES VOIES SPERMATIQUES :

Orchite, épididymite aiguës et chroniques, hydrocèle, hématocèle, névralgie des glandes spermatiques.

Symptômes. — Gêne, pesanteur, gonflement de la glande malade qui est plus sensible et plus grosse qu'à l'état normal; douleurs ordinairement très vives remontant vers l'aine, le long du cordon, rougeur, inflammation et vive sensibilité de la peau des bourses, tuméfaction de ces dernières qui atteignent parfois le volume d'une tête d'enfant et gênent la marche, enfin, dans le cas d'orchite, fièvre obligeant de garder le lit.

Traitement. (*Voy. pag.* 225.)— Faire sur les glandes spermatiques des poses d., des frict. m. centrifuges, des pass. m. répulsives; lavages d., cataplasmes d., suspensoirs d. sur les bourses; bains d. locaux, de siége ou entiers; petits lavements d. qu'on gardera longtemps; en cas de vives douleurs, frict. d. et pass. d. descendantes sur les nerfs des glandes spermatiques; s'il y a de la fièvre et de l'agitation, diamagnétiser le malade par ondulation.

2° PARALYSIES DES GLANDES ET DES VOIES SPERMATIQUES :

Pertes séminales, impuissance, stérilité

Symptômes. — Altération de la semence, qui est aqueuse ou privée d'animalcules spermatiques (*voy. pag.* 83); suppression des érections et de l'éjaculation, pertes de semence pure ou mélangée avec l'urine, pollutions diurnes ou nocturnes, ne s'accompagnant d'aucun plaisir et épuisant par leur fréquente répétition; affaiblissement général, anémie, tristesse, dégoût de la vie et tendance au suicide.

Traitement. (*Voy. pag.* 231.)—Poses m., frict. m. centripètes et circulaires, pass. m. attractives et alternatives sur les glandes spermatiques, lavages m., cataplasmes m., suspensoirs m. sur ces organes; pass. m. et frict. m descendantes sur les nerfs des glandes spermatiques, frict. d., pass. d. ascendantes sur ces mêmes nerfs, bains m. locaux, de siége ou entiers; petits lavements m. qu'on gardera longtemps; magnétiser le malade par ondulation.

3° NÉCROBIOSES DES GLANDES ET DES VOIES SPERMATIQUES :

Induration syphilitique, tubercules, dégénérescence graisseuse, cancer des glandes spermatiques.

Symptômes. — Tuméfaction, inflammation chronique de la glande où il se forme un abcès et d'où s'échappe de la matière tuberculeuse; induration syphilitique envahissant ordinairement les deux côtés et produisant alors une stérilité précoce; bosselures dures et inégales, augmentation de poids d'une des parties qui bientôt donne naissance à des douleurs violentes et présente l'ulcération et les hémorrhagies caractéristiques du cancer; enfin généralisation de la nécrobiose à d'autres organes, phthisie pulmonaire, carie des os, cachexie cancéreuse et mort après de longues souffrances.

Traitement. — Combiner le traitement de l'inflammation des glandes spermatiques avec celui de leur paralysie.

SYPHILIS.

Maladie contagieuse produite par l'inoculation d'un *virus* qui enflamme, paralyse ou nécrobiose les cellules et donne ainsi naissance à de nombreux accidents. Ceux-ci se divisent en trois classes suivant qu'ils apparaissent immédiatement après la contagion ou à une époque plus reculée.

1° Accidents primitifs de la syphilis :

Chancre et bubon

Huit à quinze jours après la contagion, ulcération de la peau à l'endroit où le virus s'est inoculé; il en résulte un petit ulcère irrégulièrement arrondi, à bords durs, élevés, taillés à pic et d'où s'écoule une matière sale, grisâtre et essentiellement contagieuse.

En même temps gonflement des glandes lymphatiques de l'aine qui deviennent douloureuses, suppurent, s'abcèdent et constituent le *bubon*.

Traitement. — Le même que celui des accidents secondaires.

2° Accidents secondaires de la syphilis :

Roséole, acné, éruptions plaques muqueuses, angine, iritis, fièvre et anémie syphilitiques.

Symptômes. — Ces accidents se montrent quelques semaines après l'apparition du chancre ; ils sont produits par la pénétration du *virus* dans le sang et dénotent l'infection syphilitique du corps tout entier. Ce sont des rougeurs, des boutons sur la peau, notamment la figure, la poitrine et le dos, des gerçures entre les orteils, des plaques muqueuses aux lèvres, à l'anus et aux organes génitaux, l'inflammation chronique et l'ulcération de la gorge, l'inflammation de l'iris et les troubles de la vue, enfin du malaise général, des maux de tête, une fièvre lente, des sueurs nocturnes, des palpitations, de la faiblesse, de la pâleur, de l'amaigrissement et autres signes d'anémie.

Traitement. (*Voy. pag.* 225.) — Poses d., frict. m. centrifuges, pass. m. répulsives, cataplasmes d., compresses humectées d. sur les organes génitaux, les yeux, la gorge, l'anus, etc.; gargarismes d., pansements d., lavages d., fumigations d., bains d. locaux, de siége ou entiers ; linge de corps et flanelle d.; s'il y a des douleurs vives dans les os, dans la tête, frict. d. et pass. d. descendantes sur les nerfs des parties souffrantes ; enfin s'il y a de l'anémie, de la faiblesse, magnétiser le malade par ondulation.

Accidents tertiaires et quaternaires de la syphilis :

Ces accidents se montrent aussitôt que tout le *virus* syphilitique introduit dans le corps en est sorti et que le malade a cessé de pouvoir communiquer son mal par contagion. Ils sont extrêmement nombreux et il n'est, pour ainsi dire, pas une maladie qui ne puisse être provoquée par une ancienne syphilis. Cependant, quelques-uns d'entre eux sont plus fréquents que les autres et méritent de fixer l'attention. Ce sont : les syphilides gommeuses, pustulo-crustacées, serpigineuses qui détruisent toute l'épaisseur de la peau et laissent après elles des cicatrices couturées et indélébiles; l'ozène syphilitique, la carie des os du nez, la perforation de la voûte palatine, la destruction du voile du palais; l'induration, l'atrophie des glandes spermatiques; les périostites, les exostoses des tibias, des clavicules et des autres os; les rétractions et les indurations des muscles; les inflammations des nerfs causant des névralgies et des migraines très douloureuses; les paralysies, notamment celles des nerfs optique et auditif, d'où l'amaurose et la surdité syphilitiques, enfin des altérations diverses atteignant le foie, le cœur, l'aorte, les poumons, le cerveau, altérations qui menacent la vie et finissent par emporter le malade.

Traitement. — Traiter les accidents tertiaires de la syphilis exactement comme s'ils étaient produits par une autre cause, et sans s'inquiéter autrement de leur origine.

MALADIES DE L'UTÉRUS ET DES OVAIRES

1° Inflammations de l'utérus et des ovaires :

Métrite aiguë et chronique, phlegmon rétro-utérin et des ligaments larges, granulations, érosion, névralgie du col, engorgement, déviation, déplacement, antéversion, rétroversion, polypes, corps fibreux de l'utérus ; — ovarite aiguë et chronique, kyste de l'ovaire ; — vaginite aiguë et chronique, écoulement, flueurs blanches, leucorrhée, règles douloureuses, dysménorrhée, métrorrhagie, pertes.

Symptômes. — Gêne, pesanteurs, tiraillements, élancements, coliques, douleurs névralgiques dans les reins, les flancs, le bas-ventre ou les parties sexuelles ; engorgement, tuméfaction de l'utérus et des ovaires qui forment des tumeurs plus ou moins volumineuses, remplissent le ventre, compriment l'estomac, gênent la respiration et finissent par étouffer, si on ne les enlève à l'aide d'une opération. Déplacement de l'utérus qui est renversé en arrière, pèse sur le rectum et produit une constipation opiniâtre, ou bien au contraire est dévié en avant, comprime la vessie et provoque de fréquentes envies d'uriner ; abaissement ou même chute complète de la matrice qui pend entre les jambes et empêche de marcher.

Règles irrégulières, douloureuses, sang coulant en abondance, solidifié en caillots noirs et présentant des peaux blanches, pertes sanguines plus ou moins copieuses entre les époques et revenant plus ou moins fréquemment ; écoulement muqueux blanchâtre, semblable à du lait ou à du pus, ou au contraire filant, transparent, glaireux, et pareil à du blanc d'œuf; rapports sexuels pénibles, répugnants, douloureux, ou même impossibles, tant ils font du mal, surtout au voisinage de l'époque; fièvre plus ou moins violente, inflammation du péritoine, abcès dans le bas-ventre, troubles nombreux de la nutrition et de l'innervation, anémie, maux d'estomac, constipation, palpitations, mal de tête, irritabilité nerveuse, attaques de nerfs et dérangement de la raison.

Traitement. (*Voy. pag.* 225.) — Poses d., frict. m. centrifuges, pass. m. répulsives sur les ovaires, le corps ou le col de l'utérus; cataplasmes d., lavages d., emplâtres d., ceinture d., bandages d., flanelle d. sur le bas-ventre; injections d. froides pour les hémorrhagies, tièdes pour les écoulements, petits lavements d. qu'on gardera longtemps; s'il y a de vives douleurs dans le bas-ventre et dans les reins, frict. d., pass. d. descendantes sur le bas de la moelle épinière et les nerfs de l'utérus ; s'il existe de la fièvre, de l'agitation, diamagnétiser la malade par ondulation.

2° Paralysies de l'utérus et des ovaires :

Inertie de l'utérus pendant ou après l'accouchement, stérilité, absence, suppression des règles, aménorrhée, chlorose, âge critique.

Symptômes. — Contractions utérines faibles, peu douloureuses, se succédant lentement et ne faisant pas avancer le travail; après l'accouchement, quand l'enfant a été retiré avec les fers, relâchement de la matrice qui ne se rétracte pas, pertes abondantes mettant la vie en danger, rétention du placenta et impossibilité d'achever la délivrance.

Irrégularité ou suppression des règles qui sont peu abondantes et durent à peine quelques heures, sang pâle, aqueux, en très petite quantité, formant sur le linge des taches rosées, entourées d'une auréole plus claire, flueurs blanches continuelles, mais plus abondantes quelques jours avant et après les règles. Indifférence ou répugnance pour les rapports conjugaux, bien qu'ils ne soient pas douloureux, stérilité ou avortements répétés, enfin troubles divers de la santé, dont les plus fréquents sont l'anémie, les maux d'estomac, les douleurs névralgiques, l'hystérie et la folie.

Traitement. (*Voy. pag.* 231.) — Faire sur le corps de l'utérus, sur son col, sur les ovaires et les trompes des poses m., des frict. m. centripètes et circulaires, des pass. m. attractives et alternatives ; cataplasmes m., lavages m., emplâtres m., papier chimique m., ceintures m., flanelle m., fourrures m. sur le bas-ventre ; injections m., les faire aussi chaudes qu'on pourra les supporter quand on veut rappeler les règles ; lavements m. ; frict. m. et pass. m. faites de haut en bas sur la matrice pour hâter le travail de l'accouchement et rendre les règles plus abondantes ; magnétiser la malade par ondulation s'il y a anémie et la diamagnétiser au contraire, toujours par ondulation, s'il y a de l'hystérie.

3° Nécrobioses de l'utérus et des ovaires :

Cancer, squirrhe, ulcère de la matrice

Symptômes. — Au milieu de la plus belle santé, ordinairement au moment de l'âge critique, ou quelques années après avoir cessé de voir, perte de sang plus ou moins abondante venant sans cause aucune, et se répétant à des époques irrégulières ; bientôt après, douleurs sourdes dans le ventre et les reins, sensation de pesanteur, de tiraillement, d'élancements, surtout lorsque le col de l'utérus a été irrité par les rapports conjugaux ou par l'exploration du médecin ; écoulement roussâtre, grisâtre, peu abondant, il est vrai, mais continuel ; altération du col qui est dur, gonflé, irrégulièrement bosselé, présentant soit de petites tumeurs arrondies, grosses comme un pois, soit une tuméfaction générale d'une des lèvres ou des deux lèvres à la fois ; plus tard, par suite des progrès de la nécrobiose, douleurs plus violentes et plus continues, écoulement plus abondant, brunâtre, sanieux, contenant souvent du sang et exhalant une odeur fétide, ramollissement, ulcération, destruction complète du col, induration, ulcération, perforation du vagin qui communique avec la vessie ou le rectum, et dans lequel pénètrent l'urine ou les matières fécales ; épuisement des malades par les douleurs, l'abondance des pertes et de l'écoulement, empoisonnement du sang par l'absorption des matières sanieuse de l'ulcère, cachexie cancéreuse, teinte jaune paille de la peau, amaigrissement, fièvre hectique, marasme et mort avec toute sa connaissance et en souffrant jusqu'au dernier moment.

Traitement. (*Voy. pag.* 236.) — Combiner le traitement de l'inflammation de l'utérus avec celui de sa paralysie.

MALADIES DE LA VESSIE, DE L'URÈTRE ET DE LA PROSTATE.

1° Inflammation de la vessie, de l'urètre et de la prostate :

Cystite aiguë et chronique, catarrhe vésical, pierre, névralgie du col de la vessie, urétrite, blennorrhagie, blennorrhée, chaudepisse, écoulement, échauffement, goutte militaire, hypertrophie de la prostate.

Symptômes. — Pesanteurs, douleurs vives dans la vessie, donnant des envies fréquentes d'uriner, bien que la vessie soit vide et qu'on ne rende chaque fois que quelques gouttes de liquide; douleurs sur le trajet de l'urètre, s'exagérant chaque fois qu'on a uriné, urines foncées en couleur, troubles, altérées, contenant du sang, du pus, des mucosités filantes, de l'albumine, exhalant une odeur ammoniacale d'urine putréfiée au moment même où on les évacue, et formant un dépôt rougeâtre ou blanchâtre quand on la laisse reposer; écoulement d'une matière blanche, laiteuse, jaunâtre ou verdâtre d'autant plus abondante et plus épaisse que l'inflammation de l'urètre est plus violente; cette matière est très corrosive et très contagieuse, elle enflamme le gland et le prépuce, et introduite dans les yeux, elle y produit des ophthalmies formidables; enfin, malaise, fièvre plus ou moins violente, altération de la santé par suite de la décomposition de l'urine dans l'intérieur du corps et de sa résorption, amaigrissement, dépérissement progressif, fièvre hectique, marasme et mort.

Traitement. (*Voy. pag.* 225.) — Faire sur la vessie, l'urètre et la prostate des poses d., des frict. m. centrifuges, des pass. m. répulsives ; cataplasmes d., lavages d., emplâtres d., ceintures d., papier chimique d. sur les mêmes régions ; injections d. dans l'urètre, le vagin et la vessie ; petits lavements d. qu'on gardera longtemps ; bains d. locaux, de siége ou entiers ; en cas de douleurs vives, de ténesme, frict. d. et pass. d. descendantes sur les nerfs de la vessie ; enfin, s'il y a de la fièvre, diamagnétiser le malade par ondulation.

2° Paralysies de la vessie, de l'urètre et de la prostate :

Parésie, inertie de la vessie, incontinence, regorgement d'urine rétrécissement de l'urètre, rétention d'urine.

Symptômes. — Sensibilité obtuse de la vessie qui ne réveille pas les enfants lorsqu'elle est pleine et les fait pisser au lit ; faiblesse de la vessie qui n'a pas la force de garder son contenu et se vide involontairement quand on va en voiture ou qu'on éprouve une émotion morale ; paralysie de la vessie qui ne ressent plus le besoin d'uriner, se laisse remplir de plus en plus, forme une tumeur dans le bas-ventre et ne se vide que par *regorgement* ou avec la sonde ; rétention d'urine par suite d'un engorgement de la prostate ou d'un rétrécissement de l'urètre, envies pressantes d'uriner que l'on ne peut satisfaire, et, si l'on ne parvient à introduire une sonde, rupture de la vessie, épanchement d'urine dans le bassin et formation d'abcès urineux amenant rapidement la mort.

Traitement. (*Voy. pag.* 231.) — Poses m., frict. m. centripètes ou circulaires, pass. m. attractives ou alternatives sur la vessie, l'urètre et la prostate; cataplasmes m., lavages m., flanelle m., ceinture m. sur les mêmes régions; injections m. dans le vagin, l'urètre et la vessie; bains m. locaux, de siége ou généraux; petits lavements m. qu'on gardera longtemps; frict. m. et pass. m. descendantes sur les nerfs de la vessie.

3° Nécrobioses de la vessie, de l'urètre et de la prostate :

Cancer de la vessie, de l'urètre et de la verge, tubercules de la prostate.

Symptômes. — Signes d'inflammation et de paralysie de la vessie, douleurs dans le bas-ventre, envies fréquentes d'uriner, pissement de sang, urine grisâtre, brunâtre, extrêmement fétide et enfin cachexie cancéreuse, fièvre hectique, marasme et mort.

Traitement. (*V. pag.* 236.) — Combiner le traitement de l'inflammation de la vessie avec celui de sa paralysie.

MALADIES DES YEUX.

1° Inflammations des yeux :

Conjonctivite aiguë et chronique, kératite, ulcères, taches, taies de la cornée, iritis, ophthalmie, blépharite, cocote, chassie, fistule et tumeur lacrymales.

Symptômes.—Sensation de sable, de douleurs plus ou moins vives dans l'œil enflammé, surtout lorsque celui-ci est exposé à la lumière, le malade baisse la tête pour éviter le grand jour, ferme fortement les paupières et ne les ouvre que dans l'obscurité; douleurs extrêmement aiguës ou au contraire sourdes, mais persistantes dans le voisinage des yeux, le front, les tempes et le fond de l'orbite; paupières gonflées ne pouvant plus s'ouvrir, ayant leurs bords chassieux et privés de cils; écoulement continuel des larmes qui tombent sur la joue et sont quelquefois si âcres qu'elles corrodent la peau; conjonctive rouge, gorgée de sang, formant un gros bourrelet ou hérissée de granulations; cornée dépolie, injectée de vaisseaux, couverte de taches blanches plus ou moins opaques interceptant la lumière et supprimant la vue, abcès, ulcérations de la cornée qui parfois se perfore et présente une ouverture par où l'iris fait hernie; décoloration de l'iris qui perd sa teinte naturelle et est le siége de petits abcès, pupille rétrécie, irrégulière, fermée complétement ou obturée par une fausse membrane; épanchement de pus ou de sang dans la chambre antérieure, inflammation du globe oculaire tout entier, phlegmon de l'œil qui se crève puis se vide et se trouve réduit à un moignon; tumeur lacrymale près de la racine du nez, faisant jaillir quand on la presse du pus ou des larmes dans l'œil, petit abcès dans la même région, ulcération de la peau et établissement d'une fistule lacrymale.

Traitement. (*V. pag.* 225.) — Faire sur le globe oculaire, le front, les tempes, le côté du nez, des poses d., des frict. m. centrifuges, des pass. m. répulsives; collyres d., fumigations d., cataplasmes d., compresses humectées d., lavages d., bandeaux d. sur les yeux; dans les douleurs violentes, frict. d., pass. d. descendantes sur les nerfs de l'œil ; dans le spasme des paupières et certains strabismes, frict. m., passes m. ascendantes sur les nerfs de l'orbite ; s'il y a fièvre, agitation, tisane pectorale d. et diamagnétiser le malade par ondulation.

2° Paralysies des yeux :

Mouches volantes, amblyopie, amaurose, goutte sereine, cécité.

Symptômes. — Perte subite et complète de la vue arrivant après un refroidissement nocturne, après s'être exposé au soleil, avoir reçu un coup sur l'œil ou avoir été foudroyé ; fatigue, faiblesse des yeux venant petit à petit et empêchant de distinguer nettement les détails des objets et de travailler aussi longtemps qu'on le faisait auparavant ; myopie ou presbytie croissantes, obligeant de prendre des verres de plus en plus forts jusqu'à ce qu'on n'en puisse plus trouver de satisfaisants ; taches noires, mouches volantes, brouillards plus ou moins épais couvrant les yeux, nuit complète même en face du soleil ; traînées lumineuses, étoiles brillantes, gerbes d'étincelles, lumière blâfarde ou colorée de teintes diverses occupant tout le champ visuel ; perte momentanée, mais complète de la vue, le soir et à la lumière artificielle ou au contraire pendant le jour, le malade pouvant tout distinguer et travailler à son état lorsqu'il est dans l'obscurité ; coloration des objets en jaune ou en rouge, impossibilité de voir les couleurs, vue partielle des objets dont on n'aperçoit que la moitié ou les bords, vision double, vue s'exerçant seulement de côté, de sorte que le malade est obligé de tourner la tête pour voir devant lui ; yeux sains en apparence, mais présentant à l'ophthalmoscope des altérations variées de la rétine, de la choroïde et de la papille du nerf optique; souvent cependant, il existe une dilatation ou un rétrécissement excessifs de la pupille, un balancement continuel de l'œil, une grande sensibilité à la lumière et du larmoiement; enfin, douleurs dans la tête, le front et les tempes, vertiges, étourdissements, strabisme, convulsions et autres symptômes d'une maladie cérébrale, indiquant que la cause de la cécité est, non dans l'œil, mais dans le cerveau.

Traitement. (*V. pag.* 231.) — Poses m., frict. m. centripètes et circulaires, pass. m. attractives et alternatives sur les yeux, le front et les tempes ; cataplasmes m., compresses humectées m., lavages m., bandeaux m. sur les mêmes parties ; collyres m., fumigations m. ; dans la cécité, frict. d., pass. d. ascendantes sur le nerf optique ; dans la paralysie de la paupière et certains strabismes, frict. m. et pass. m. descendantes sur les nerfs de l'orbite, poses m. sur les muscles de l'œil.

3° Nécrobioses des yeux :

Cataracte, glaucôme, amaurose

Symptômes. — Taie blanche derrière l'iris qui jette sur la vue un brouillard de plus en plus épais et finit par empêcher de rien distinguer ; ramollissement, induration du cristallin qui devient opaque, nacré, grisâtre, verdâtre, augmente ou diminue de volume; douleurs profondes dans le globe oculaire, le front et les tempes, conjonctive présentant de gros vaisseaux flexueux et privée de sa sensibilité à tel point qu'on peut toucher l'œil avec une plume sans le faire cligner, teinte grisâtre ou verdâtre du fond des yeux, décoloration de l'iris, dilatation, immobilité de la pupille, changement du volume et de la consistance du globe oculaire qui durcit ou se ramollit, devient plus petit ou plus volumineux, ramollissement du corps vitré, atrophie de la rétine amenant la perte de la vue et s'accompagnant de tous les symptômes de paralysie énumérés dans l'article précédent.

Traitement. (*V. pag.* 236.) — Combiner le traitement de l'inflammation des yeux avec celui de leur paralysie.

FIN.

TABLE ALPHABÉTIQUE DES MALADIES

D

E

F

G

H

I

J

K

L

M

N

O

P

R

S

T

U

V

Y

Z

TABLE DES MATIÈRES

PREMIÈRE PARTIE

DEUXIÈME PARTIE

DESCRIPTION ET TRAITEMENT DES MALADIES

Publications de MM. A. Lacroix, Verboeckhoven et Cie, Éditeurs

Victor Hugo. — *Les Misérables.* 10 vol. in-8. . . . . 60 fr.
— *Id.* 10 vol. in-18. . . . . 35 fr.
Victor Hugo raconté par un témoin de sa vie, avec œuvres inédites de Victor Hugo, notamment un drame : *Inez de Castro.* 2 vol. in-8. . . . . 15 fr.

COLLECTION DES GRANDS HISTORIENS
CONTEMPORAINS ÉTRANGERS
FORMAT IN-8° A 5 FRANCS LE VOLUME

Auteurs américains.

W.-H. Prescott. — *OEuvres complètes.* 17 volumes, comprenant les ouvrages suivants :
— *Histoire du Règne de Philippe II.* 5 vol. in-8.
— *Histoire du Règne de Ferdinand et d'Isabelle.* 4 vol. in-8.
— *Histoire de la Conquête du Pérou.* 3 vol. in-8.
— *Histoire de la Conquête du Mexique.* 3 vol. in-8.
— *Essais et Mélanges historiques et littéraires.* 2 vol. in-8.
G. Bancroft. — *Histoire des États-Unis d'Amérique.* 10 vol. in-8.
J.-L. Motley. — *Les Pays-Bas au xvie siècle, histoire de la fondation de la république des Provinces-Unies.* 4 vol. in-8.
— *Histoire de la République batave, depuis la mort de Guillaume le Taciturne.* 4 v. in-8.
Washington Irving. — *Histoire et légende de la Conquête de Grenade.* 3 vol. in-8.
— *Vie, voyages et mort de Christophe Colomb.* 3 vol. in-8.

Auteurs anglais.

Sir Robert Peel. — *Mémoires.* 2 vol. in-8.
G. Grote. — *Histoire de la Grèce.* 15 vol. in-8, avec cartes.
Buckle. — *Histoire de la Civilisation en Angleterre.* 3 vol. in-8.

Auteurs allemands.

Max Duncker. — *Histoire de l'Antiquité.* 8 vol. in-8.
Th. Mommsen. — *Histoire romaine.* 8 vol. in-8.
Gervinus. — *Introduction à l'Histoire du xixe Siècle.* 1 vol. in-8.
— *Histoire du xixe Siècle.* 8 vol. in-8.
Herder. — *Philosophie de l'histoire de l'Humanité.* 3 vol. in-8.

G. Weber. — *Histoire universelle.* 10 vol. in-18, à 3 fr. 50 c. le volume.
H. Barth. — *Voyages et découvertes dans l'Afrique centrale et septentrionale.* 4 vol. in-8, avec gravures, plans, carte, portrait, chromolithographies, etc. 24 fr.
W. Emerson. — *Les Représentants de l'humanité.* 1 vol. in-12. 3 fr. 50 c.

ÉTUDES SUR L'HISTOIRE DE L'HUMANITÉ
Par FR. LAURENT, Professeur à l'Université de Gand
9 forts vol. in-8° à 7 fr. 50 c. le volume

Tome Ier. *L'Orient.* — Tome II. *La Grèce.* — Tome III. *Rome.* — Tome IV. *Le Christianisme.* — Tome V. *Les Barbares et le Catholicisme.* — Tome VI. *L'Empire et la Papauté.* — Tome VII. *L'Église et la Féodalité.* — Tome VIII. *La Réforme.* — Tome IX. *Les Guerres de religion.*

L'ouvrage sera complet en 12 volumes, et s'étendra jusqu'à 1789.

Du même auteur : *L'Église et l'État.* 3 vol. in-8. 15 fr.

NOUVEAUTÉS IMPORTANTES

Alphonse de Lamartine. — *La France parlementaire pendant 20 ans* (1832-1852). 6 vol in-8. . . . . 36 fr
— *Biographies des Grands Hommes.* (Biographies inédites.) 4 vol. in-8. . . . . 20 fr
— *Histoire de mon siècle, mes Mémoires.* (Galerie de portraits des contemporains.) 6 vol. in-8. . . . . 30 fr.
Eugène Pelletan. — *L'Homme au xixe siècle.* 1 vol. in-8. . . . . 5 fr.
— *La Femme au xixe siècle.* 1 vol. in-8. . . . . 5 fr
Edgar Quinet. — *La Révolution.* 2 vol. in-8. . . . . 12 fr
L'abbé ***. — *Le Maudit.* 3 vol. in-8. . . . . 15 fr

Brux. — Typ. A. Lacroix, Verboeckhoven et Cie, rue Royale, 3, impasse du Parc.

www.ingramcontent.com/pod-product-compliance
Lightning Source LLC
Chambersburg PA
CBHW060132200326
41518CB00008B/1007
9782012774391